医院精益管理实务

主编 任文杰

科学出版社

北京

内 容 简 介

近年来，我国医院的内外部运行环境已发生深刻变化，聚焦公立医院高质量发展所要求的"三个转变、三个提高"，加强管理创新、持续提升医院管理的精细化水平，已经成为广大医院管理者的普遍共识和共同努力方向，精益管理助力医院高质量发展的作用正在逐步彰显。

本书分为理念篇、工具篇、案例篇三个部分，从精益管理的基本思想和基础理念入手，介绍医院精益管理实用工具方法，并展示国内医院精益管理的实践案例，帮助读者全面理解和学习精益管理，将其真正应用于医院管理的具体实践。本书主要供医院管理相关专业的本科生、研究生及从业人员使用，为学习和实施医院精益管理提供重要参考。

图书在版编目（CIP）数据

医院精益管理实务 / 任文杰主编. -- 北京：科学出版社，2025.

1. -- ISBN 978-7-03-080417-4

Ⅰ．R197.32

中国国家版本馆 CIP 数据核字第 2024S67Z92 号

责任编辑：朱　华　李思佳　/　责任校对：宁辉彩
责任印制：吴兆东　/　封面设计：陈　敬

科学出版社 出版
北京东黄城根北街 16 号
邮政编码：100717
http://www.sciencep.com
涿州市般润文化传播有限公司印刷
科学出版社发行　各地新华书店经销

*

2025 年 1 月第 一 版　开本：787×1092　1/16
2025 年 3 月第二次印刷　印张：16 3/4
字数：383 000

定价：128.00 元
（如有印装质量问题，我社负责调换）

《医院精益管理实务》编委会

前　言

习近平总书记曾在教育文化卫生体育领域专家代表座谈会上强调，"加快提高卫生健康供给质量和服务水平，是适应我国社会主要矛盾变化、满足人民美好生活需要的要求，也是实现经济社会更高质量、更有效率、更加公平、更可持续、更为安全发展的基础"。作为我国卫生健康服务的主体，医院特别是公立医院的管理模式和运行机制，直接关系到卫生健康服务供给的效率与质量。

2020年以来，国家卫健委持续开展公立医院年度绩效考核工作，引导和推动公立医院在发展方式上由规模扩张型转向质量效益型，在管理模式上由粗放的行政化管理转向全方位的绩效管理。2021年6月发布的《国务院办公厅关于推动公立医院高质量发展的意见》也明确强调，以建立健全现代医院管理制度为目标，强化体系创新、技术创新、模式创新、管理创新，推动公立医院发展方式从规模扩张转向提质增效，运行模式从粗放管理转向精细化管理，资源配置从注重物质要素转向更加注重人才技术要素。与此同时，医保支付方式作为引导、约束和激励医药服务供给侧结构性改革的重要工具，正在促进医疗机构主动转变传统运行方式和管理模式，在加强成本控制和绩效管理方面发挥着愈加明显的重要作用。不断强化的鲜明改革导向和日趋严格的监管考核要求，已使得医院运行的政策环境和行业格局发生深刻变化；加之新兴生物信息科技的迅猛发展与人们健康服务需求的多样变化，这些都对医院管理的现代化变革与科学化创新提出了更加迫切的要求。

自2000年从事大型医院管理工作，到2017年开始带领团队归纳总结医院精益管理的学习体悟与实践经验，我亲身见证了精益管理在我国医院管理工作中的尝试应用、逐步推广到普遍共识，特别是近年来伴随着医院发展环境的剧烈变化，医疗行业对于精益管理的关注、重视、学习与理解显著增强，更让我们认识和感受到推广精益管理在医院落地生根、赋能见效的重要价值和迫切需要。

探索无止境，实践出真知。本书是在带领团队系统学习精益管理理论，特别是开展医院精益改善实践的基础上，为促进广大医院管理者快速掌握精益管理要领与方法而编写的一本工具书。全书对于精益管理理念的介绍务求去芜存菁，保留对精益管理原汁原味的深刻理解；对于工具方法的介绍务求深入浅出，结合实例促进快速入门、易学掌握；对于实践案例的介绍务求客观全面，尽可能覆盖医院管理实践的主要领域，彰显精益管理的实际成效，供读者在现实工作中提升信心、借鉴经验。案例全部由精益管理实践医院和团队成员提供。

本书的编写出版，是团队成员长期共同努力的又一成果，同时也得到了科学出版社、精益企业中国以及国内开展医院精益管理实践工作者的大力支持，在此一并表示由衷的感谢！同时，限于对医院精益管理理论与实践的不同理解，书中内容难免有不足之处，敬请广大读者批评指正，共同推动精益管理在我国医院的蓬勃发展。

任文杰

2024年12月

目 录

理 念 篇

工 具 篇

案 例 篇

理 念 篇

第一章 医院精益管理的思想溯源

伴随着中国特色社会主义进入新时代,我国社会经济发展进入了一个全新的阶段。广大医院作为我国卫生服务体系的主体,面临着医药卫生体制改革持续深化、居民健康服务需求变化及科技进步引发服务变革等多方面的机遇与挑战,医院内外部运营环境愈加复杂多变,亟需医院管理者及时更新管理理念,用现代化的科学管理思想武装头脑,运用先进的管理工具与方法解决管理问题,不断地提高管理水平和处理复杂现实问题的综合能力,以引领医院在不断适应内外部环境变化的过程中稳步持续发展。

第一节 精益管理——源于丰田的先进经验

"它山之石,可以攻玉。"精益管理最初是源自制造业的一套生产管理理念,但在长期发展过程中经过不断总结提炼,目前已成为一套非常成熟的先进管理理论,并已在包括医疗行业在内的多个非制造业领域得到推广应用并取得显著成效,这为处在新时代更加复杂多变的发展环境中的我国广大医院的管理者,提供了拓展管理思维和丰富管理方法的全新窗口。要深刻地理解和学习精益管理,必须首先从全球知名的丰田汽车公司的成功发展经验谈起。

一、丰田的成功秘诀——DNA 双螺旋

丰田汽车公司(トヨタ自動車株式会社,Toyota Motor Corporation)成立于 1937年 8 月,是一家隶属于日本三井财阀的汽车工业制造公司,总部设在日本爱知县丰田市和东京都文京区。

在 20 世纪 80 年代,人们发现相较美国汽车,日本汽车更为耐用和易于维护。90年代,人们明显地觉察到,跟其他同行相比,丰田的优势更突出,除了汽车产品的性能和外观令人满意外,丰田的工程与制造模式更是在产品和流程方面展现出极高统一性。丰田汽车的研发更快速,可靠性更高,制造成本极具竞争力,且兼具世界一流的质量,在消费者中享有卓著的声誉。

与其他工厂相比,丰田致力于创造高超的水平、严格的标准、严密的流程,这使得它创造出了一个商业奇迹。在价格战争中挫败群雄,稳步擒获市场份额,所获利润远远高于其他汽车厂商,赢得了全世界商业领袖的赞誉。长期以来,丰田一直被其全球各地的合作伙伴与竞争者视为高质量、高生产力、高制造速度和高灵活性的标杆。多年来,丰田制造一向被专业汽车机构鲍尔公司(J. D. Power and Associates)及《消费者报告》(Consumer Reports)等期刊评选列入最优质量之列。那么,为什么丰田能

够持续缔造如此辉煌的成就，这要从丰田公司的 DNA 双螺旋——丰田模式和丰田生产方式说起。

（一）丰田模式

经过对丰田公司发展思路和管理模式 20 多年的研究，美国学者杰弗里·莱克（Jeffrey Liker）归纳出 14 项原则，建构出"丰田模式"（Toyota Mode，TM）。这 14 项原则也是丰田在全球各地工厂实施丰田生产方式（Toyota Production System，TPS）的基础。莱克把这 14 项原则归为四大类，即理念（philosophy）、流程（process）、员工/合作伙伴（people/partners）、问题解决（problem solving），即 4P 模式（图 1-1）。

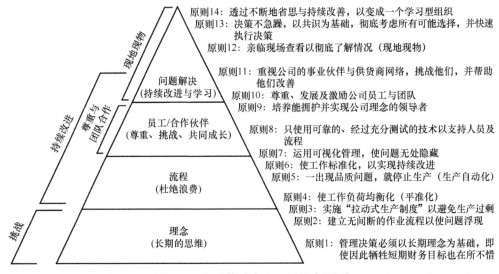

图 1-1 丰田模式与 14 项基本原则

1. 理念（长期的思维） 以长期理念为基础的管理决策，甚至不惜牺牲短期财务指标。

2. 流程（杜绝浪费） 为使问题浮现而建立连续作业流程；为避免生产过剩而利用"拉动式生产制度"；工作量均衡化；生产自动化；将任务标准化以实现持续改善；为快速发现问题而实行可视化管理；运用成熟可靠的技术以避免出错。

3. 员工/合作伙伴（尊重、挑战、共同成长） 培养出高度认同公司经营理念的领导人物；注重培养员工和供应商，给予他们尊重和挑战，在合作中共同学习成长。

4. 问题解决（持续改进与学习） 在持续改进中保持学习力；实地考察以掌握一手信息；充分思考与讨论，稳健决策，快速施策。

丰田模式的本质是"通过释放人的潜能，追求卓越"，使组织达到卓越之道。丰田模式的 14 项基本原则可以概括为两大支柱："持续改进"和"尊重员工"。持续改进就是要勇于挑战，它不单是指个人奉献的事实性改进，更是要创造一种喜好学习、乐于变革的氛围。这就要求组织必须充分尊重员工，丰田公司通过动员全体员工参与持续改进而促进团队合作，采用"终身雇佣制"为员工提供就业保障。

（1）持续改进：这是一个循环上升的过程。在计划中提出问题，使问题浮现，在处理问题环节提出相应的对策，在检查过程中对结果进行评估，从而在行动中创建更好的工作流。这个过程可以找出问题的根本原因并提出对策，通过不断省思与持续改进以成为一个学习型组织，这是丰田公司持续发展的根本。为此，丰田公司提出"现地现物"的理论。它要求领导者亲临现场，彻底了解情况，在发现问题后，利用改善措施使得组织能够持续学习。在制定决策的过程中，要求领导者穷尽一切可能、征得一致同意，并迅速地做出决策。持续改进旨在建立起一种人人努力追求卓越的公司文化，从长远发展来看，它还造就了丰田公司螺旋式上升的发展轨迹。

（2）尊重员工

1）公司不会为了加快生产而牺牲员工安全：实际上，丰田的工厂遵循的是在日本很普遍的实务：注重 QCDSM——质量（quality）、成本（cost）、递送（delivery）、安全（safety）、士气（morale）。丰田生产方式的奠基人大野耐一（Taiichi Ohno）说："我们当然积极地诉诸任何能减少工时以降低成本的方法，但我们绝对不能忘记，安全是所有活动的基础。"丰田的第一位美籍总裁加里·L. 康维斯（Gary L. Convis）也说："在丰田，有一件事项非常清楚——质量第一、安全第一；格外努力、格外谨慎。这是我们的文化，也是我们的经营之道。"丰田公司切实维护员工的利益，这使得员工能够非常积极主动地接受公司文化，非常忠诚地坚守和执行公司理念，为公司贡献自己的力量。

2）鼓励支持员工积极提出改善意见：公司采用"按灯制"以促使员工发现问题。在单件流的生产线上，装有许多灯，如果哪一环节出现了问题，员工即可按灯提示中止操作，对此，公司不追究责任，反而进行奖励。这不仅减少了失误，还使得员工有发现问题的积极性。事实上，对于员工的错误，领导者不是批评而是仔细聆听，并要求员工发表意见，进行共同讨论。丰田模式不仅能使员工积极主动地提出改善建议，还对此鼓励、支持，实际意义就是要求员工投入、参与。

3）采用终身雇佣制以敬重员工：丰田公司注重培养团队精神，因此对员工采取终身雇佣制，每一个员工从进入公司开始就要接受丰田文化，经过长期的企业文化培养，每位员工都可以成为为公司做出贡献的人。关于丰田公司的领导作风，丰田模式的第9 项原则中写道：培养能拥护并实现公司理念的领导者。丰田公司的领导者，对工作有深入的了解，有能力发展、指导并领导员工，更因其具备专业的技术知识而受到敬重，员工信赖并愿意遵从他们的领导。领导与员工共同学习，共同进步，从而为其长期成功奠定了良好的基础。

（二）丰田生产方式

过去的几十年间，由丰田创造的精益生产模式，在全球范围内得到推行，几乎所有的制造业厂商都开始使用丰田在生产制造和供应管理方面的理念方法。丰田的员工是第一批接受这种管理方式的员工，他们对其有更深的理解，并且在这方面做得更加出色，所以，全球范围内掀起了招揽丰田员工的热潮。

"我们所做的，其实就是注意从接到顾客订单到向顾客收账期间，能否通过消除不能创造价值的多余环节，缩短作业时间。"大野耐一说道。丰田生产方式的过程其实就是学习如何规划为产品增值的活动，并去除未能创造价值的活动的过程。

20世纪40年代，全球面临着第二次世界大战（简称"二战"）后石油紧缺的危机，丰田当时不可能全面引进美国成套设备来生产汽车，而且当时所期望的生产量仅为美国同行的几十分之一，规模经济法则此时面临着严峻考验。因此，必须通过改革来实现更有效的成本投入。为了生存，丰田进行变革，只生产客户需要的汽车。在这一阶段，丰田创造出了三分钟更换作业法、现场改善、自动化、"五个为什么"（即连续追问为什么的过程，以寻找问题根因）、供应商重组及伙伴合作关系、拉动式生产等方式。这些方式经过后续的不断改善，最终形成一套非常适合日本的丰田生产方式，从而推动丰田汽车公司快速发展。

丰田生产方式是从顾客角度定义价值，以顾客需求为拉动，在最大限度上消灭浪费，使企业以最少的投入获取最佳的运作效益和提高对市场的反应速度。其核心是杜绝浪费，即学习如何规划为产品增值的活动，并去除未能创造价值的活动。

丰田特殊的生产流程对它卓越的建树有着至关重要的作用，这也是它在企业发展中使用的战略武器。这种生产流程以单件流（one-piece flow）、准时生产（just in-time）、自动化（automation）、改善（perfection）、均衡化（equalization）等工具及质量改善方法为基础，促进了精益制造的产生。

单件流：指的是通过合理制定标准生产流程并安排好每个工序的人员量、设备量，使每个工序耗时趋于一致，以达到缩短生产周期、提高产品质量、减少转运消耗的一种高效管理模式。

准时生产：是指在所需要的时刻，按所需要的数量生产所需要的产品（或零部件）的生产模式，其目的是加速半成品的流转，将库存的积压减少到最低的限度，从而提高企业的生产效益。

自动化：是指将人的智能转化成自动机械，使机器能够自己识别和判断生产过程中出现的缺陷和异常，并且在请求帮助时自动停机。这样就可以实现人机分离，实现多工序操作，减少劳动力，提升生产力，同时避免因为人的操作失误而影响生产进度和产品品质。

改善：是指通过培养全员的持续改善意识和技能，通过可视化和目视化管理共享信息和发现问题，现地现物分析原因，解决问题，持续改进并追求卓越。

均衡化：是指在多品种混流生产条件下，科学地编排、组织流水线上各种产品的投产顺序，使生产的产品品种、产量、工时、设备负荷等全面均衡，使最终的成品生产、装配线的负荷波动等于零。

但是，工具和方法并不是一个企业持续成功的关键。丰田能不断使这些方法发挥效用，离不开以了解、训练和激励员工为基础的企业经营理念。丰田公司非常注重塑造和培养员工及管理者的领导力团队与文化，能科学制定公司战略并与供应商建立稳固的合作关系，建立一个学习型甚至教导型的组织，这才是其成功的最主要原因。

归纳总结得出，丰田生产方式是精益生产的主要基础，其核心是杜绝浪费。值得注意的是，丰田生产方式与丰田模式两者不是相同的。丰田生产方式是在应用丰田模式的原则下形成的一种最完善的生产方式，它之所以能够给企业生产带来显著效益，是因为丰田模式还特别注重对企业文化的塑造，从而为科学且严格的生产管理工作提供柔性而强大的精神支撑。丰田模式和丰田生产方式是丰田公司的 DNA 双螺旋（图

1-2），它们共同定义了丰田汽车的管理文化及该公司的特色流程，为丰田公司持续的辉煌奠定了最坚实的基础。

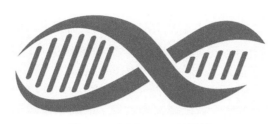

图 1-2　丰田 DNA 双螺旋

二、精益管理——源于丰田的精益思想

（一）精益管理的产生与发展

日本企业在国际市场上的成功，引起西方企业界的浓厚兴趣，西方企业家认为，日本企业在生产中所采用的方式是它们在世界市场上竞争获胜的基础。20 世纪 80 年代以来，西方一些国家很重视对丰田生产方式的研究。1985～1990 年，美国麻省理工学院教授詹姆斯·P. 沃麦克（James P. Womack）通过"国际汽车计划"（International Motor Vehicle Program，IMVP），对全球汽车制造厂商进行调查和对比分析，并于 1990 年出版了《改变世界的机器》（*The Machine That Changed the World*）一书，对日本企业取得的成功经验进行总结，认为日本丰田汽车公司的生产方式是最适合现代制造业的一种生产组织管理方式，并第一次推出了以日本丰田生产方式为原型的"精益生产方式"，提出了"精益生产"（lean production）的概念，掀起了一股学习精益生产方式的狂潮。

在 20 世纪 90 年代初，各先进工业国纷纷研究精益生产：德国亚琛工业大学在原来研究的"独立制造岛"的基础上提出了"精益屋"的模型，其他如英国、芬兰、瑞典等国的企业亦成功地进行了精益改造，尽管名称不一定叫"精益生产"，但它本质上就是精益生产，而且也从汽车行业发展到了其他行业。

在 1996 年，经过四年的 IMVP 第二阶段的研究，沃麦克教授出版了《精益思想》（*Lean Thinking*）一书，从生产领域延伸到服务领域，从经验层面上升到理论层面，进一步完善了精益生产的理论体系。在这个阶段，美国企业界和学术界对精益生产方式进行了广泛的学习和研究，提出了很多观点，主要是增加了很多工业工程技术、信息技术、文化差异等内容，对精益生产的理论进行了完善，使精益生产理论更具有实用性。

精益生产的理论和方法随着环境的变化而不断发展，随着研究的深入和理论的广泛传播，越来越多的学者参与进来，出现了百花齐放、百家争鸣的现象，各种新方法、新理论层出不穷，主要有大规模定制与精益生产相结合、单元生产、即时生产、6S 管理、全员生产维护的新发展等。精益思想开始作为一种普遍的管理哲学在各个行业传播和应用，包括建筑设计和施工行业、服务行业、民航和运输业、医疗保健行业、通信和邮政管理行业，以及软件开发与编程行业等，这使精益生产系统更加完善。

（二）"精益"的定义

"精益"一词最初由麻省理工学院 IMVP 的成员乔恩·克拉夫茨克（Jon Krafcik）所创，而有关精益的著作给"精益"构建了多种框架和定义。沃麦克教授在《精益思想》一书中是这样定义"精益思想"这一术语的：总之，精益思想本身就是精益的，因为这种思维方式能让人们用更少的资源（更少的人力、更少的设备、更短的时间和更小的空间）来做更多的事情，满足顾客的需求。也就是说精益思想提供了一种方法，这种方法能帮助生产者定义价值，并按照最佳顺序排列生产价值，在没有干扰的情况下推行这些活动，使之越来越有效。

大多数精益管理的培训师所使用的简明定义是：精益是指从顾客的角度出发，充分利用资源和人员的知识技能以创造出最大价值的一系列概念、原则和工具。而丰田公司给"精益"下的定义最为简洁、精美，包括两部分内容：

1. 彻底消除浪费；

2. 尊重员工。

对此，大野耐一这样说道："通过持续彻底地消除浪费来提高生产效率是丰田体系最重要的目标。"这一观点和丰田佐吉（Toyoda Sakichi，1867～1930）所传承下来的理念"尊重员工"同等重要，共同构成了丰田生产体系的基础。这种尊重是对所有利益相关者的尊重，包括顾客、员工、供应商和丰田运行社区。

上述两条并不是精益方法中的新理念，但是不少机构在尝试实施精益管理时只注重了消除浪费这一方面。要想取得精益管理的成功，必须同时把握好这两个方面，既要持续改进又要尊重员工。如果因质量和生产效率的提高而导致裁员，就说明没有平衡好两者的关系。

我们从丰田生产方式中可以了解到：消除浪费可以促进质量的提高，使产品产量增加而降低生产成本，这说明了精益是一种基于效率的方法。"浪费"在此也有着非比寻常的意义，浪费就是指所有阻碍人们高效工作的因素或不能给客户带来价值的活动。

第二节　精益医疗与医院精益管理

当今医疗机构面临日益增长的外部压力与挑战，社会各界对医院的服务质量、患者安全、费用、等待时间以及员工职业道德等方面提出了更高的诉求。与此同时，现代医院管理方式的转变，需要医院管理思维和理念的转变，呼吁以新的管理思想指导实践。精益作为一套工具、一种管理系统以及一种能够改变医院组织和管理方式的哲学，能够引导医院的管理体系持续改进，帮助医院迎接新的挑战。

一、精益医疗的兴起

（一）精益医疗的产生与发展

精益管理源于严格执行各种标准和准则，作为一种先进的管理理念，其最基本的特征就是要在每一处细节上精益求精，在每一个环节上严谨细致，致力于消除浪费和减少差错，追求以最少的资源产出最大的价值（产品或服务），快速安全地满足顾客的需求，并不断地提高质量。随着精益管理在其他制造行业的应用，该方法最终在汽车制造业之外传播开来。制造商还逐渐了解到精益管理不只是一种生产体系，还是一种商业体系，囊括了将一件产品投入市场的所有流程，包括设计、供应商管理、生产以及销售。由于各种类型的组织（包括医院）都会关注现金流、顾客满意度和质量，故而精益管理方法和哲学得到广泛应用。

很难精确地指出医院是从何时开始跨行业寻求精益思想的。20世纪90年代，美国密歇根州的一个汽车制造商亨利·福特（Henry Ford）曾致力于将自己的生产方式应用于密歇根州迪尔伯恩市的一家医院。他于1992年写道："在现有的管理体制下，根本无法确定医院到底是为患者还是为医生而存在……医院的目标应该是摒弃这些做法，把患者的利益放在首位……在一般的医院里，护士必须进行一些无用的步骤。他们把更多的时间花在了走路而不是照顾患者上。迪尔伯恩市这家医院的设计将省去这些步骤。每一层楼都自成一体，就像在工厂中努力消除多余的动作一样，我们也努力消除医院中多余的动作。"在2000年左右，美国医院管理者将精益管理理念和工具应用于医院运营管理中，并取得了卓越的成效。2004～2005年，精益管理理念被广泛用于医疗行业，称为"精益医疗"，2005年开始进入中国医疗行业，但在医院规模发展时期遇冷，直到近几年的成本控制时期开始复苏。

如今，精益管理对世界各地医院起到积极作用的例子有很多：美国南达科他州的艾维拉·麦肯南医院通过应用精益管理，将患者滞留时间减少了29%，同时避免了新建急诊科的125万美元投入；美国华盛顿的西雅图儿童医院通过精益管理模式的改善，提高了医疗效率，从而避免了1.8亿美元的成本支出；荷兰阿姆斯特丹某大学医疗中心通过精益管理改善医疗服务程序，在实施骨科手术期间将手术室门的开关次数减少了78%，减少了患者手术部位的感染风险，提高了手术的安全性。

（二）精益医疗的基本原则

精益医疗源自精益管理，但也因自身行业的特殊性而有所不同，以持续改善和尊重顾客为基础，精益医疗着力关注患者需求和价值增值，简化流程、减少浪费、降低成本。

其一，关注患者需求，围绕患者设计医疗和护理服务，而不是以医院的利益和员工的方便为出发点。只有仔细观察发生在患者身上的事情，特别是那些最糟糕的事情，医院才能创造出有意义、实质性的变化。合作护理单元就是一个很好的例子。护士、医生、药师、患者和患者家属都集中在合作护理单元里，在患者入院后，一起制订护理计划，每个人都可以参与讨论。早晨查房时他们一起去检查护理计划，并随时根据需要做出调整。这样，护士的角色就不再是简单地执行医嘱了，他们作为原始计划中的一员，知道这些护理计划是怎么制订的以及患者的状况演变。药师也不必因为缺乏沟通常常被患者、护士、医生及相关人员反复询问用药的问题，医护人员相互沟通，关注患者的身心健康，不仅可以降低医疗成本，更重要的是以患者为本，从而达到医疗服务的真正目的。

其二，确定对患者的价值，消除一切浪费。精益医疗追求的是患者的价值，而不一定是那些过去被广受认可的医院规则，只有时刻考虑患者的需求，治疗才能为患者提供真正的价值。患者所需的既不是各种昂贵的检查，也不是名目繁多的各式药物，更不是坐在等待室里焦急等候。患者只是希望得到治疗，减轻病痛，其他的一切都是"噪声"，通常都是在浪费资源。对于每一位精益实践者而言，目标就是识别和满足顾客的需求，以及努力减少流程中各种无用的行动和步骤。当然，确认每个步骤的价值和浪费并不容易，因为许多行为来自根深蒂固的习惯，重复次数多了，就成了不成文的规定程序。要想有效识别并消除治疗流程中的浪费，需要借助精益工具，如价值流程图、"五个为什么"、5S 管理（即整理、整顿、清扫、清洁和素养，它们的日语拼音都是以 S 开头的）等。

其三，缩短治疗及相关作业时间。传统繁杂的医疗服务流程，浪费和消耗的不仅仅是金钱，站在患者的角度看，更重要的是浪费了他们有效的治疗时间。医疗活动中的快速及时响应，往往意味着更高的抢救成功率、更短的病痛持续时间、更快的身心康复和更好的预后转归。对于医院来说，快速治疗带来的患者满意度及资源周转率的提升无疑是行业竞争的焦点，而任何延迟势必都会影响竞争优势。如果每所医院的每位医生在诊断过程中都能够减少由于医疗误差导致的法律纠纷和不必要检查引起的各种浪费，那么医院的价值就一定会有所增加。

以上三项原则是精益医疗的行动方针，彼此相互关联，有助于为医院提供一个决策更加理性、运行更加高效、医患更加满意的环境和系统。经过持续不断的循环改进，这一系统将不断完善。要想消除那些费时而不增值的工作，唯有具备精确的、可信的数据，改善小组才能做出关于精益改善的每个决定。同时，要成为一个真正的精益组织，维持改善成果，并使每个人都持续改善，所有员工都需要参与改变。精益不只是某一些人的事，它要求各个工作岗位上的员工都用新的视野看待问题。

二、医院精益管理及其应用价值

（一）医院精益管理的界定

对于医院而言，定义"精益"一词必须从医院的目标和宗旨出发。医院和其他类型的机构一样，也需要花更少的精力做更多的事。医疗活动是一个严谨的过程，医院只有运用精益管理的理念，指导医疗实践，在医疗服务的各个环节和程序中，以严谨、细致、精益求精的理念对待诊疗、护理的每一个环节和过程，以及医院管理和经营的每一个步骤，才会获得竞争的优势和品牌的发展，最终赢得患者的认可。

医院精益管理以提高服务质量和运行效率、增强内外部顾客满意度、提升医院可持续发展能力为目标，致力于通过精益管理工具培训、激励机制优化设计和精益文化建设，培养全员参与管理的意识、能力和动力，持续优化医院服务流程和减少浪费与成本消耗，推动医院精细化、科学化和现代化管理能力不断提升。

（二）医院精益管理的应用价值

1. 推动"三医联动"改革，优化资源配置　我国医药卫生体制改革的关键在于推动医疗保险体系改革、医疗卫生体系改革及药品流通体系改革的联动，通俗地说是医保、医疗、医药改革联动，即"三医联动"。联动的含义在于形成医疗卫生体系中不同利益相关群体相互制约、平衡的有序竞争机制。将医院精益管理与"三医联动"改革相结合，优化医疗资源配置，改善医院服务流程，提高医疗服务效率，建立现代医院管理体系。通过科学有效的医院管理模式，使医务工作者的综合素质得以提高，转变医疗服务思想和观念，增强其工作的积极性和参与性，推进医疗机构精细化管理，强化医疗质量管理和控制，强化医院经济运行管理和财务管理。

2. 提高医院管理水平，减少浪费　医保支付方式改革、药品耗材带量集中采购、公立医院绩效考核等重点工作的深入推进，要求医院从自身出发，建立完善的管理制度，明确各部门职责范围，利用先进的管理手段与优化的管理方式进一步提高医院的管理水平。由于医院内部需要各个部门工作的相互配合、交接，故促进各种诊疗服务环节之间更加紧密衔接的精益管理是体现医院管理高效率的重要标志之一。同时，应用精益管理优化医院服务流程，可以改善医院传统的服务方法和流程，舍弃一些烦琐的和不重要的服务环节。通过推行医院精益管理，可以立足当前管理工作的细微环节，以点带面，持续改进并加以完善，逐步形成一套完整的管理流程体系。医院实施精益管理，将会更好地实现医疗服务各个环节之间的有效衔接，形成管理的整体合力，发挥管理的最大效能，从而保证服务质量和服务效率的不断提升。

3. 以服务患者为核心，推动医院文化建设　精益管理在医院组织内部形成一种文化氛围后，就会在全体员工之间，以及各个操作流程、操作环节之间流动，使员工自觉自愿地参与改善。这是一种理念的更新，也是一种管理的自我要求，是建立在精益基础上的主流文化氛围。精益文化以人的发展为核心，即医院上下要形成一个尊重员工、爱护员工、信任员工的氛围，因为管理者只有使员工满意，员工才可能使患者满意。另外，创新是医院发展的不竭动力，精益管理提倡创新，强调理念的创新、技术的创新、方法的创新。医院通过建立完善精益管理的创新体系，充分利用现代信息技术实现医院精益管理过程的信息化、自动化，相信员工、尊重员工的首创精神，高度重视、支持、鼓励员工创新成果的传播与推广，为医院的发展营造出更加优良的环境和氛围。

4. 落实医院发展战略，促进医院长期稳定发展　2021年6月国务院办公厅印发的《关于推动公立医院高质量发展的意见》(国办发〔2021〕18号)，提出要强化体系创新、技术创新、模式创新、管理创新，推动公立医院发展方式从规模扩张转向提质增效，运行模式从粗放管理转向精细化管理，资源配置从注重物质要素转向更加注重人才技术要素，并将健全运营管理体系作为提升公立医院高质量发展效能的重要内容予以强调。在现代医院管理实践中，医院发展面临的战略环境日益复杂，而精益管理融合内外部顾客需求的人本管理理念，以及其推动全员参与管理的团队组织文化，能够更加及时高效地响应环境变化并转化为员工行为，更有效地推动医院发展战略目标的分解与执行。在医院精益管理过程中，结合具体实际为所有成员制定一个共同目标，激励员工为之努力奋斗。精益管理本质上是对于医院战略和发展目标的分解、细化和落实的过程，是提升医院整体执行力的过程。精益管理就是要让医院的每个目标都具有可操作的实施步骤。

5. 追求卓越服务，持续改进医疗质量　精益管理是一个持续循环的活动，它既不可能一蹴而就，更不可能一劳永逸，必须与组织同步发展、持续改进、不断创新、不断超越，始终保持先进性和有效性。精益管理的核心内涵是在巩固与传承的基础上，不断探索与创新，推动工作持续改进，把工作做到精益求精，进而提升组织的可持续性发展能力。精益管理要求形成连续性的规范动作与良好习惯，达到制度化、程序化、规范化，实施持续性的改进，使组织能够持续性地适应不断变化的环境因素。医院管理同样要形成回路，也是一个持续改进的过程。医院精益管理就是一个根据反馈不断做出调整的管理过程。

【本章小结】

新时代医院面临着新的发展环境和机遇挑战，要求医院管理体系和管理能力向精细化、科学化和现代化方向转变，亟需广大医院管理者及时更新管理理念，用现代化的科学管理思想武装头脑，运用先进的管理工具与方法解决管理问题。

精益管理源于丰田公司的成功管理实践经验，并已在制造业及其他多个行业中得到广泛应用并受到推崇，被实践证明是一套科学的工作方法和先进的管理理念，是一种具有广泛适用性的现代化管理模式。我国医院管理工作中引入并实施精益管理，既是医院适应健康服务市场竞争和满足顾客服务期望的客观要求，也是科学技术日益发展的必然趋势。

医院精益管理以提高服务质量和运行效率、提升内外部顾客满意度、提升医院可持续发展能力为目标，能够以先进的管理理念和工具方法，助推医院管理能力和水平持续提升，更好地响应战略发展环境变化和顾客需求。

第二章　医院精益管理的原则及核心理念

精益思想起源于日本丰田汽车公司的精益生产体系，是一种以"减少浪费，促进增值"为宗旨的科学管理理念。精益管理是一个创新过程，通过找到并践行适合组织的运行原则，以精益指导原则为行动基础，以持续产生价值为根本动力，以达到为顾客及社会持续增进价值为目的。精益管理的核心理念是以最小的资源投入——包括人力、设备、资金、材料、时间和空间，创造出尽可能多的价值，并更好地为顾客提供准确的和及时的服务。

詹姆斯·P. 沃麦克（James P. Womack）、丹尼尔·T. 琼斯（Daniel T. Jones）、丹尼尔·鲁斯（Daniel Roos）于 1990 年出版了经典著作《改变世界的机器》（*The Machine That Changed the World*），首次系统地介绍了日本丰田生产方式，并称之为"精益生产"。詹姆斯·沃麦克和丹尼尔·琼斯在 1996 年又发表了续篇《精益思想》，进一步从理论的高度归纳了精益生产中所包含的新的管理思维，并将精益生产方式扩大到制造业以外的其他领域和企业活动的各个方面。这两本书广泛传播并普及了丰田生产方式，为精益管理迅速发展并走向世界创造了机会。

精益管理理念在 2000 年左右被引入医疗领域，逐渐成为医院面对时代变革的重要工具。马克·格雷班（Mark Graban）于 2008 年出版的《精益医院》（*Lean Hospitals*）标志着精益管理在外国医疗机构中的成功应用，该著作使用丰富的实践案例论证了精益管理在医院实施的必要性，引领了精益管理在各国医疗机构中发展的新趋势。时至今日，精益管理在医院管理中依然发挥着重要的作用，尤其在保证患者安全、减少过度医疗和优化就诊流程等方面已经获得世界范围内的普遍认可。

第一节　医院精益管理的五项原则

丰田生产方式创始人大野耐一认为，精益就是"持续改进，消除浪费"，实现"以最少的资源获取最大的收益"。在《精益思想》一书中，詹姆斯·沃麦克和丹尼尔·琼斯将"精益思想"定义为一种能让人们用更少的资源来做更多的事情，更大程度上满足顾客需求的一种思维方式，并将精益思想提炼为以下五项原则：定义价值、识别价值流、价值连续流动、需求拉动、追求尽善尽美。

医院和其他类型的机构一样，在新时代背景下也需要花费更少的资源去创造更多的价值。精益管理五项原则为医院实行精益改革提供了纲领与指导方向。马克·格雷班在《精益医院》中归纳总结出，对医院而言，精确满足顾客的需求就是及时准确地提供高质量的服务。医院精益管理能够使员工的返工次数更少（人力劳动更少）、患者住院时间缩短，这意味着医院需要的房间更少、空间更小、设备更少。需要注意的是，对医院而言，精益并不只意味着"越来越少"，还应该关注给患者和社会提供更优质的服务，创造更多的价值。

一、定义价值

价值，指的是体现在商品里的社会必要劳动，它通过顾客愿意支付的价格来体现。在完全竞争的买方市场中，价格是由顾客决定的，顾客不会为不必要的劳动付钱。因此，企业在提供产品或服务时应千方百计地减少浪费。精益思想关键性的第一步是精确定义价值，在精益思想的价值理念中，价值只能由商品的最终客户来确定。同时，价值也一定是针对具有特定价格、能满足顾客特定需求的产品（商品或服务）时才具有意义。

精益思想的价值原则表明"价值源于顾客的需求"。"顾客"一般指的是接受产品或服务的组织或个人，同时包括可接受或潜在可接受产品或服务的集团。根据产品的所有者的情况，可以将顾客分为接受产品或服务的外部顾客，以及企业内部结构中有业务交流的内部顾客。对于医院而言，其外部顾客主要是指与医院的健康全链条服务发生联系的组织或个人，包括监管方（政府部门、行业协会、新闻媒体等）、供应商（药品、耗材、器械等）、消费者（患者及其家属、亚健康人群、社区居民）及合作伙伴（上下级医疗机构、银行、医疗保险经办机构等）等，内部顾客主要是指医院各科室部门的全体员工，包括在医院生产和提供各种健康服务过程中承担不同角色的卫生技术人员、行政后勤人员和工勤人员。

精益管理要求每一个商品生产者都能做到"根据客户的需求，重新定义价值"。从客户的角度来看，生产者之所以会存在，正是因为他们创造了价值；但是从生产者的角度出发，价值却很难被定义，传统的价值观念中商品生产者由于将企业的财务状况作为企业商业价值的出发点与落脚点，竭尽所能地压缩成本以提高企业的经济效益，反而忽视了企业价值的真正意义：满足顾客的需求。因此，精益思想要求企业从一种自觉的尝试开始，通过主动与顾客展开对话来为具有特定功能、特定价格的产品提供精确定义的价值。在将顾客需求作为价值的出发点与落脚点的情况下，企业就可以暂时不考虑现有的资产与技术，而是在现有的生产团队与生产线基础上，重新考量技术本身的作用以及企业应该在何处创造价值。而在实际工作中，管理人员只需确定必须要做的事情是什么，而不必去对所有可能的变化都加以考量，否则就会对价值的定义出现理解上的偏差。

从医院的目标和宗旨出发，一所医院的价值正是由医院的"终端顾客"即患者来确定的。对患者而言，他们想要的医疗服务是妥善的、无害的，更是高效的、物有所值的，他们所看重的价值主要是：继续生存和康复的程度、可以回归到正常活动中所需的时间，以及诊治方法的有效性和持久性。在价值原则的指导下，一所实行精益管理的医院必定将解决患者所面临的切身问题放在工作的第一位。医院的管理者们应该做到明晰这一点，并且能够切实从患者的角度去定义医院的各项活动，积极主动地与患者对话，为患者提供服务，并对每一步骤的服务进行精确的价值定义，同时在医院服务的方方面面为患者配置专职的服务团队，并重新考虑应该在哪些步骤为患者创造价值。

二、识别价值流

价值流，即创造价值的过程，指产品在形成的过程中，被它赋予价值的全部环节。

这些环节包括技术过程（概念设计、工程设计、产品投产）、信息过程（订单处理、计划、送货）、物质转换过程（从原材料到产品），以及产品全生命周期的售后服务过程。价值流是贯穿于商品生产始终的，使商品由原材料到最终转化为满足顾客需求并实现商品价值的全过程。

精益管理的价值流原则要求我们"识别价值流，并以此来重新规划企业活动"。识别生产一个系列的产品或者单件产品的价值流是精益思想的重要步骤，其意义在于，找到哪些是真正增值的环节，并且去掉不增值（浪费）的环节。在产品价值流中存在以下三种不同的活动：一是能明确创造价值的活动，如商品原材料的收集、加工等，这些活动往往在价值流中占据主体；二是虽然不能创造价值，但在现有的技术与生产条件下是不可或缺的活动，如在商品生产过程中，为保证质量而对商品进行额外的检测、修缮，这类活动没有直接创造价值，故被称为Ⅰ型浪费；三是在价值流中不创造价值并且可以直接去掉的活动或步骤，这类活动被称为Ⅱ型浪费，这些步骤不能够增加价值，所以往往是应该使用精益管理方法来消除的重点。

在医院的日常活动中，价值流是医院为患者提供医疗服务的全过程，而且在这一过程中自始至终存在着各种增值与非增值的步骤与活动。因此，识别价值流需要医院的管理者能够超出不同科室的范畴，以给每一位向医院寻求治疗的患者提供实惠且高效的服务为目的来查看患者进行门诊或住院活动的全过程，并且能够分析出其中创造价值的步骤、不创造价值但不可或缺的步骤（Ⅰ型浪费）以及不创造价值而且可以立即去掉的步骤（Ⅱ型浪费）。为达成这一目标，医院各科室之间需联合起来，一起查看被割裂开的价值流，检验创造价值的每一个步骤，用新的方法思考不同科室之间的关系。在价值流分析的基础上，结合精益思想中的价值连续流动、拉动需求和追求尽善尽美等各种方法，为我们消除Ⅱ型浪费扫清道路。

三、价值连续流动

流动，即要求生产线流动起来，最终达到单件流作业。流水作业可以暴露出生产中存在的问题，因为一旦流水线上任何一个环节出现问题（缺料、设备故障、零部件质量问题等），就会导致流水作业的停止，这样就可以及时发现并改正问题。同时，流水作业还可以大幅度缩短产品的生产周期，从而提高生产效率。

在传统企业视角下，各种活动是以"职能"与"部门"来进行划分的，即企业都认同各种活动应该按类型进行分组，只有这样才能最大限度地提高效率。但是从精益思想角度出发，大批量生产意味着不同部门之间会存在长久等待，而等待又意味着浪费。如果我们改变传统的部门化思想，用连续流动思想来考虑，即我们将产品从原材料到成品的过程进行连续生产的话，我们的工作便能更加有效而精确地完成。精益方法是要重新定义职能、部门和企业的作用，并使它们能对创造价值做出真正积极的贡献，同时要明确价值流中每一名员工的真正需要，所以，使价值流动起来才真正符合员工的利益。

在精益思想"价值连续流动"原则的指导下，企业应该将精力放在产品和产品需要上，而不是放在组织或设备上，并将所有设计、订购以及提供产品所需要的活动放在连续流动中来进行。同时，在将流动的思想应用于任何活动时可以参考以下原理：专注于具体服务或产品的价值流管理；通过创造精益企业来消除组织间的障碍；重新安排和选用适当规模的装备；使用各种精益技术，使价值实现连续流动。

在医院的日常工作中，流动意味着要使不同的科室协作起来，以减少患者在接受服务的过程中各种不必要的等待时间。现有的医院模式中存在着大量由于等待而产生的浪费，其中包括同一步骤中的等待，如医生的工作被打断、药物的供应由于各种原因而拖延或中断等；也包括不同步骤之间的等待，如不同科室之间存在过多的交接、药物的使用或者治疗方式的采用需要过多的批准、患者的需求与医院的供给能力之间的不均衡以及批量思想等造成的等待。医院的不同科室由于人员配备、设备配置等原因存在着不均衡现象，这导致不同的服务步骤之间可能存在着瓶颈，而"流动"的核心思想就在于通过对这一过程进行按连续流的重新安排来破除这些所谓的"瓶颈"，从而大大地提高医院服务的效率，运用取消（eliminate）、合并（combine）、重新调整（rearrange）、简化（simplify）等方法来减少患者的等待时间，使为患者创造价值的过程流动起来。

四、需 求 拉 动

拉动，即顾客的需求拉动企业的生产。"拉动"的概念起源于超市的补货系统，服务人员完全根据消费者买走商品的数量和品种进行上架，采购部门根据消费者买走商品的数量和品种进行采购。这样，超市就避免了过量的采购和库存，进而降低了经营的风险和成本。实行拉动措施以后，制造部门的下游或用户就像在超市的货架上一样地采购到了他们所需要的产品，而不是发现货架上堆满了用户此时不需要的产品。需求拉动原则使得生产和需求直接对接，避免了过量、过早的投入，而减少了大量的库存产品和在线制品，大大地压缩了提前期。在这一前提下，精益思想开始提出新的问题：如何在用户产生需求的时候为用户提供他们所需的产品呢？如何将分散的连续流联系起来进一步提高工作效率呢？

精益思想的"需求拉动"原则要求企业能够"从客户需求出发拉动生产"，即从每一个客户的实际需要开始，倒推出如何满足客户需要的各个步骤。一旦一个企业具备了能够在客户需要的时候设计、安排生产和制造出客户真正需要的产品的能力，就意味着企业可以抛开销售预测，直接按客户的实际要求生产，也即企业可以按照客户的需要来拉动产品的生产。例如，丰田克服了过去批量生产的思想，将平顺的价值流一直伸展至原材料，营造出"卖一，买一"或"出厂一个，制造一个"的生产模式，通过对生产流程的精益安排，同时引进标准工作概念和可视化控制，再结合鼓励用户进行预约维修，丰田实现了对用户需求的精确预计。该模式在很大程度上减少了供货时间与库存时间，从而能精准且高效地满足用户的需求，同时也极大地节省了用户的时间成本与经济成本，实现了企业与用户的双赢，而不必再像传统方法那样将客户并不想要的东西强行推销给客户。

在医院的日常工作之中，要以满足患者的需要为目的，去倒推出在患者满意地离开医院之前，在每一个步骤之中患者的需求是什么，然后去思考医院当前所提供的各项服务与患者的需求是否匹配。如果两者匹配的话，如何才能进一步地减少这些步骤中的浪费以创造出顾客所需要的价值；而如果两者不匹配的话，要如何才能进一步改善服务，以精准而高效的步骤满足患者的这些需求，使患者对医院的工作满意。

五、追求尽善尽美

在精益思想前四个原则相互作用下，企业生产将进入良性循环：在企业能够精确定义价值、识别出整个价值流、使创造价值的各个步骤连续地流动起来，并且真正从客户需求角度出发而拉动生产时，精益管理便能展现出它的效果：企业生产的产品在更能满足客户需求的同时，所耗费的时间、场地、成本资源和发生的错误在不断减少，这时候便需要通过不断改善而进一步提高效率，减少生产中不必要的浪费。

精益思想中"追求尽善尽美"原则要求企业做到"不断改善，追求尽善尽美"。要在生产过程中实现尽善尽美，精益思想提出了以下几种方案。第一，使价值流中所有相关企业都做出突破性改善。尽善尽美并不是价值流中某家企业单打独斗便能完成的，对精益的追求需要不同企业间的合作，这需要唤起各家企业对价值流的重新思考。第二，进行持续的、根本性的改善。企业应该明晰，它们并不是为了现有的对手去竞争，而是为了达到尽善尽美去竞争，只有企业有能力去测定现实与尽善尽美之间的差距时，才可以去绘制尽善尽美的蓝图。第三，绘制尽善尽美的蓝图。从根本上重视思考价值流，使所有产生价值的步骤都能随时与客户相连，为产品能够在连续流下以灵活方法进行小批量生产而制订计划，同时也为这条道路上的各个步骤制定严格的时间表。第四，集中精力。确定一个目标，制订一个计划，选择其中最重要的两三件事优先完成，一次只做一件事，并持续不断地去做，而不是从千百个方向去追求尽善尽美，将精力分散。第五，保证所有工作的透明度。只有沿价值流的每个员工都相信这一新系统能够公平地对待大家，也能最大限度地解决每个人所面临的难题时，精益系统才能发挥作用。

对医院而言，能够从患者角度精确定义价值，识别出整个价值流，使为患者创造价值的各个步骤连续流动起来，开始从患者角度拉动价值之时，对于医院工作尽善尽美的追求便会变成现实，这些精益原则在良性循环中相互作用，为实现医院工作中的尽善尽美铺平了道路，同时也为彻底消除医院工作中的浪费，以及将医院打造成能够更好地为患者服务的精益机构奠定了坚实的基础。

第二节　医院精益管理的五大核心理念

基于医院精益管理的五项原则，在具体的实践工作中，需要遵循的医院精益管理核心理念有尊重员工、从患者角度出发、消除浪费与创造价值、注重长远发展和持续改进等五项。下面将详细阐述这些核心理念的内涵、价值以及如何指导工作实践，以充分发挥医院精益管理的最大功效。

一、尊 重 员 工

员工作为医院的内部顾客，是组织发展的目标和持续改进的原动力。正如安德鲁·卡内基（Andrew Carnegie）所说："带走我的员工，把我的工厂留下，不久后工厂就会长满杂草；拿走我的工厂，留下我的员工，不久后我们就会有一个更好的公司。"彼得·德鲁克（Peter Drucker）也曾说，组织只有一项真正的资源——员工。丰田模式有鼎鼎大名的两大核心支柱："持续改进"与"尊重员工"。"持续改进"是丰田公司经营的基本原则，这要求员工持续改进可挑战的一切，其实质不仅是个人贡献的实际提高，更是创造一种不断学习、接受和乐于改革的精神环境。创造这样的环境，企业需要给予员工相应的尊重，这也就是丰田模式的第二大支柱。换言之，在丰田的生产体系中，支持和鼓励员工不断改进工作流程至关重要。

精益管理是一种文化，而不仅仅是一个工具，它通过为员工提供工具使他们能够持续地改进工作；同时，组织的发展也十分依赖员工。首先，员工的成长与能力提升同样是医院建设发展的目标与基础。精益管理将员工视为组织的"主人"，在塑造共同价值观和愿景的基础上，注重培养和打造员工，为员工规划个人成长空间和职业发展平台，努力实现员工个人和组织的共同成长，促进员工自我价值和组织发展目标的同步实现。其次，员工成长也是组织发展的源动力。由于卫生服务的专业性、复杂性、系统性，发挥医院员工的能动性是医院实现持续改进的基础。医院的精益管理不仅仅是套用精益管理的几个管理工具、推行短期的精益管理实践活动，而是一项长期的系统工作，需要重视员工的价值，将员工作为流程改善的主体，从而保持医院持续改进的动力。

丰田汽车公司前社长丰田英二说："人的生命是时间的积累，员工把宝贵的生命时光交给我们，我们有责任让员工的每一分钟都投入有价值的工作中，否则就是浪费他们的生命。"在丰田领导者看来，尊重员工的核心是尊重员工所投入的工作的价值。在精益管理制度下，尊重员工的内涵包括授权员工、挑战员工、激励员工、发展员工等。授权员工，主要是指授予员工使用公司的精益工具的权利以改善公司的运营；挑战员工是指在基于管理者十分熟悉员工能力的情况下，布置给员工力所能及但有一定挑战性的工作，而不是让员工单独去解决问题、应付过量的工作；激励员工，是指管理者鼓励员工参与到解决问题和消除浪费的行动中；发展员工，是指通过对员工能力的培养，在工作中激发员工的潜在价值，促使员工成长进步。

（一）管理制度的改善

丰田公司认为，要想不断地涌现出优秀的员工和团队，必须在尊重人性的制度下，强调人力资源之重要性，维护人的尊严，尊重员工，且将员工视为企业的宝贵财富和未来发展的动力，认识到管理者和员工拥有同样的尊严和人格。医院要真正做到尊重员工，首先是医院需要组织精益学习团队，培养管理者的精益思维，使他们能够真正意识到和完全理解"尊重员工"的重要性，而不是把管理者的职责视为只是完成工作和具备良好的人际关系技巧。因此，医院需要组织管理者系统地学习精益理论，并将精益理念贯彻到实践工作中，在医院的制度、管理工作上重视员工的价值，尊重员工。

（二）充分授权员工

首先，充分授权员工体现为鼓励员工参与流程改进。在医院的精益管理中，尊重员工包括不浪费员工在工作中投入的价值，因此消除医院流程中的浪费是尊重员工的体现之一。医院可以通过可视化管理、现场管理等多种管理方法和工具，认真核查员工的工作质量和效率，保证良好的医护质量和医疗效果，尽量消除员工进行不必要的工作的情况，尊重员工的付出和价值。同时，医院在执行精益管理的措施中，能够有效地激励员工、信任员工，让员工参与到解决问题和消除浪费的行动之中，使其能够持续地学习、成长，并尽其最大的努力提升患者的价值和医院的价值。同时，员工在为患者、医院创造价值的过程中也实现了自我价值的提升。

其次，充分授权员工体现为与员工建立伙伴关系。在精益管理中，管理者与员工是平等的伙伴关系。在医院管理中，如果发现问题，首先是管理者的自我反省，而不是将问题一味归咎于员工。面对犯错的员工，管理层应以尊重、宽恕、引导等方式对待，而非传统管理中的处罚、责备。如此，医院员工就不必担心因失误被管理者惩罚，而会去寻找错误背后的内在原因并施以对策，也就是所谓医院员工的自主管理。在医患关系发生变化的时代背景下，医院员工在许多医患矛盾的事件中处于弱势地位，医院做到尊重员工、与员工建立伙伴关系显得尤为重要。

（三）保障员工基本权益

首先，保障员工基本权益，就要重视员工的薪资水平、健康和安全。中国医师协会的一项调查显示，九成以上的医生日工作时长超过 8 小时，其中一成以上超过 12 小时，医生中有八成没有周末休息，白天上手术台，晚上上书台，闲暇之余还要思考患者的诊疗如何进行，可谓非常劳累，半数以上医师身体处于亚健康状态，手术室工作期间昏倒、猝死风险极大。在这样的现状下，精益管理又如何在医院实现呢？首先要有合理的薪资水平使员工不用每天为经济开支担忧、发愁，同时，安排合理的工作强度能让员工全身心地投入工作岗位，保证工作质量。其次，整洁卫生、健康安全、场地明亮的工作环境能够减轻员工工作中的疲劳感，有效放松员工的工作心情，提升员工的工作动力。要让员工在一个良好的环境中工作，只有在这样的工作环境中，员工才能缓解挫折感和失败感，减少转行或跳槽，遇到问题时会更加积极地应对，保持主动解决问题的热情。

其次，保障员工基本权益，就要营造良好的工作氛围。医院需要为员工营造出良好的工作氛围，同时工作的强度要与员工的能力匹配，禁止员工出现过度操劳或超负荷工作的情况。让员工在轻松、愉快、安全的环境中实现高质量、高效率的工作。良好的工作氛围会让员工更愿意主动积极地工作，让工作成为开心的事，以激发员工的工作热情和创新性，帮助医院谋求更大的发展。员工的精神状态直接关系着医院的生命力、效益和发展方向。精益管理提倡在组织和员工之间构建起良好的伙伴关系。因此，医院在为员工提供工作场所时，应考虑到场所对员工的重要性。

（四）激励员工

首先，要构建绩效考核体系。医院需要建立严格的绩效目标，并将其转化为各部门或团队的绩效目标。管理者则须将重点放在实现医院各部门的成就目标上，指导员工持续核查目标的实现情况，同时不断改进本部门的工作过程，减少浪费。这不仅能够提高医务人员的水平，而且可以增强医院的整体竞争力。

其次，要完善薪酬福利制度。将绩效目标与薪酬制度挂钩，实行奖金激励。复合薪酬模式在医院管理的不断变化中将逐渐取代单一薪酬模式，其重要特征为各种可变报酬的使用，可变报酬主要包括股息、奖金和补贴。作为固定报酬和浮动报酬的补充，间接报酬不是替代品，其主要措施是实行合理的成本分担。这样做的好处在于提供法律福利，在为医疗工作者提供维持安全和健康、家庭收入，以及克服家庭困难的法定福利之外，也提供灵活的福利，包括养老金补充、医疗保障，以及带薪休假的弹性福利。通过建立完善的薪酬体系，不仅保持了薪酬制度的活力，而且与医院整体的发展战略相适应。

再次，要增强对医务人员的情感激励作用。医学工作"救死扶伤"的性质决定了医务人员是道德责任感和成就感较高的群体。这也使得医务工作带来的压力高于其他职业。为防止医疗工作者出现疲劳综合征、职业倦怠、情绪问题等，医院管理者应该提高对医务人员的道德激励。至于如何激励员工，各医院应基于医院文化"各显神通"，以人文关怀为主，以减少员工内心压力为主要目的，开展形式多样的减压释压活动，释放医务人员的压力。

最后，要激发员工的能力。在医院精益管理中，管理者需要不断地挑战员工，激发员工潜能，赋予员工价值，相信员工可以做得更好。尊重员工就是要尊重其智慧和能力，医院管理者需要适时给予员工解决问题的机会，给他们提供充分发挥聪明才智的舞台。在医院管理中，需要加强对管理者精益思想的培养，建立"尊重员工、反省流程"的文化。管理者需要真正做到尊重、信任员工，让员工对医院充满归属感，发现问题时要懂得引导员工正确学习等。管理者对员工表示出的信任、尊重和关心能极大地激励员工，让员工在工作岗位上发挥出最佳的水平。

（五）促进员工不断成长

明确员工的职业发展路径，是促进员工不断成长的第一步。当员工的薪水、环境等物质需求满足达到一定程度的时候，员工将更倾向于自我价值实现等高层次需求。在丰田模式下，每个员工对自己可选择的成长轨迹清晰明了，对自己将会学习到的内容和达到的水准有所衡量，知道自己的最快成长曲线与最慢成长曲线。这一模式中包含着培育的标准、时机、内容与方法，同时员工的努力程度关系到自身成长。因此，在医院的精益管理中，需要明晰员工的发展路径，让员工对未来充满期待。

此外，要适时开展员工培训。医院应在建立健全教育培训制度的基础上，为员工营造良好的学习环境，鼓励员工把学习作为成长的阶梯，使员工在学习中提升自身的业务能力和发展能力，对员工的积极表现给予肯定和奖励；同时要积极倡导团队精神，以团队的业绩作为考核员工的标准之一，发扬民主平等，在员工中营造一种团结协作、友爱互助、和谐共处的良好氛围，并以实现员工的自我管理为最终目标。培训的内容包括技能培训、岗位责任培训、精益管理思想的培养等方面，给员工的成长提供全方位的支持。

二、从患者角度出发

詹姆斯·沃麦克和丹尼尔·琼斯提出,"价值只能由终端顾客决定"。精益思想将价值作为首要原则,价值是顾客基于个人的主观判断对产品或服务的感知。在医院的内外部所有顾客群体中,医院服务的终端消费者即广大患者,是医院应重视的最主要顾客。医院的大部分行动和优先任务都应围绕患者开展。

精益价值原则要求组织根据顾客的实际需求确定产品的价值结构,尽量减少生产全过程中的过度消耗,不能把额外的成本转嫁给用户。医院精益管理的过程就是高效为顾客提供更多价值的过程,通过实施精益管理,医院能够更有效地实现自身运营目标,满足顾客需求和产生社会效益,实现医院、顾客与社会的三方共赢。

医院实施精益管理的重要目标之一,便是要更充分有效地为患者的需求服务,最大限度地满足患者需求。在当前物质生产和社会生活极大丰富的背景下,患者的健康服务需求也越来越多样化。满足患者个性化的健康服务需求,已然成为医院脱颖而出的必要条件。医院所提供的各项医疗服务,面向的是患者各种各样的服务需求,患者的潜在需求、消费能力、消费习惯等都在相当程度上影响着医院提供服务的内容和方式。医院在精益管理的过程中,坚持以患者价值最大化为目标,由患者确定医疗服务的价值结构,进而以患者需求为导向来配置医疗资源,组织医疗服务的生产和提供过程,这是能够有效满足患者需求、最大化患者服务价值的重要基础。

在贯彻"从患者角度出发"理念的同时,医院也需要考虑流程中的内部顾客,即医院员工。员工作为工作交付的对象,是提高医院运作效率和外部顾客满意度的关键。在各项流程中,员工在工作时,不仅要考虑终端顾客的需求,还要考虑是否方便"下游"工作者的接收,但对内部顾客需求的考虑不能偏离终端顾客。

医院实施精益管理,需要从患者角度出发,把患者价值贯穿于医院的日常工作之中,落实到医疗服务的每一个环节上,切实解决患者在就诊过程中遇到的各种问题和困难,不断提升患者的满意度和认可度。医院的活动能够为患者直接创造价值,活动能够转变为患者需要的产品与服务,并且产品和服务质量合乎患者要求并且不需要任何返工,是增值的活动。医院的增值活动需要围绕患者的切实需求开展,服务于患者价值。

(一)围绕患者的切实需求

医院应该从患者的角度出发,医护人员的活动必须围绕解决患者实际问题展开。但医疗服务的供需双方普遍存在着严重的信息不对称情况,大多数患者不一定清楚医疗行业,有时候医师进行的治疗活动不能被患者理解,此时需要医师充分尊重患者的知情同意权,耐心为患者答疑解惑,而不是简单地一告了之或直接要求签字同意。

同时,医护工作虽然需要遵循大量的行为规范和标准流程,固定的医护活动也总是以"习以为常"的方式展开,但是医院员工不能想当然地认为自己所做的工作都是增值活动,而是应该多思考在流程中是否存在浪费现象和改进的空间,是否可以在标准流程的基础上提高效率和质量。例如,对于在进行骨折诊断的患者来说,与诊断和治疗直接相关的步骤是有价值的,与医护人员接触的时间也是有价值的,但当患者需要将同一个验伤信息告诉三个不同的人时，信息的第二遍和第三遍重复就是浪费；患者做 X 线检查是有价值的，但因为放射科医师忙碌而造成的等待就是浪费。

（二）服务于患者价值

在活动进程中，有的环节做得很好，但是有的环节一旦出现差错，就需要返工和做额外的工作，像这样的活动，并非增值时间的加倍，而是一种浪费和对顾客利益的损害。医院各个科室都有不少源头、中间、结尾环节出错的例子，如医师开具的处方中有使患者过敏的药物；手术中患者体内残留的纱布导致二次缝合的问题；药品因配发错误而重新退回药房等（表 2-1）。医院必须对增值活动和非增值活动之间的差异进行明确区分，并且事先建立完善的防错纠错机制，才能尽可能地减少非增值活动的产生，更有效地减少浪费、创造价值。

表 2-1　医院各科室不同角色的增值活动和非增值活动实例

科室	角色	增值活动	非增值活动
手术室	医师	为患者实施手术	等待延误的程序
药房	药剂师	提供静脉注射信息	重新处理病房退回的药
病房	护士	为患者用药	将信息复制到另一台计算机上
放射科	放射科医师	为患者做 X 线检查	实施不必要的扫描
实验室	医学技术员	分析实验结果	修理破损器具

医院实施精益管理，需要从患者的角度出发，通过对现有流程系统的精益管理、评价和改善，来解决患者服务经历中遇到的问题。患者价值是医院价值的核心组成部分，患者价值是对医院发展的一种诉求，是医院发展的推动力。医院实施精益管理，离不开患者价值的存在。通过对患者价值的分析，可以为医院制定精益管理方针和举措提供一定的思路。从患者角度出发，让一切活动服务于患者价值，是医院服务于患者的需要，也是医院实施精益管理、实现自身发展的需要。

服务于患者价值，不仅限于现有流程的优化，也可以表现为服务理念和方式的人性化。为了更好地开展整体护理服务，一些医院制定新制度、新方法，来使患者对整体护理放心、满意医院质量。例如，一些医院将饮食状况、身体状况、心理状况、患者文化背景等信息写入病历，以全面了解患者的健康相关信息，开展个性化的治疗措施。医务人员在人性化服务方面也做出了许多优化，例如，一些儿科医生在为患儿听诊时，提前默默用手暖热听诊器，以减少患儿的不适感；有的儿科护士在引导患儿做肺功能训练时，为减少孩子对医用器械的恐惧，就换成风车或纸蛤蟆让他们吹，同样达到治疗目的；产房护士每天给产妇发婴儿照片、体征等信息，让产妇时刻了解婴儿动态，缓解家属的焦虑情绪；等等。

三、消除浪费与创造价值

在精益管理过程中，需要识别和描述浪费。丰田生产方式的创始人大野耐一认为，浪费是指消耗了资源而不创造价值的一切活动。在精益模式下，价值由顾客决定，所以凡是超出增加产品价值所必需的物料、设备、人力、场地和时间等都是浪费。对于患者而言，其看重的价值主要是健康服务的安全性、有效性，其生存的质量和康复的程度，以及回归正常生活所需的时间。在医院活动中，对于那些反复出现、干扰正常工作、影响患者诊治的问题和纷扰都属于"浪费"。

大野耐一定义了 8 种浪费类型，包括缺陷浪费、产品过剩浪费、运输浪费、等待浪费、库存浪费、行动浪费、人才浪费和过度处理。医院活动中同样存在类似的浪费：①缺陷浪费，即任何从源头上就出现错误的活动，如医师用药错误、延误诊断、手术操作失误、手术器械遗漏等；②产品过剩浪费，即过量生产的产品或是早于顾客需要生产的产品，如医师对于患者过量的检查、过早运送的药物被退回来等；③运输浪费，即一个体系中产品的过量移动，如患者或医药用品运输过量和运输时间的浪费；④等待浪费，主要是患者等待时间和员工等待时间的浪费，如由于医院停车位不足而导致患者和员工的车位等待，或是由于医院流程设计落后而导致患者在挂号、缴费、就诊、检查等过程中反复排队等候；⑤库存浪费，即材料、物资、设备等过量的库存；⑥行动浪费，即员工为完成某项工作而付出的不必要的走动量，如因空间布局、工作流程设计不合理而造成的过量的走动；⑦人才浪费，即在一个系统中没有有效地发挥人才的作用，没有将合适的人在正确的时间安排在合适的岗位，人才的潜力没有得到最大限度的发挥，如将人际交往和公关能力极强的员工安排做了文秘工作而不是市场拓展工作；⑧过度处理，即在工作流程中所做的非必要的工作，如有些医院信息系统协同管理不合理，造成医务人员在患者诊疗过程中的各环节需要反复核对已经确认过的患者信息，服务不连续且效率低。

本章第一节已阐述，"非增值活动"包括必要而非增值的活动（Ⅰ型浪费）和不必要而非增值的活动（Ⅱ型浪费）两种。必要而非增值的活动不会直接创造价值，但属于在医院的管理和为患者创造价值中不可避免的活动；不必要而非增值活动既增加了成本，又没有增值，是纯粹的浪费。消除浪费，不仅包括应杜绝出现不必要而非增值的活动，还包括应尽量减少必要而非增值的活动。

精益管理强调消除一切浪费，努力使成本、质量实现最优化的目标。医院通过对各种浪费现象的梳理，可以根据自身的实际状况，更加有针对性地消除浪费，改进服务，提升效率，创造出最大化的价值，从而为患者提供更为优质、安全、高效的医疗服务。医院在具体实践中，可以按照以下步骤消除浪费。

（一）以患者价值为导向，找出浪费

医院实施精益管理，必须坚持以患者价值为导向，打破以往各部门各干各事的工作模式，使得不同科室之间建立起以服务患者为中心的协作工作方式，去除多余和烦琐的程序。从患者的角度出发，才能清楚地找出医院流程中的浪费，提高医院员工的工作效率。

例如，缩短患者的平均住院时间，减轻患者的经济负担，是提高医疗资源利用效率的重要措施，也是国家医改政策的导向。住院时间可分为有效住院时间和无效住院时间。其中，有效住院时间即对患者的诊断和治疗起直接作用的住院时间，无效住院时间即患者的等待期和治疗康复期。对患者无意义、无价值的住院时间，将导致高额的住院费用。有效住院时间中的疾病治疗直接相关环节对于患者来说是有效且增值的，而无效住院时间中的预约检查、等待报告和诊疗信息传输、处理出入院手续这些对患者来说是无价值的。运用现代信息工具，将住院过程中涉及的临床护理、检查、手术、药房、财务等系统完美结合，优化住院业务流程，不仅可以使医院工作效率得以整体提高，更能使患者获得的医疗服务更加便捷、满意。

（二）识别价值流，运用精益化工具

识别医院工作的价值流，借助价值流程图等工具分析目前的工作在哪些环节出了问题。在精益改善中，由于去除了许多非增值步骤，整个流程得到了明显的改善，提高了创造价值的效率。精益管理强调管理者要亲临现场，在实际过程中发现问题，而不是片面听取报告内容。

创建医院流程的当前状况价值流程图的具体步骤如下：①选择一项服务或者流程。对于医院来说，着重选择患者数量大、反映问题多、影响收入大的部门或流程。②组建一个跨部门（科室）的价值流程小组。在一线员工中选择对流程熟悉的组员，所有组员要接受价值流程图知识的培训。指定一个负责人，最好是该流程的主管，这一步是成功的关键。③确认顾客需求。可以从信息系统中调出历史数据或现场观察采集数据，计算出顾客的节拍时间（节拍时间=每天工作时间/每天患者量）。④现场确认主流程（外部主流程/内部主流程）。画出外部单位（若有涉及，如药品的供应商等）、流程的起止点和中间流动点。⑤现场观察及采集数据。观察每个步骤的操作过程，包括操作人、时间、库存、质量等；用"时间距离观察表"记录时间距离的数据；记录其他所需数据（效率/库存、质量/次数/工具等）。⑥画出各种流，主要包括物流、患者流、内部员工流、信息流等。⑦计算增值/总时间和距离，分析改进措施。

运用精益思想也要善于使用精益工具，如看板式管理、持续改进法、5S法等，这些方法能够有效地连接思想和管理目标，使医疗服务环节的操作有序化、标准化。本书后面章节会详细阐述精益工具的使用。

四、注重长远发展

丰田的首要原则便是"管理决策必须以长期理念为基础，即使因此牺牲短期财务目标也在所不惜"。丰田人通过二十余年的努力奋斗、探索求生，才摸索出如今的精益模式，将准时制的理念发展成为一种先进的生产模式。对丰田公司而言，其成功是源于多方面的，于整体层面上，丰田公司着重于用长远的思维来考虑问题，而于内部高层的层面上，其更加注重为顾客和社会创造与提升价值。同时，该公司通过建立学习型组织，持续改进成为高效的组织，以适应环境变迁。基于此，丰田公司才能在发展中做到持续改进和不断学习。故此，在医院管理中引入精益生产时，医院应做到徐徐渐进，注重长远发展。

医院应将精益管理的核心理念作为其发展改善的导向杆，并将其作为促进医院长远发展的有效策略长期执行。医院自上而下的管理人员参与精益管理变革，对其成功

推行至关重要。首先，变革前期，管理者必须从改革的必要性、可实施的精益工具及方法出发，制定出详细具体的执行方案。其次，在方案实行的过程中，注重审查各个环节或步骤，并及时得到回馈，据此对流程中的每一个步骤进行改进，从而酝酿出下一个行动。不断发现问题、回盘场景、提出改进措施的循环过程是促进医院长远发展的有效方式，要使其有效顺利进行，医院需坚持从以下四方面出发。

（一）着眼于长期发展理念，扎实推进改善计划

医院应建立一个有利于长期发展的决策体系，使其运作和发展能够相互呼应，并朝同一目标迈进。同时，此体系的起始点应该是为顾客、社会创造价值。基于此，医院在建立完备的精益推行方案的过程中，应当慎重选择项目，保证项目选择具有模范带头作用，可与医院长期发展目标相融合，将涉及面广、影响范围大、推行难度高的精益项目纳入其中，并分解细化到各年度，分步推行，按层级实施。此外，在此过程中要强化过程调度和制度保障，上下同心、一以贯之，把精益方案的执行情况纳入日常管理，及时调研分析，时时查漏补缺，防止走形式、走过场、项目跑偏等现象发生。

（二）强化管理者对精益管理的认知水平，提升其决策能力

随着社会的进步，各行各业都在飞速发展，人们对知识的需求也愈加显著。要想成为一个优秀的医院管理者，必须树立终身学习的理念，不断学习新的知识，获得新的技能，掌握新的理论，丰富自己的阅历，提高自身的工作能力。对医院而言，要想更好地开展精益管理工作，就必须不断对员工进行培训，以此提升其精益管理认知水平。在此观念的熏陶下，他们更善于用精益的思维及原则来执行日常工作，更利于培养其发现问题及解决问题的能力。

同时，医院管理层也应通过各种方式认可并学习精益管理理念，并将其实践于医院管理工作中。第一，广泛普及精益管理理论。开设精益化体系培训讲座，聘请医院精益管理的实战专家，分批次地对各部门的成员进行理念宣传和培训，使得医院各项目团队人员的思想可以得到统一，从而为精益项目深入改造奠定软环境基础。除此之外，医院要营造一种精益创新、精益改革的良好文化氛围，运用文化力量来转变员工的思想观念。第二，坚持理论与实践相结合、求真务实的学习方法。通过用理论指导实践，靠实践丰富理论，两者循环，不断进行改进，才能提高自身的知识文化水平。第三，不断丰富自身工作能力。持续加强理论知识学习，例如可通过学习系统方法、过程方法和基于事实决策，不断创新，于实践中提升管理才能。第四，学习人文科学知识。精益管理理论的根本必须以人为本，只有懂得最大限度地调动人的积极性，最大限度地激发人的工作创造性，才能出色地做好工作，更好地完成各项任务。

（三）组建项目团队，集思广益

精益改善的实施是一项系统工程，涉及方方面面的问题。首先，开展的项目确定后，应该立即组建相应的精益项目小组，人员应包括开展该项目的部门或科室的领导、

一线人员及可提供相关支持和配合的其他部门人员。其次，由专业辅导师对已划分好的项目团队进行专门的"群策群力"等精益管理方法和工具的运用培训。再次，由项目组组长负责调动全组成员，共同为本次改善行动确立合理、明确、振奋人心的愿景，并围绕着愿景运用"头脑风暴"讨论应该改善什么，并共同实施改善行动。最后，通过畅通的渠道将愿景和实施方案传达给全院所有相关人员，在医院内部形成一种共识，建立一种责任感，并因此聚集全院更多人的力量，共同献计献策，积极配合改善，保证项目的顺利实施。

（四）立足当下，高站位规划医院长远发展战略

医院实施精益管理，不能只顾眼前利益而损害长期利益，应立足长远发展，高站位规划；尊重发展的客观规律，综合统筹内部的环境和外部的考验，总结成功的经验和失败的教训；把握趋势、掌握机会、避开威胁、发挥优势、弥补劣势，着力提升精神内涵，找准发展定位。首先，坚持医院的使命感和责任感。所有的医院都必须实行人道主义精神，贯彻救死扶伤的服务理念，营利性医院也不例外。在实践过程中，医院应以患者为中心，为其提供便捷、低价、高效的医疗服务，给予其关爱和呵护。其次，医院应结合各自的实际情况，选择适合自身发展的精益管理工具及方法，于实践中不断改善发展自我，形成独具特色的成熟的医院精益管理模式。再次，优化医院发展机制，制定具有自身特点的长远规划、阶段性计划和相应的发展目标，并进行分解量化，从发展思路、内部结构、运行机制、服务模式等各个方面，研究切实可行的措施，逐步实现不同阶段的各项具体要求，以提高医院内部系统的效率。最后，应合理利用医疗资源，形成全体员工所共同认可并奉行的价值观念、能力素质和行为准则，共同构筑医院的发展愿景，增强医院的凝聚力、创造力和竞争力，推动医院全面发展。

五、持续改进

持续改进理念是日本管理部门中重要的理念之一，是日本人竞争成功的关键。日本持续改进之父今井正明（Masaaki Imai）著有《改善——日本企业成功的关键》（*Kaizen: The Key to Japan's Competitive Success*）一书，其中提到精益生产方式就是把"无止境地追求完美"作为经营目标。从定义角度来说，持续改进是指企业连续改进某一或某些运营过程以提高顾客满意度的做法，包括确定改进目标、寻找可能的解决方法、测定实施结果、正式采用等。这种改善涉及每一个人、每一环节的连续不断的改进：从最高的管理部门、管理人员到工人。通常情况下，可从三方面出发来不断改善项目进展过程中出现的问题。

第一，消除一切无效劳动和浪费。在精益生产的眼光下，生产过程被划分为增值的过程和非增值的过程，即创值过程和浪费。对医院来说，其应积极发现并改进会产生浪费的潜在因素，以逐步消除各种浪费；同时发挥员工的工作积极性和无限创造力，为医院创造出更多价值。例如，在医院信息化管理过程中，可建立网上挂号、远程会诊等自动化管理信息系统。对医院而言，这既可降低医疗服务成本和运营成本，又可

提高医院的业务和管理效率。对患者而言，这可使其随时随地实现查询化验报告、预约挂号以及在线咨询等，缩短了其就诊时间。同时，医护人员可通过医院信息化数据精确把握患者需求，为其提供个性化医疗服务。

第二，追求理想化的目标。精益生产企业并不会制定出一个清晰、明确的目标，而通常是在不断改进中完善自身，如"零事故""零差错""零投诉""零余货"等。尽管这些目标是理想化的，几乎不能实现，但正是这种美好愿景，会激励员工不断进取和挑战，持续激发其潜在才能。例如，在医院安全管理中，不同的医院会采取各种不同的方法追求极致安全，如在手术切皮前后暂停，进行仔细核对，建立精细化的工作制度；为了强调对患者的确认，会用两种以上的方法识别患者，如使用姓名与登记号、使用姓名与病案号等；为了防止患者摔倒，加装扶手、树立标识、清洁地面等。

第三，追求准时和灵活。精益生产对生产过程的要求是物流和信息流的准确、准时，为了满足生产所需，需要通过看板式管理和适时供货，对零部件和材料的质量及数量提出具体的要求。准确把握信息流在市场供应中发挥着极为重要的作用，基于准确的信息流，即便是在库存不足的情况下，企业依然能够实现准时供应的目标。

（一）结合实际，由点及面持续改进

持续改进主要包括点改进、事项改进、系统改进，见表 2-2。采用每种方法解决问题时，选择恰当的问题范围至关重要。点改进是针对流程中存在的许多具体的小问题；事项改进是针对某类型的中等问题；系统改进也被称为精益变革，则是由一个或一系列更加庞大的项目组成的。此外，精益项目的选择大多从四方面进行考量：第一，收效时间短且效率高；第二，影响力度大，对其他项目具有一定的指引作用；第三，联系面狭窄；第四，项目得到专家与主管的认可与支持。

表 2-2 持续改进方法

持续改进方法	问题范围	持续时间	例子
点改进	小	数小时或数天	采用 5S 规则来重新组织护士站、解决设备故障停工问题
事项改进	中	1 周（包括策划时，时间会更长）	防止药房操作失误、使跨部门的自动库存货架标准化
系统改进	大	9～18 周	重新设计某科室布局和流程，如临床化验室、药房等

各医院应该根据其具体情况及需求，选择适合自我发展的持续改进方法，由点及面地在医院内进行全面推进，于实践中检验其成效。尽管不同科室、不同部门之间存在着差别，但某些关键程序，如药品、医嘱和处理程序是相同的，故医院可以建立起一种机制，当一个部门或科室通过精益项目取得改善成果时，应当与其他部门或科室分享，使所有科室共同学习、借鉴，避免改善过程的重复，以实现改善成果效益的最大化。例如，一些医院通过设计持续改进表格、建议板等，用以征求意见，这都是实

施持续改进的有益探索和良好方法。

（二）现地现物，回归问题本质

学习型组织是丰田模式的最高境界，同时辨识问题的根源并预防问题的产生是丰田持续学习制度的重心。要想进行持续改进，就要深入探究，仔细分析，学会省思，在沟通中运用所学到的知识并从中得到启示，把所知的最佳实践案例标准化。这对于高层管理者尤为重要，因为只有其亲探现场，追溯源头，亲自观察，才有可能彻底了解现状，把握问题症结所在，甄别出合适的精益工具及方法去不断改善解决问题。在此之前，应邀请精益管理专家亲临医院，组织模拟精益管理改善项目，使高层管理者参与到整个流程改造中，从而提升其对精益管理的认知水平。例如，2005年上海瑞金医院组织干部参加了精益管理的培训，加深了其对精益管理更深层次的理解，如学习识别8种浪费、可视化管理、精益管理概论等。

（三）制定决策要稳，实行改善计划要快

在制定决策时，医院管理者应尽其所能穷尽所有选择，待各方意见达成一致，便迅速而有效地实施决策。值得注意的是，可通过运用持续改进的工具，形成一个不断反思与持续改进的学习型组织，以在不断实践中识别问题所在及找寻解决之道，以便做出正确的抉择。例如，急诊科具有病情紧急、随机性大、任务繁重、时效性强的特点，故急诊部门需制定明确的指导方针，设立独立负责人与咨询台，为患者提供优质服务，如设立由急诊指挥中心24小时实时调度的120控制中心急救电话、实行一天四班制的轮流弹性上班制度。

（四）构建学习型组织，在不断省思中持续改进

学习型组织理论认为，在新的经济背景下，企业要持续发展，必须增强企业的整体能力，提高整体素质。对医院来说尤为如此，创建学习型组织可提升其核心竞争力，有利于医院长远发展。首先，可通过绩效评估来促进持续改进。在精益环境中，通过绩效日评估，可及时得到问题反馈信息，以推动问题解决，达到不断改善的目的。其次，开展日常团队会议。会议架构严格应用标准化工作方法，如应做到主题明确、时间控制得宜（通常5～10分钟）、有效快速交流激发新思维和方法及重要问题优先解决。再次，完善员工建议机制。医院管理者需要鼓励员工参与到流程的改善中，员工是持续改进的根本动力，科室可以通过设立意见箱、意见栏等让一些有顾虑的员工发表及时有效的看法和建议。最后，可通过实施激励措施来促进精益管理发展。当项目部门努力创造出成就时，医院可通过组织表彰大会等形式，为员工颁发证书或者奖励，认可其工作。

【本章小结】

精益管理是一个创新过程，其核心理念是以最小的资源投入创造出尽可能大的价值，并更好地为顾客提供准确、及时的服务。精益管理对医院的整体改善发挥着关键作用，能够提升医院整体的执行能力，同时，在战略实施和目标分解、细化和落实的过程中具有重要意义，能够让医院的战略规划有效贯彻到每个环节并发挥作用。

　　医院精益管理的原则是定义价值、识别价值流、价值连续流动、需求拉动、追求尽善尽美，其核心理念是尊重员工、从患者角度出发、消除浪费与创造价值、注重长远发展、持续改进，从而为组织带来长远发展。这些理念与医院本质上以患者为中心的人本服务理念高度契合。

　　医院实施精益管理，必须将这些原则及核心理念切实贯彻到实际的工作行动中，不断探索与创新，推动工作持续改进，把工作做到精益求精，发挥出精益管理的功效，提升医院的可持续性发展能力，才能为人民群众提供满意周到的高质量健康服务。

工 具 篇

第三章 医院流程改善方法与工具

第一节 观察工作流程

一、亲临现场，彻底了解情况

实际的地点和实际的零部件是现地现物（genchi genbutsu，日语拼音），这是日语中的字面意义。掌握实际信息，具体问题具体分析，是丰田管理的重要原则之一，也是丰田对"现地现物"的理解和应用。

在丰田模式中，解决问题的流程、新产品的研发或者评估员工的表现，第一步就是了解实际情况，为了解实际情况，必须亲自到现场。现场（gemba，日语拼音）通常就是行动的场所。将现场方法和传统方法做对比，现场方法是到行动的场所收集事实数据，而传统方法是在办公室里讨论观点。现场方法的精髓在于"四现原则"，即到现实的场所、查看现实的流程、观察现实发生的事情、收集现实的数据。

现场方法也是日常工作中的"学会观察"方法。在现场巡回走动的时候，可以就看到的问题进行提问，如是否有必要填写这些表格？是否可以事先准备？顾客或患者是否可以更舒适地等待？为什么他们必须排队等待？问题的根本原因是什么？在现场不要仅做修修补补的工作，而应追根究底，看看能否发现根本原因。坐在办公室里的管理者是无法对所有的这些问题进行有效提问和回答的，只有在现场才可能培育出"提问题的文化"。

在任何组织内，包括医疗机构，所有的流程都存在三种形式：现实中的流程、印象中的流程、应该存在的流程。观察工作流程，必须要亲力亲为，深入现场开展调查研究，消除印象中的流程和现实中的流程，应使得"现场现物"成为每一位员工的自觉习惯。众人齐聚会议室中，探讨某些工作流程，试图找出浪费，仅仅是纸上谈兵，必须实地考察，才能了解现实情况。

有时候你可能觉得到现场观察会耗费时间，想单纯依赖报告、数据或标准等方式来定位流程中的浪费，如针对患者需要在急诊室里等多久才能接受医师诊治这一问题，医院可能早就有一系列的措施和报告，然而资料只是情况的"指标"，真正应该做的是现场查清事实。实施改进流程的最有效方法还是亲自去现场看看，观察实际流程，找出浪费，进而消除浪费。当然，观察需要时间，但是不管对于自身还是企业而言，这些时间都是一笔最划算、最有价值的投资。

二、观看与自行思考，质疑、分析与评估

大野耐一的"粉笔圈"方法众所周知：在工厂的地面上画一个圆圈，让管理人员

站在里面几个小时，来观察作业，留心波动，发现浪费。深入观察的效能是要学会思考所看到的东西，然后进行质疑、分析与评估。任何观察分析中，我们都致力于找出增值活动、非增值活动发生的时刻，识别并描述浪费。

（一）增值活动及非增值活动

企业的增值活动和非增值活动是根据精益方法的三条标准划分的。必须同时满足以下三条标准的才是增值活动。

标准1：在活动时顾客自愿买单。

标准2：改进产品或提升服务。

标准3：活动要新颖，起步要正确。

增值活动即为顾客创造价值、提供所需的服务及产品的一项活动。若在某次活动中，上述任一标准未得到满足，则不能称之为增值活动。必要的非增值活动和不必要的非增值活动共同构成了非增值活动。

增值活动和非增值活动可以分别从产品、患者、员工的角度来审视。例如，从产品角度来看医院流程，急诊室以患者为产品，检查或诊治过程为增值活动，而候诊为非增值活动；消毒供应中心以器械消毒为产品，器械消毒为增值活动，而对未使用的器械反复消毒为非增值活动。

（二）必要的非增值活动

很多活动是医院所需要的，但对患者来说没有价值。例如，挂号和划价等工作与诊断和治疗没有直接关系，然而这些环节可以确保医院收款，也是付款者委托医院对患者进行护理所必需的环节。虽然这些活动必不可少，但却不能将其归类为"增值活动"，故我们将其划归为必要的非增值活动的类别之中。

（三）不必要的非增值活动

除了必要的非增值活动，还有一些毫无生产力的非增值活动，如等待时间及用于处理错误和过程缺陷的时间等，我们将这类活动称为不必要的非增值活动，即纯粹浪费。患者纯等待的时间就是纯粹浪费的典型例子，高效的流程有时也会产生短暂的等待时刻，因为任何等待的时间都是被有意识地设计到流程中，以便确保整个价值流的顺畅性，而我们的目标就是尽可能缩短这些等待时间。

除此之外，更正错误和返工所耗费的时间也是纯粹浪费，它们会让我们将精力集中在防止未来问题的发生和减少返工上。但这并不是促使员工为了避免纯粹浪费就不去修复问题，相反，当问题出现时，我们必须认识到返工是一种纯粹浪费，将精力集中在流程改进和问题预防上面，而不是将返工视为我们正常工作的一部分。

三、流 程 观 察

流程观察（process observation）即为找到异常问题的存在并尽力改善、解决，由精益团队成员亲自到现场观察生产状况。

流程观察不仅有助于精益团队成员掌握一手材料，保证流程资料的真实性，而且有助于精益团队成员对现场有感性认知，保证流程改善点的正确性。流程观察的步骤通常为：①明确观察目的；②指定观察者；③准备一份观察表并训练观察者；④工作现场人员做好准备；⑤整个流程走一遍，并落实观察计划；⑥将观察到的心得加以整理并向整个团队报告，讨论观察的结果。为定义浪费，进行改善，现场观察流程至关重要。对于医院流程管理，我们可以从两个角度展开对工序和工作的观察：①我们提出如下问题，即在价值流的每一步，产品（或患者）正在进行什么样的活动（更多情况下，没有进行什么样的活动），一般称之为"产品的活动"。②我们换位思考，从医师、护士、技师、药剂师或其他员工的角度审视整个工序流程，一般称之为"员工的活动"。这种直接的观察对员工和领导都大有裨益。通常情况下，员工可能深陷日常工作的细枝末节，导致本末倒置，忽略了整个工序中的浪费。退后一步，观察整个流程，观看其他人的工作，可以大大改善这一问题。同样，领导由于过于关注自己的工作或整天深陷在各种会议中，也经常无法直接看到或及时了解员工每天面临的种种难题及浪费情况。

（一）产品的活动

一个流程中的产品可以是患者、医嘱、化验样本等。当观察产品的活动时，需要确认观察的起止点。根据要观察的价值流和待解决问题的不同，观察者可能会在不同的时刻开始或终止观察。例如，观察检验科化验的价值流可以有以下不同选择：医师下达化验医嘱→到达化验科；化验样本收集→开始化验→化验结果公布等。再比如，患者门诊手术价值流可以有以下不同选择：患者到达门诊部→开始接受手术；电话预约手术→进入麻醉后恢复室；从全科医师处转诊至医院→离开恢复室等。

由于从头到尾的整体观察时间持续较长，观察者可以限制观察的范围。例如，患者需要住院治疗前，可来电或来院进行预约，那么当患者身处病房时，即可终止观察时间。观察者应在确定的观察阶段密切注意并直接观察患者。

产品的活动的分析使管理者关注到流程中的浪费（等待时间），从而帮助改进整个流程。传统的流程改进方法更强调如何更快、更有效地完成增值活动，然而精益方法要求首先注重减少浪费，因为比起减少增值活动占用的时间，减少大量的等待时间更易实现，也更加现实。假如价值流中90%的时间是等待时间，那么如果能将其减少1/2，效果会比提高增值活动的速度翻一番，即比缩短 1/2 的增值活动时间的效果还要好。然而现实中使增值活动的速度提升一倍几乎是不可能的。

（二）员工的活动

观察者可以使用直接观察法观察员工的正常工作，找到其中的浪费及他们面临的问题等。当处于某个流程或价值流中时，可以选择不同的对象进行观察。通过观察员工的步行路线，可以找出改进布局的可能。根据员工实际工作的需要，绘制点对点图表（意粉图）揭示出可以挪动的设备和物资供应品。实际上，步行并非是仅有的浪费，观察者还可以看到返工或重复工作等常被管理者忽视的问题。通过对流程的直接观察，可以发现无谓的行走和浪费的动作并非由个人造成，而是因设施布局不善和系统设计不力所致。

观察时，需要记录新事件的开始和终止时间。可以通过一些工具来辅助这项工作，这些简单或复杂的工具包括电子表格和记事本、有日期/时间标志的数码相机和记事本、带日期/时间标志的摄像机、移动设备中的专业软件。

为提高医院服务的质量，直接观察必不可少，在此过程中对产品（或患者）和员工的观察至关重要。观察者必须观察患者的治疗过程，以便确认延误、返工及其他浪费的原因。观察者必须亲自去工作现场观察，以便更有效地确认浪费。一些数据显示，即使检验科、药剂科或其他支持部门的工作流程完全符合标准要求，直接观察也会揭示浪费的数量及进一步改善的可能。实施精益管理的目标并非超越同行，而是精益求精，超越自我，做到最好，力求实现无浪费、最完美的工作流程。

第二节　价值流与价值流程图创建

一、价　值　流

任一产品经历的全部过程可称为价值流，一个完整的价值流包括增值活动及非增值活动，价值流为产品赋予价值，从原材料到产品的所有生产过程和从概念出发到投产结果的设计过程至关重要。从工业流程图中可以看出一个流动的产品包括多道制作工序，其中一定包括各种材料的收集与分析、概念及产品的设计、工程的研发与管理、生产转移、销售路径、后续顾客的服务等，在此过程中将会涉及多个地区与公司。狭义的价值流是在产品与顾客之间进行的，可将其认为是某个产品的销售过程。从价值流的广义角度来看，现阶段我们需要进行精益化管理，不能仅将目光局限于产品流程的某一道工序。从整体角度出发，同时进行局部优化，着眼于工艺流程整体。

沃麦克和琼斯将"价值流"定义为："价值流是指创造一个特定产品（可能是某个商品、服务或更多的是两者的结合）所需要的所有行动。所有企业在这些行动过程中都需要完成三项关键任务，即解决问题、信息管理及物理转化。"对于医院和患者而言，这个普遍的定义都是适用的。例如，当一位患者到达医院急诊科时，任何医院面临的任务都是解决问题（找出患者的患病原因）、信息管理（收集、协助管理患者的个人资料或诊断信息）和物理转化（患者在院期间的整个治疗流程）等。这个例子中的价值流就是患者从入院到出院这段时间内，在不同科室的所有治疗过程的总和。价值流还可能包括从医院为患者提供转诊服务到转诊完成后医院成功收取相应服务费用之间的所有时间和步骤。一个临床诊疗的价值流包括向患者提供满足其需求的医疗服务所必要的所有活动或流程。

我们要站在价值流的角度看，要从整体着手，而不是很简单地只考虑单个工序。这就意味着我们要改进整体的效益，不仅仅要进行局部优化。我们要着眼于整体，就要考虑如何把原材料转变成顾客所需的产品。很多情况下，医院和医疗系统都是围绕专门性的职能机构或部门而设立的。每个部门都有自己独立的工作空间、预算、员工及管理机构。它们各司其职，在整个医疗护理的大流程中，起着至关重要的作用。通常情况下，部门与部门之间进行交流或交接工作的时候，由于缺乏对患者的治疗程序或价值流整体的关注，浪费等问题便乘虚而入。

识别价值流是精益管理的需要。价值流就是发现或探索浪费等问题的工具，从宏观角度看，在输入-输出的流程上，审视业务及制程，能让我们更好地发现浪费源（如过多的库存、工序的重复、时间的浪费、搬运和检测等），为企业更好地持续发展和进行系统改革提供依据。

二、价值流程图

价值流程图是一种结构图，起源于 20 世纪 80 年代的丰田公司，当时被称作物料信息流图。价值流程图是一个简单的可视化工具，反映了一条价值流中的工作流动性、实物或服务的流转及信息流通的情况。它将价值流内部实际的运作情况清楚、明确地展示出来（现状价值流程图），并清晰地展示出对改善后价值流运作情况的期望（未来状态价值流程图）。现状价值流程图通过对现状的分析和判断，可以系统地发现问题，以形成规划未来状态价值流程图及实施精益改善计划的基础。未来状态价值流程图可以用来展现组织的目标与绩效的实现。价值流程图直观地反映出工作和信息的流动状况，描述了它们是如何将产品或服务与顾客价值联系起来的。一直以来，价值流程图都能很好地帮助医院领导跨越部门界限，看清医院整体图景。

价值流程图不同于一般的流程图，它不仅记录下流程中的各个步骤，而且明确了完成各个步骤所需要的时间，更重要的是，它还记录了各步骤之间的等待时间。价值流程图可以反映出，在患者看来，治疗过程中的大部分时间都花在各步骤之间的等待上，都是浪费的时间。

价值流程图一般由一个跨部门的团队创建，团队成员绘图工作所需时间从两天（范围较小，仅包含部分步骤）到两周（涵盖患者治疗全程）不等。绘制价值流程图时，流程中的各个职能部门都必须派出代表参与绘图，如患者住院价值流程图的绘制者可能包括医师、护士、患者运送人员及其他相关人员等。

价值流程图需要离开会议室，经实地考察之后方能创建。如果仅仅是经过讨论，而非实地考察，人们只会抓住"印象中的流程"，而非"现实中的流程"。经验再丰富的员工也可能会忘记某个步骤或低估返工等步骤实际发生的概率，人们还很容易低估或高估流程时间，尤其是流程中各步骤之间的等待时间。价值流程图中记录的步骤和时间需要通过后期数据收集和实际流程观察等进行核实，以确保流程图能准确地反映出现阶段组织运行流程。

（一）现状价值流程图

"现状"这个词描述的就是现在的情况，以及流程运作的方式。现状价值流程图反映了价值流目前是怎么运行的，针对的是团队间的共识（而不是针对过去的文件记录或某个人的描述）。这就无形中要求相关工作人员一起观察、一起行动、一起学习，齐心协力，认识并且解决问题，进一步改进目标。

（二）未来状态价值流程图

"未来状态"指的是对未来流程如何运作的期望——一个相对短期的期望（从现在起的一两年内）。确认需要改进的因素后，团队需要创建一个未来状态价值流程图，阐明在重新设计之后，流程应该如何运作。一个典型的未来状态价值流程图显示的流程步骤数应该显著减少（流程得以简化）或步骤间的等待时间明显缩短（流程得以改进）。有时需要创建两个版本的未来状态价值流程图分别代表理想状态（从长远来看，流程该如何运行）和实际状态（短期改善可以达到的效果）。

（三）精益价值流

未来状态价值流程图提供了一种机制，可以让所有相关人员都达成一致意见，从而认可同一个期望效果。在解决价值流问题并将其变得更精益之前，建立一个清晰的图景，描述真正精益的价值流的运作方式是非常有用的。一个精益价值流会展现出下列特征。

1. 价值流准确地按照患者的需求（价值）提供服务，并且价值流中的每个流程可以精确地创造出下个流程所需的投入。按照其需求时间，以其要求的方式，提供其要求的数量。

2. 工作在价值流中顺畅地流动，没有等待或重复劳动，工作所需的信息也按时到达相应环节。

3. 将工作标准化，让每个环节都运用当前最好的方法，按照最便利的流程顺序进行。这样一来，问题一旦出现就很容易被发现，然后才能被妥当地解决，从源头开始，在流程内每一个环节保证相应工作的质量（内建质量）。

4. 建立监测点，以监测评估价值流工作情况，并将获得的经验回馈给相应价值流程、部门乃至医院（管理的并不只是人员，还有流程）。

精益价值流的特征是由流动—拉动—平准，然后进入不断持续改进循环的过程。精益价值流是充分满足顾客需求（时间、方式、数量）且只包含最小量的浪费（时间、资金、资源）的价值流，为组织建立精益管理体系奠定了基础，使得价值流的持续改进成为一种惯例，而不是应对危机的"灭火"行为。

三、创建价值流程图

（一）价值流程图的结构组成

价值流程图直观地反映出工作和信息的流动状况，描述它们是如何将产品或服务与顾客价值联系起来的。价值流程图的主要元素包括顾客、供应者、流程、信息流、流程数据或指标、时间表和汇总统计、其他信息。

1. 顾客 是指通过某个工业流程或价值创造出的个人、群体等，由顾客确定价值流所产生的价值。顾客的基本要求即顾客要求，指顾客对价值流或流程产出的要求，主要包含数量、时间及质量等参数。价值流程图中需要简单描绘出流程对于顾客的必要性。

2. 供应者 位于整个流程的开端，只有通过向上一个流程提供"输入"（信息、材料或患者），才可向下引发整个价值流或流程的开始。

3. 流程 由一系列活动组成，共同运作产生工作的成果，紧接着向下一流程进行。以时间为顺序画出基本的流程图，需用流程框表示，并标出顺序。

4. 信息流 可用于表示价值流以外的单元、部门或职能等方面的交流，具有推动价值流工作进程、标示价值流各职能间的工作交流的作用。

5. 流程数据或指标 位于一个独立的数据框中且处于流程框下面。流程指标一般包括工作时间、延误时间、总流程时间、准确完成率等。可选指标包括返工/重复工作、工作人员、总工时、安全事件等。流程数据或指标相对于医疗机构的数据区间与平均值更具发挥空间，可有效找出改善方向。

6. 时间表和汇总统计 如果在流程框内填写的数据上运用数据区间，那么需要分别把低值和高值汇入总工作时间和总延误时间的统计中。

7. 其他信息 标题和时间需要被加入价值流程图里，最好包括一个版本号。版本号可以避免一些观察结果的变化，保证所有人拿到的价值流程图都是最新版的。绘制价值流程图时，要特别注意"现在的情况"。此外，需准备一个随时可以交流看法和相关项目建议的"意见库"，以上所述可作为设计未来状态价值流的参考。

在医院现状价值流程图中，患者、供应者、流程和价值流中的其他元素可以用图标表示（图 3-1）。图标也可自行设计，但要与价值流程图里的其他图标保持一致，使没有参与过绘制价值流程图工作的所有人也能看懂这个图。

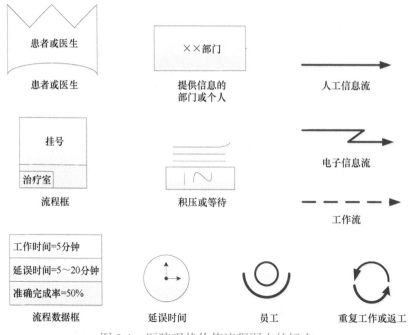

图 3-1 医院现状价值流程图中的标志

为了绘制未来状态价值流程图，你需要一些额外的图标，用以表示改善工作或改善后的工作方法。这些标志（图 3-2）的使用原因和方法，将在你浏览这些准则和问题时逐渐清晰地呈现。

（二）绘制现状价值流程图的具体步骤

1. 画出顾客栏及供应者栏 绘图从顾客栏开始，放置在全图的右上角，用一个"患者"图标来表示，并简单描述顾客对于流程的需求，注释在图中。医院住院患者的会诊流程改善需求是总停留时间合理、会诊质量和效率得到保障、自身得到有效诊疗。

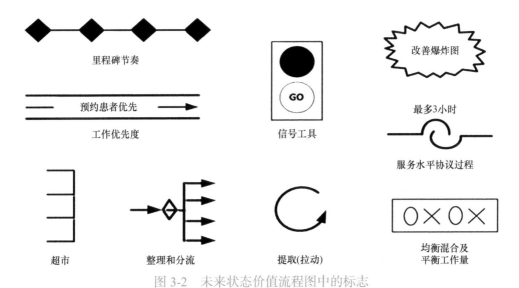

图 3-2　未来状态价值流程图中的标志

供应者栏放置在全图的左上角，用一个"医生"图标来表示，要求描述对流程的投入（如图 3-3）。

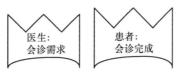

图 3-3　顾客栏及供应者栏

2. 画出流程步骤　流程步骤放置在图的中间部分。按照时间顺序从左到右画出基本的流程，为每个流程画一个流程框，并标出流程中的所有活动，以及流程的产出是如何交付给下一个流程的。流程步骤一般用虚线来表示。医院住院患者的会诊流程包括医生开具会诊单、递交会诊记录单、办公护士接受会诊单、护工接收、护工运送、科室办公护士接受会诊单、通知医生会诊、科室医师前往会诊、现场会诊、书写会诊意见（如图 3-4）。

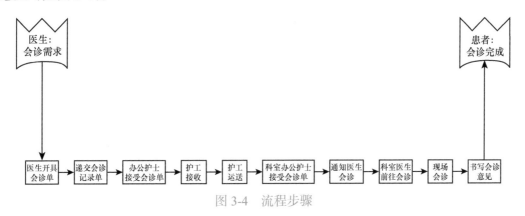

图 3-4　流程步骤

3. 画出信息流　信息流放置在图的中间部分。直线箭头代表了人工信息流，折线箭头代表的是电子信息流。信息流展现了价值流与流程外的资源（人员或职能部门）之间的信息沟通过程，包括顾客、供应者、其他相关人员、管理层或数据来源。如果有与顾客或供应者之外的其他人员及 IT 系统之间的信息流，需将信息的接收方用一个单独的框来代表，放在流程框的上面，并用箭头表示这些特殊的信息流。按照类别标示出每个信息流的路线，以便他人理解。在医院住院患者会诊的流程中，利用纸质会诊单进行登记传输，HIS 系统仅用于医生开具会诊单到办公护士接受会诊单（图 3-5）。

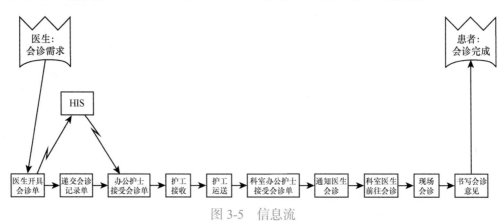

图 3-5 信息流

4. 画出流程数据或指标、时间表 住院患者会诊的流程中医生开具会诊单的工作时间为 3 分钟，延误时间为 0 分钟，准确完成率为 100%，递交会诊记录单的工作时间为 1 分钟，延误时间为 10～480 分钟。同样，流程中的时间表书写也如上所示。

绘制现状价值流程图时常使用延误时间图标记录流程中的延误，医院急诊科患者从治疗到出院的流程中，延误原因有很多，例如办公护士先处理紧急事宜再处理会诊单、护工隔一个小时取一次会诊单等，流程中的纯粹延误用时钟图标来表示（图 3-6）。

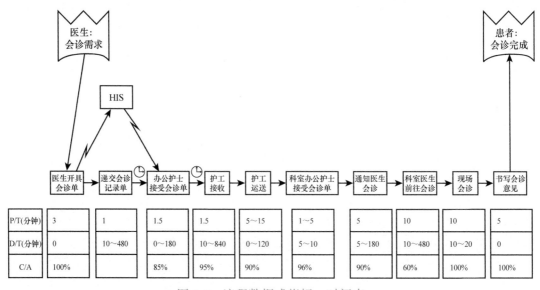

	医生开具会诊单	递交会诊记录单	办公护士接受会诊单	护工接收	护工运送	科室办公护士接受会诊单	通知医生会诊	科室医生前往会诊	现场会诊	书写会诊意见
P/T(分钟)	3	1	1.5	1.5	5～15	1～5	5	10	10	5
D/T(分钟)	0	10～480	0～180	10～840	0～120	5～10	5～180	10～480	10～20	0
C/A	100%		85%	95%	90%	96%	90%	60%	100%	100%

图 3-6 流程数据或指标、时间表

5. 汇总统计及其他信息的完善　最后，将价值流指标进行汇总统计并添加标题和时间。在医院急诊科患者从治疗到出院的流程中，价值流总结显示出工作时间区间为42～64分钟，延误时间区间为55～2310分钟，总流程时间区间为97～2374分钟，准确完成率为35%（图3-7）。

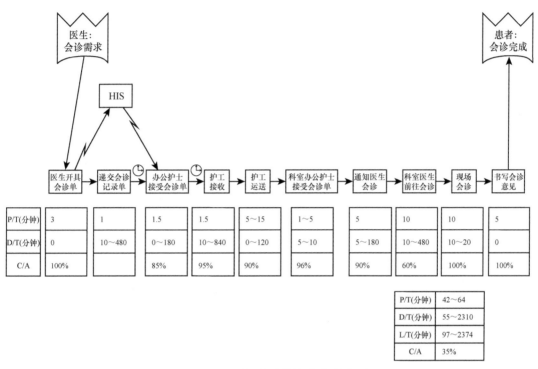

图 3-7　汇总统计及其他信息的完善

价值流程图可在一块大白板上进行手绘或是利用可擦性的塑料膜来绘制。塑料膜的可擦性使其易于修改，也易于转移位置，便于相关人员沟通交流。在现场，用铅笔手工绘图无须等待，可以减少不必要的耽搁。手工绘图意味着将注意力集中在价值流上，而不是如何操作计算机上。当绘图的时候，你会逐步发现需要的信息。

（三）绘制流程改善爆炸图

流程改善爆炸图是发现浪费、实现精益的蓝图。绘制流程改善爆炸图最有效的方法是识别出价值流中的浪费和存在的问题，然后从"五个为什么"角度出发寻找到问题的根源，再按照顺序回答关键问题，就可以绘制出一幅流程改善爆炸图。

1. 识别价值流中的浪费　医疗机构中存在着DOWNTIME 8种类型的浪费，即缺陷（D）、过量生产（O）、等待（W）、未加利用（N）、运输（T）、库存（I）、动作（M）、过度处理（E）。在精益机构中，发现流程中的浪费并识别出它们对质量和价值流效率的影响是非常重要的。精益理念中有一则格言："解决问题之前，必须先找出浪费。"开展针对浪费的现场观察是一个发现浪费的好办法。针对浪费的现场观察是针对工作实际发生地点而特别设计的巡访，目的是去观察发生了什么，并记录下发现的浪费。

实际价值流中存在很多浪费，以下是对常见浪费进行的列举。①缺陷（D）：如程序错误、重复抽血、错误账单、病历书写错误、误诊、产出后还需修正、辅助检查错误、患者或医务人员受伤。②过量生产（O）：如在患者就诊前，注射器中已提前注满乙肝疫苗；提供不必要的服务、信息和产品；在就医前，提前做些测试和治疗；提前备药。③等待（W）：如患者等待预约或床位、患者或员工的"闲置"时间、等待辅助检查结果、医生等待清洁消毒。④未加利用（N）：如未给工作人员处理纠纷的机会，员工未被利用的知识、技术和能力，未采用员工提供的可行建议。⑤运输（T）：如影像报告的转运，运送患者、设备和器械用品等，医疗设备的转运，患者转换病房的运送。⑥库存（I）：如空置的病房、药房库存、等待分析的样本、过多的设备和器械、等待中的患者、过期应报废的备品还在库存中。⑦动作（M）：如寻找病历、检查单、患者的药品，员工的动作，布局不曾导致的额外走动，离开诊疗室寻找设备（如温度计）。⑧过度处理（E）：如表格上用不到的项目（时期）重议测试和反复登记，不必要的步骤、问题及文件，床位移动，过度检查或治疗等。

2. 识别并回答关键问题 流程改善爆炸图的绘制需要遵循一些准则，以营造新型的价值理念、连续流运作、工作方式及管理途径。将这些准则转化成关键问题，逐一回答这些问题，并在现状价值流程图中标出改善想法之后，就可以画出一张清晰的流程改善爆炸图，描绘出流程改善爆炸状态。

从"五个为什么"角度出发寻找存在问题的根源是什么，然后按照顺序回答关键问题，需要按照如下步骤进行。

（1）把握现状

步骤 1：识别问题。第一步中，你开始了解到的可能是一个模棱两可或错综复杂的问题。你可能了解了部分信息，但没有把握问题的详尽事实。问：知道什么？例如，医院输尿管软镜清洗消毒平均时间长，泌尿外科每天只能开展一台择期软镜手术，导致患者不满意、医生对消毒供应中心投诉多，见表 3-1。

步骤 2：澄清问题。接下来要做的就是澄清问题。为了得到更加清晰的事实，问：事实上发生了什么？本应发生什么？例如，输尿管软镜清洗消毒流转 33 次中，平均清洗消毒时间为 11 小时 28 分钟，泌尿外科每天只能进行一台择期软镜手术，因此软镜清洗时间应降低至 3 小时以内。

步骤 3：分解问题。在这一步，如果需要，可以把问题分解为独立的小单元。问：我还了解什么？还有别的问题吗？针对流程分析发现，问题可分解为呼叫转运工人出现等待、内镜中心清洗软镜不及时、消毒供应中心（central sterilized supply department，CSSD）包装消菌不及时、软镜消毒不及时等。

步骤 4：寻找原因。目前问题主要集中在查找问题的实际上，需要追问问题的关键原因。问：我需要知道什么？哪些人可能掌握问题的有关信息？要去哪里找到这些信息？

根据分解出的问题再进行原因分析，得出以下结论：转运过程无人监管；没有与内镜中心、手术室达成共识；包装台灭菌装置放置不合理，如来回折返；耗材没有进行 5S 管理；CSSD 不具备软镜清洗消毒条件等。

步骤 5：把握问题倾向。想要掌握问题的走向，问：什么人？什么时候？频率多高？有多少？在问之前，知道这些问题很有必要。

（2）原因调查

步骤 6：识别、确定异常现象的直接原因。如果原因是显而易见的，那就去验证；如果原因隐藏起来，就思考隐性原因并且核实可能性。依靠实际来确定直接原因。问：为什么会发生？能看到问题的直接原因吗？如果不可以，那么隐性原因是什么呢？如何确定直接原因？

步骤 7：使用"五个为什么"调查方法建立通往根本原因的因果关系链。问：找到直接原因可以预防问题再次发生吗？若不能，能发现下级原因吗？若不能，下级原因可能是什么？怎样才能核实下级原因？能防止这一级问题再发生吗？如不能，继续追问"为什么"，直到找到根本原因为止。在必须处理并预防再次发生的问题处停止，问：找到根本原因了吗？处理这个问题能防止再发生吗？这个原因能通过以事实为根据的因果关系链联系起来吗？这个因果关系链通过检验了吗？再问：为什么？会怎么样？确定已经使用"五个为什么"调查方法回答了这些问题，为什么还会有这个问题？为什么问题会流传到顾客那里？回答完后就可以绘出所需的流程改善爆炸图（图3-8）。

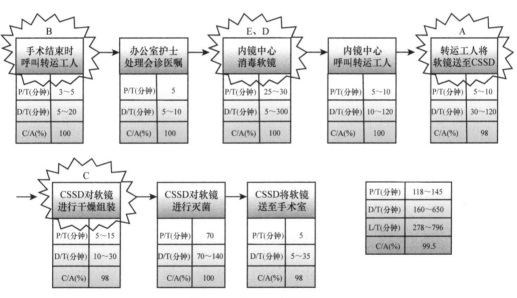

图 3-8　流程改善爆炸图

（3）问题纠正

步骤 8：用明确措施处理问题。使用临时举措处理异常状况直到根本原因被解决。问：在问题被彻底解决之前，可以实施遏制问题再次发生的临时举措吗？防止问题再次发生需要实施纠正措施解决根本原因。问：纠正可以防止问题再次发生吗？追踪核实结果。问：解决方案生效了吗？如何确定有效性？

表 3-1　某医院软镜清洗时间过长问题、原因及改善措施

序号	原因	改善行动	效果
A	转运过程无人监管	1. 与物业协商安排两个专人负责内镜中心转运； 2. 与手术室沟通，由手术室转运工人负责手术室软镜转运； 3. 制定标准化转运流程，组织培训转运工人，并每周进行转运质量反馈	1. 改善前手术室转运软管至内镜中心需5～20分钟，改善后需3～5分钟； 2. 改善前内镜中心转运软镜至CSSD需要30分钟～1小时，改善后需5～10分钟
B	没有与内镜中心、手术室达成共识	1. 与内镜中心护士长沟通协商达成共识，优先处理输尿管软镜，清洗消毒时间控制在20分钟内； 2. 与手术室、内镜中心协商制定软镜消毒流程，制定软镜及配件交接单，建立钉钉群点对点沟通	改善前：器械配件交换不清，漏送配件发生率为20%； 改善后：制定交接清单，拍摄操作视频，漏送配件发生率降低至0.5%
C	包装台灭菌装置放置不合理	更换灭菌器的放置地点，低温器械集中放置在一个房间内包装灭菌	改善前：灭菌器放置不合理，折返次数为7次，距离为55米； 改善后：更换灭菌器放置地点，折返次数为2次，距离为21米
D	耗材没有进行5S管理	耗材进行5S管理，设置库存上下线，实现一周补货一次	改善前：包装材料堆积，没有分类放置，没有进行库存管理； 改善后：针对耗材进行5S管理，环境井然有序，实现耗材补货7天一周期
E	CSSD不具备软镜清洗消毒条件	1. 修改软镜处理流程； 2. 增加软镜清洗池与软镜清洗消毒机； 3. CSSD回收软镜清洗消毒灭菌后发放给手术室； 4. 制定软镜急消牌，按急消等级处理	改善前：软镜要先送去内镜中心清洗然后转运至CSSD灭菌； 改善后：由CSSD到手术室回收清洗并发放回手术室

四、价值流分析

（一）价值流分析的意义

价值流分析从它自身出发，能够用以分析和评估，从精益生产思想可以看出，其本质就是将耗损和不能够增值的环节找出来并将它们进行升级。价值流分析就是精益管理中的一种核心技术方法，可以很好地帮助我们分析整个价值流。它可以让繁杂的价值流变成便于分析和观察的现状价值流程图，能够从价值流上明显地看出存在的问题，这样的话，就能够根据发现的情况来解决问题，用相关的技术手段对业务开展的过程进行优化、重组和配置。

　　精益改革的挑战之一就是如何有效地协调垂直部门的组织架构和患者治疗横向流动的关系。常见的医院内垂直部门有急诊室、放射科、化验室、住院部、门诊部、手术室、药房、后勤处等，垂直的组织构架存在的原因很多（如专业技能的开发及员工职业发展等），这种职能性的条块分割造成了很多功能障碍。例如，员工大多只了解自己部门的同事或工作流程，这导致部门间的合作不力及患者交接时的耽搁延误等。通过精益管理，希望能在跨职能价值流程图或项目工作组的帮助下，促进部门间的合作和团队精神。为了更有效地实施改善措施，各部门要注重端对端流程（也就是价值流），而非简单地提高各个部门的效率。部门的独立改进是局部优化，仅仅有益于该部门的自身发展，但对于整个机构的大发展却是弊大于利，而价值流分析改善则是打破孤岛，减少局部优化，促进整体改进。

（二）价值流分析的流程

　　价值流分析的基本步骤主要有四个：选择一个产品系列；绘制现状价值流程图；分析和改进现状价值流程图，从而设计未来状态价值流程图；持续改进。从根本上来说，这就是一个计划（plan）——执行（do）——检查（check）——行动（action）（PDCA）循环过程。

　　1. 选择一个产品系列　　首先，梳理医疗服务流程，识别并确定医院的关键流程（如急诊门诊服务、住院医疗服务、医技服务过程等）。其次，医院按照关键流程及绩效指标，确定患者有关方面的需求（安全性、个性化等），设立优化目标。比如医技服务流程，患者最看重的就是检查时间的长短。针对这种情况，医院采取了一系列的办法，当天进行检测时，如果使用的是大型的器械，那么当天完成的比例为80%。在所有的等待中，超过48小时的比例则控制在10%以内。此外，医院对员工的重要业务流程能力进行评估，确定需要加以改进的重要业务过程，定时对重要业务过程进行输出，也就是对关键的业务能力评比进行监督。对处在困难中并对患者有较大影响的关键医疗服务流程或支持流程进行改进。

　　2. 绘制现状价值流程图　　项目团队从整体价值流出发，进行实地观察，按照需要优化的流程，从患者的需求出发，确定患者的实际需求；阐述医疗卫生服务流程；描绘信息流；追溯价值流上游，收集记录每一个进程的流程数值；然后统计所有价值流，最后绘出一幅现状价值流程图。

　　3. 分析和改进现状价值流程图，从而设计未来状态价值流程图　　运用流程分析技术（取消、合并、重排、简化）、精益实施原则、精益工具，使价值流更精益，绘制出未来状态价值流程图。

　　4. 持续改进　　如果价值流程图不能对图中的问题进行改善，就失去了其作为一个工具应有的价值。所以，根据图中发现的浪费，制订实际可操作的改进计划，并进行追踪落实，从而形成PDCA循环管理，进一步达到已设的流程目标。

案例：缩短急临（ST）医嘱用药等待时间

背景：

　　开展项目之前，病区急临医嘱下达不及时，流程不顺畅，造成医生不满意、护士不满意、药师不满意，患者也不满意。

主要原因是非急临医嘱占用急临通道，造成急临医嘱增多，真正的急临医嘱无法及时下送；急临医嘱下送需要多个环节配合完成，如医生、护士、药房、信息系统、物流公司等，每个环节对接不顺畅。

选择神经内科为试点科室，项目范围为从神经内科医生开出医嘱到急临药品送达护士站。

现状（图 3-9）：

非急临医嘱过多；护士过医嘱不及时，平均用时 15.8 分钟；药房提取医嘱不及时，平均用时 17.7 分钟；药品下送耗时长，平均用时 10.3 分钟。

目标：

三个月内急临医嘱平均送达时间减少到 15 分钟。

原因分析：

（1）非急临医嘱多，医生开具急临医嘱不规范，科室备药品种少；

（2）护士不知道有急临医嘱下达，没有可视化语音提示，忙于其他工作；

（3）药师不知道有急临医嘱，没有提示且忙于其他医嘱调配；

（4）药品送达路线安排不合理，等电梯耗时长。

改善行动（图 3-10）：

（1）急临医嘱规范化；

（2）规定护士过医嘱 3 分钟；

（3）药师打单到发药 8 分钟；

（4）医辅运送人员送达科室 7 分钟。

结果与持续改进：

第一阶段：神经内科试点科室（目标值为 15 分钟以内）

（1）神经内科急临医嘱数据分析：3～5 月急临医嘱下降 81.9%。

（2）护士过医嘱数据分析：从改善前的最长 35.8 分钟缩短为 3 分钟以内。

（3）中心药房数据分析：药房从打医嘱单到医辅人员送达科室平均用时 12 分钟。

第二阶段：推广十个试点科室改善结果（参照神经内科之有效方法一个月内完成目标值 15 分钟以内）

（1）一个月数据分析：十个科室非急临医嘱减少 47.8%。

（2）急临医嘱送达时间：十个科室完成 15 分钟内送达目标。

第三阶段：推广全院改善结果

中心药房精益管理项目"缩短急临（ST）医嘱用药等待时间"以神经内科为试点科室形成规范化、标准化模式，并制定下发相关文件与通知，推广全院实施，结果 15 分钟内送药完成率达 99.8%，从现状 47.9 分钟缩短为最快 5 分钟、最慢 12.5 分钟完成急临医嘱用药送达病区。

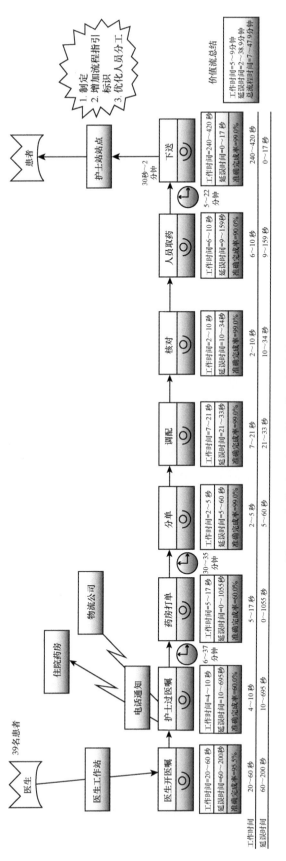

图 3-9 急临（ST）医嘱用药现状价值流程图

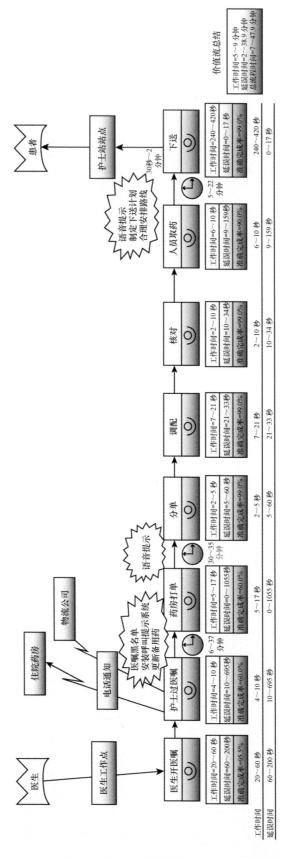

图 3-10 急临（ST）医嘱用药价值流程爆炸图

第三节　医院流程改善

一、流程改善

(一) 流程改善的分类

1. 改善患者流程　有关患者流程的问题是医院能够推行精益理念和方法的一个主要着力点，如改善急诊室的患者流程、改善门诊手术的患者流程等。

2. 改善患者护理和后勤方面的流程　除患者流程外，医院也可以将精益方法用于改善许多辅助科室或后勤功能科室的流程，包括化验室、药房、围手术期服务及营养服务部门。在这些科室里，工作对象不是患者，而是制定决策或持续护理需要的项目，如改善化验室的流程、改善药房的流程等。

(二) 流程改善的目标

为了实现有足够成效并能够持续的改善目标，每个参与到改善工作中的人都应该朝着共同的目标努力，针对与目标相关的问题实施改善工作。

确定共同的目标要从清晰定义医院或部门的需求开始，如减少患者的等待时间 (患者服务)、降低院内感染率 (临床质量与患者安全)、增加营业额或市场份额 (业务)。医院或部门的需求会出现在各个层面 (如工作组、科室、院区、组织协会等)，并且受到许多因素的影响，如外部的要求、媒体曝光导致诊疗延误的情况、竞争对手的卓越表现或政府的管理规定等。一旦确定了医院或部门的需求，接下来就是要根据需求识别出具体的职能 (如检验科、放射科、手术室等) 或价值流中发生的问题，进而设定改善目标。

(三) 流程改善的方法

流程改善的方法主要有价值流改善法和 PDCA 法。价值流改善法主要着重于对某个或某些存在绩效问题，需要提升的价值流进行改善，它是基于广泛应用于各种问题解决途径的科学方法而形成的，其最终的目的是让整条价值流变得高效高质。以 PDCA 循环的形式出现的方法可以用来改善价值流。政策方针和目标的确定以及活动计划的制订属于计划 (P) 的主要内容。计划的具体运作和实现属于执行 (D)。检查 (C) 包含有总结计划的实验结果，分清楚对错，明确效果并从中找出问题所在。行动 (A) 包括对上一步检查结果的整合处理分析，对成功的经验加以认可并使其更加规范，同时也要高度重视总结教训。对于没有完全解决的问题，应该将其转移到下一个循环去改善处理。为了使医院员工的思想、态度、方法和工作细则步骤更加有条不紊，而且更加系统、直观、科学，医院可以通过将该循环应用于整个医院的各个项目，最好细分到每个科室、患者的每个治疗阶段，甚至是细分到个人。

流程改善工作需要由现实状况决定，改善工作的步骤如下：详尽评估现状并找出改善需求，确定改善目标；设计一系列试验性改善计划；快速实施改善方案；核实改善结果；对改善方案和行动计划做出必要调整，并决定未来的行动步骤。

二、医院流程改善：以改善药房流程为例

医院药房有一套不同于检验科的时间设置和过程要求，并不是药房结果出得越快越好。虽然对于一些药物的处方，找到药物的速度是非常关键的，但是在大多时候，药物过早地到达病房可能会被退回，所以药房并不急着送药，否则一旦药物被退回，护士等一系列医护人员的工作量将会加重。

在药物处方送到药房之前可能会出现一些状况，导致需要快速反应的药物处方送达延迟。患者或患者家属沟通不到位或者交流不通畅，也会导致从医师有开药方的想法到药房收到这个处方的过程延迟。医师所开处方可能没有被其他医护人员看到，但是员工却把这个错误归结于组织纪律的缺乏或者自己当时忙于其他事务无法顾及这边的工作。

因此，提高医师处方的传递效率可以有效地降低处方丢失率以及在传达过程中出现的延迟。其实在药房的内部，医师所开的处方也可能被各种可能的方式延误。其一可能就是因为药房的工作量太大而且药房工作人员又短缺，所以在某些高峰期发生的处方延误可能就是因为没有将工作量合理分配给药房的员工。由于在实行精益管理之前，药房里面堆积着各种等待药房工作人员将其送往相应病房的处方，从而导致药房的工作人员基本上每天都需要超负荷地工作。同时，药房工作人员还有许多服务于医院所有部门的日常工作等待完成。糟糕的是，一般情况下，这种超负荷的工作一般都是集中在上午，因为在这个时间段里医师会开出大量需要尽快完成的新处方。其二可能是工作量分配不合理导致医务人员的忙乱。正如某位药剂师所言，"由于压力太大，每时每刻都会有人为此疯狂抱怨"。然而在执行精益措施之后，药房开始合理分配工作量，避免了上午医师大量开处方导致的药房工作人员超负荷工作现象的出现。

除此之外，药房空间布局的不合理及医疗流程的不合理也可能会延迟药房的回应时间。由于各个部门之间相距很远，技术人员每天可能要走很多路去为各部门提供所需要的工具。对于一些经常使用的药物，药房内部也可能会到处乱放，这再次增加了技术人员的走动量并延误了处方的开具。除此之外，在药房空间布局极度不合理的情况下，员工会将工作堆积起来，为了减少自己走动的距离而以牺牲药方开具流程的流畅性为代价。

药剂师在取到药物之后，又可能会因为药房布局还有开药流程等延迟对药品的仔细核对，从而再次造成药物的堆积。但是如果药剂师只是待在自己的区域，与药房外界技术人员分开并将自己排除在流程之外显然是不太现实的，而且这意味着又将会导致大量的工作堆积到一起。如果技术人员将药物留放到药房等待药剂师的审核，那么在技术人员回来之前可能已经导致了延误的出现，进而将药物发放给患者使用这一过程也会延迟。

除此之外，病房的药物并不是以逐个发放的形式传送的。在医院的急诊室或者住院病房会有许多的药物存储柜，而且这些药物并不是专门为特定的患者所准备的。护士可以在不通过药剂师的处方检查的情况下，根据需要直接从储药柜里面取出这些药物。除此之外，也会有一部分药物作为药房之外药物的批量补给存储于病房里面。为了减少员工的工作量及药物的运送时间，医护人员会在病房里面存放大量的药物从而可以一次性完成送药任务。实际操作中，员工并不是全天候地向病房递送常用药。在

实行精益管理之前,这样一次性完成送药任务的频率通常是一天一次或者每星期几次。考虑到平衡工作量之后,技术人员在医院走动的路程大幅度下降,但是这样需要技术人员更经常性地进行大量药物补给,可以使药房药品的可利用性大幅增高,并且减少了没有备好药时,药房接到突发需要的情况的发生。在实行精益管理的短期内,技术人员接到病房突发呼叫的次数大幅降低,药物运送频率上升,对药房的工作人员来说该政策所带来的好处可能不是那么直观,但实际上已大幅降低了员工的总工作量。

位于美国佐治亚州萨凡纳市的迈莫瑞尔保健医院的药房便采用了精益管理这一方法。这个医院内部专门成立了一个小组来对各项流程进行分析,从而能够直观地检测到整个价值流中的浪费情况,以及医疗人员的无效移动。该专职小组在 17 个星期的时间里对医院原来的管理系统做出了大量且有效的系统化改进,在减少药物浪费和员工无效移动所造成的浪费的基础上,对反应次数做出大幅调整,使得药物在被需要时可能得到的概率大幅提高。为了使医师所开具的首次用药处方能够拥有更快的反应速度,该专职小组对药房的布局进行了全新的设计改造,从而使得技术人员来回行走的次数和来回拿取不同药物之间的距离缩减了 50%。在升级改造后的药房全新布局中,药剂师被整合到整个医药流程中,从而可以使技术人员将药物交予药剂师进行确认。除此之外,药房的重新设计不仅能够提升整个药房布局的合理性,还能够促进药剂师更加规范化地工作。在实行精益管理政策之前,在药物等待审核的时候,每位药剂师需要各自负责药物审核以外的本职工作,从而会因为药剂师工作责任的重复造成药物递送的延误。每位药剂师都可能会放弃审核已被其他药剂师审核过的某种药,或者更常发生的状况是药房基本所有的药剂师都在忙于打电话或其他类型的询问业务,而忽视了药品审核。标准化的工作会把每种角色比如药物配置、检查处方和电话咨询等分配给相应药剂师负责,药剂师在各自职位空闲的时候可以去帮助其他工作量较大的岗位,但是前提是不能耽误自己的本职工作。现在迈莫瑞尔保健医院采用的精益管理已进行到了最后的阶段,该院药房现已成效显著,为患者和医疗服务人员均提供了相当优质的服务。

第四节　标准化与平准化

一、标准化操作的执行

(一)为什么使用标准化操作?

在标准化操作中实行精确的生产方法是非常必要的,比如工作时运用某种方法的原因、一些重要步骤的必要性,都需要详尽地向员工解释说明,这也是标准化操作的创新点。我们运用精益方式的目的,不是要让员工绝对服从上级的安排,而是要培养员工的自主思想,让他们按照正确的方式完成每一项任务,突出每一位员工的独特性。在一份详细的工作指令文档中,操作步骤和时间列表的右侧通常会有额外的两列内容,一列是用来强调对质量和安全具有影响的重要步骤,另一列则说明了为什么要执行这些重要的步骤。将执行这些步骤的原因告诉员工之后,员工就会更容易接受标准化操作的方式。如果使用强制性的措施,命令员工必须实施企业规定的操作方法,员工极有可能在无监督时放弃这一系列标准化操作。如果让员工了解到那些关键步骤背后的原因，那么他们就会更容易接纳并采用标准化操作方式。

（二）标准化操作的贯彻：衡量和观察

标准化操作的概念极其简单，但实施和维持却十分困难。管理者不能想当然地认为标准化程序或操作会自动得到执行。我们必须对其实施过程进行检测、稽查或视察，以确保它们自始至终被贯彻执行并产生良好效果。

在员工提出问题并向上级报告之前，管理者必须亲自检查标准化操作的执行情况，审视和观察工作流程。为了使管理者能够更加方便地检查每项工作的进度和完成情况，我们可以制定一套检查清单或者评估标准，对员工进行严格评定，考察员工的实际工作量。

这样的行为在非精益文化中好像是对员工不信任的表现，但在鼓励员工实施标准化操作时，则是问题的重点。同时，管理者要保证标准化操作的目的是给顾客带来更大的利益，而不仅仅是满足管理者对员工的支配。

除了检查一线员工是否按照标准化操作进行工作，管理者对一级监督层同样要进行标准化操作的监督，定时检查每个人负责的任务。管理者也要定期检查每个人负责任务的完成情况，检验每项工作的完成质量。审查存在于企业的每一级中，每一位管理者都应该制定一套工作行为标准，以便于对标准化操作进行审查工作。

（三）标准化操作的审核

在注重消除浪费以便更好地服务客户的环境中，对标准化操作进行审核是维持流程稳定性的良好途径，它是管理层与员工之间的一种合作。受流程中出现的问题的影响，员工经常会出现偏离标准化操作的情况（采取一种权变措施，以应对问题）。管理层对标准化操作的审核有助于发现问题的根源，以确保快速解决问题，重新建立标准化操作。

（四）当标准化操作未被执行时，询问原因

"为什么没有执行标准化操作？"这是管理者发现员工没有进行标准化操作时最先要问的问题。在没有确定员工是否做错时询问员工原因是对员工的尊重，员工可能有合理的原因才没有执行标准化操作，如某项流程出了问题使员工不得不放弃标准化操作。而管理者首先要做的是给予员工把问题说出来的机会，从而改进流程中的各种缺陷。如果员工正在用其他的方案，管理者也要积极诱导并鼓励员工去认识并改正问题。另外，如果员工运用的新方法可以给原有的标准化操作带来改进，那么作为一名合格的领导，一定要及时提倡改进方案，善于进行生产变革，而不是一味地否定员工。

员工也可能为了测试管理层对此的重视程度和测试流程管理力度故而不去执行标准化操作。这种情况下，监督者可在自身接受培训后第一时间指导员工，消除员工的不满情绪，安抚员工。但如果员工经过多次指导都没有改观，可以对员工采取惩罚措施。

二、平准化工作方法

在丰田模式中，平准化有两方面意义：一是数量均衡，二是种类均衡或组合进行

均衡。在医院精益管理中平准化指平衡工作量或服务需求量。平准化是减少浪费，平稳工作流和患者流的必不可少的核心原则。常用工作方法是节拍时间（talk time，TT）。节拍管理通常分为市场节拍和生产节拍。节拍时间指为满足客户需求连续完成两个或两批相同的产品所需要的时间间隔，表示为市场节拍。在精益理论中，节拍时间是指满足顾客实际需求的速度，就是用可用时间（通常以秒计）除以顾客的需求量。比如，1 小时有 200 位患者需要采血，那么节拍时间就是 3600 秒÷200 人=18 秒/人，即平均每 18 秒就有一位患者需要采血。如果按照这个节拍时间，患者就不会等待。

实际节拍时间（actual talk time，ATT）指生产线连续完成两个或两批相同的产品所消耗的实际时间间隔，表示为生产节拍。在实际操作的过程中，节拍时间只是一个指导值，因为采血护士也需要中途喝水、去洗手间、吃饭、休息等，这时候用 3600 秒去除以 200 人貌似就不合理了。每个公司对实际节拍时间都有不同的计算方法，一般是在节拍时间的基础上乘以 90%或 85%来计算。以上面的例子打比方，即 3600 秒×90%÷200 人=16.2 秒/人，也就是说，为了保证患者不等待，我们需要护士按照这个节奏去采血。

节拍时间管理主要面向的是生产节拍，在通常情况下，我们是不能任意更改生产节拍的。假设一个熟练的护士给患者采血的平均时间为 30 秒/人，那么以这个速度，护士完全不休息，1 小时最多能给 120 位患者采血。而 1 小时内如果有 200 位患者需要采血，这时就需要增加一个人手，将周期时间控制在实际节拍时间以内，以保持一定的节奏完成规定的任务。由此可见，如果在工作标准化的情况下，平均每人操作的时间与实际节拍时间越接近，那么人员的效能就越高，患者的等待时间越少。

例如，深圳某医院社康中心每周二、四、六都要接待儿保免疫注射。在这三天里，周六来注射疫苗的孩子最多，而在所有时段里，上午时段来的孩子比下午时段更多。为了减少排队，医院通过微信预约的方式来分流，减少了患者的等待时间，提升了患者满意度。这就是通过分流顾客的方式来平衡节拍时间。

【本章小结】

医院是以提供医疗服务为主的服务性机构，医疗服务产品事关人的健康和生命，对质量有着永无止境的高度追求，因此在医疗活动中存在着大量的技术标准和诊疗规程，以保证所提供服务产品的质和量的统一；与此同时，人作为服务对象的个性化和病情的复杂多变，又使得"即时加工"的医疗服务具有明显的个体差异性，给服务质量的控制增加了难度。医院实施精益管理，可以通过执行标准化操作、推行平准化工作方法和构建自动化管理系统，来为服务质量和效率提供基础保障。面对医院运行和管理工作中存在的现实问题，精益管理有其独特的工具和方法来发现、分析和解决问题。围绕医院运行发展中存在的问题或薄弱环节，精益管理项目实施小组深入现场观察工作流程，发现潜在的浪费和非增值活动，通过创建价值流程图来分析价值流，对业务或管理流程进行不断完善和持续改进。与传统的管理实践活动相比，精益管理的目的任务虽然基本相同，但管理的思路理念和工具方法却有明显不同，展现出其在解决问题过程中对于细节的全面了解、深度思考和持续优化，从而凸显出其管理的科学性和旺盛的生命力。

第四章　医院问题解决方法与工具

第一节　问题根因分析

医疗差错在全球具有普遍性，可能导致患者受到伤害甚至死亡。如何提升医疗服务质量和保障患者安全是医院管理中的重要问题。精益工具和思想能显著减少医院和医护人员可预防的差错，从而提高医疗服务质量和患者安全性。

精益管理思想认为医院中大多数错误是由管理体系不合理造成的，而非个人疏忽。不合理的系统、流程，还有导致人们犯错误或未能预防错误发生的条件导致了医疗差错的发生。面对医疗差错，传统医院管理常常面临的一个误区是将错误的发生简单地归咎于个人，然后以"对个人或相关人员进行处罚"的方式解决问题，缺乏从系统设计的角度来考虑错误发生的根本原因，导致更换人员后执行同样的任务时，错误仍会反复发生。因此，医院管理层必须改变"对犯错员工记名、责备、羞辱"这种模式，找出错误产生的根本原因，在错误中学习，利用已有知识预防将来错误的再次发生。

精益管理方法提供了一系列根本原因分析方法，本节将对这些方法进行介绍。

一、五个为什么

（一）"五个为什么"的概念

要想将问题彻底铲除，最重要的是找出问题的根本原因，而不是去找问题最终发生在哪个环节，在问题源头的背后找到出现这个问题的根本原因。"五个为什么"是一种由日本丰田公司提出的寻找问题根源的简单有效的方法。这种方法需要通过追问"为什么"来找到隐藏在表面症状下的根本原因。

大野耐一先生在解释为何这一做法为丰田系统提供了有效的科学依据时曾说道："丰田生产方式是建立在对科学方法实践和发展的基础上的。通过问五次'为什么'并予以一一解答，我们可以找到隐藏在表面症状下的根本原因。"大野耐一先生提供了一个问"五个为什么"的例子。当机器停止工作时，通过重复的追问，就可以得到以下的发现。

一问：为什么机器停了？

答：因为超负荷，保险丝断了。

二问：为什么超负荷呢？

答：因为轴承的润滑不够。

三问：为什么润滑不够？

答：因为润滑泵吸不上油。

四问：为什么吸不上油？

答：因为油泵轴磨损松动了。

五问：为什么油泵轴磨损了？

答：因为没有安装过滤器，混进了杂质。

由此形成了清晰的逻辑关系，使团队的每个人都可以明确地去专注重要的事项，并在生产过程中进行研究讨论。关于为什么要问"为什么"，大野耐一先生解释道，"谁、什么、何时、何地、如何"这些因素姑且重要，但是"为什么"可以将其统统取代。大野耐一先生曾写道："五个'为什么'等同于一个'如何'。"有效进行"五个为什么"的探查，可以避免由于争辩谁应负责而造成的时间、精力浪费。大野耐一先生的忠告是，不要直接跳进问题的解决方案，而要将精力集中于从中学到了什么，以及确定起因和结果的过程。不要将你头脑的创造力浪费在一个错误的问题解决方案上。首先大家要研讨问题的根本原因。"五个为什么"就是针对一个问题，不断问"为什么"，直到找到根本原因。5 次是概数，面对不同的问题，可能是 3 次，也可能是 7 次，还可能是更多次。

（二）"五个为什么"的分析步骤

"五个为什么"方法是一种建立在事实之上，通过不断问"为什么"寻找问题根本原因的方法，一般追问的方式按照图 4-1 的链式结构展开。把握现状、调查原因、问题纠正和通过"差错防止"过程进行预防这四个部分组成了"五个为什么"的分析过程。每一个过程由若干步骤组成，其中过程一由 5 个步骤组成，过程二由 2 个步骤组成，过程三由 1 个步骤组成，最后过程四是干预过程。

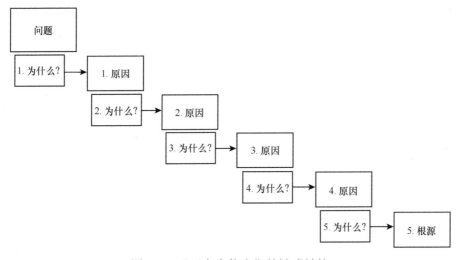

图 4-1　"五个为什么"的链式结构

1. 把握现状

步骤 1：识别问题。第一步中，刚开始了解到的可能是一个模棱两可或错综复杂的问题。了解了部分信息，但没有把握问题的详尽事实。问：知道什么？

步骤 2：澄清问题。接下来要做的就是澄清问题。为了得到更加清晰的事实，问：事实上发生了什么？本应发生什么？

步骤 3：分解问题。这一步中，如果需要，可以把问题分解为独立的小单元。问：我还了解什么？还有别的问题吗？

步骤 4：寻找原因。目前问题主要集中在查找问题的实际情况上，需要追问了解第一手的关键原因。问：我要知道什么？哪些人可能掌握问题的有关信息？要去哪里找到这些信息？

步骤 5：把握问题倾向。想要掌握问题的走向，问：什么人？什么时候？频率多大？有多少？在问之前，知道这些问题很有必要。

2. 调查原因

步骤 6：识别、确定异常现象的直接原因。如果原因是显而易见的，那就去验证；如果原因隐藏起来，则思考隐性原因并且核实可能性。依靠事实来确定直接原因。问：为什么会发生？能找到问题的直接原因吗？如果不可以，可能的隐性原因是什么呢？如何确定直接原因？

步骤 7：使用"五个为什么"调查方法建立一个通往根本原因的因果关系链。问：解决直接原因可以预防问题再次发生吗？若不能，能发现下一级原因吗？若不能，下一级原因可能是什么？怎样才能核实下一级原因？能防止这一级问题再次发生吗？如不能，继续追问"为什么"，直到找到根本原因为止。在必须处理并预防问题再次发生的原因处停止，问：找到根本原因了吗？处理这个问题能防止问题再发生吗？这个原因能通过以事实为根据的因果关系链联系起来吗？这个因果关系链通过检验了吗？再问一次"为什么"会怎么样？确定已经使用"五个为什么"调查方法回答这些问题。为什么有这个问题？为什么问题会流传到顾客那里？为什么我们的系统会有这样的问题？

3. 问题纠正

步骤 8：用明确的措施处理问题。使用临时举措处理异常状况直到根本原因被解决。问：在问题被彻底解决之前，可以实施遏制问题再次发生的临时举措吗？防止问题再次发生需要实施纠正措施解决根本原因。问：纠正可以防止问题再次发生吗？追踪核实结果。问：解决方案生效了吗？如何确定有效性？

4. 通过"差错防止"过程进行预防　"差错防止"过程是指采取明确的措施以确保问题不会再次发生。与此同时，要铭记教训。

（三）"五个为什么"的分析原则

大多数情况下，我们常将"五个为什么"的流程纳入五个框，力求"找出"一条正确的因果链，其中包括五个问题的"答案"。这一流程并不适合预先制定的模板格式。因果链可以存在于任何层次分支，并在每个层次得出未知数量的答案。花些时间思考更简单、更明显的答案，从而发现所有的可能性。

有效的分析是发现并了解问题的许多潜在原因的关键。找出潜在原因后，则有必要缩小范围，重点关注最重要的原因。

（1）绝对不能让预先设想的问题原因蒙蔽分析工作。如果您想当然地预设问题原因，则会阻碍有用的分析，并可能带来坏的结果。

（2）遵循"现地现物"原则来查明问题的来源。寻找问题的原因时不能依靠他人或数据，而应该利用手中的信息指明需"亲自查看"的地点，并通过亲自观察，找出导致问题发生的原因。

（3）分析工作应持续进行，直到确定发现了导致问题发生的根本原因（使用"五个为什么"的方法）。

（4）几乎在任何情况下问题发生的原因都不止一个，因此分析工作必须全面。

（5）由于可能的原因有很多，缩小范围很有必要，需要把重点放在一些重要的原因上。为了取得更大的成果，可以通过缩小范围从而集中精力。

（6）在分析过程中，目标是找出导致问题的原因，以便解决问题。这避免了将问题推给他人的倾向，迫使解决问题的人员考虑如何去做才能将问题解决。

（7）通过深入、完善的分析，找到问题的根源，采取措施具体改进。从问题到原因再到解决方案，有一条显而易见的路径。

（8）彻底而完善的分析能够提供事实数据，让人们能够对解决问题的潜在结果进行精确的预测。

二、鱼骨图分析法

（一）鱼骨图分析法的概念

1953 年，日本管理大师石川馨（Ishikawa Kaoru）先生发明了一种极方便又有效的原因分析法，因其形状很像鱼骨，称为"鱼骨图"或者"鱼刺图"，又叫"石川图"。鱼骨图是一种发现问题"根本原因"的方法，也可称为"因果图"，是一种透过现象看本质的分析方法。鱼骨图分析法倡导头脑风暴法，它是一种通过集思广益、发挥团体智慧，从各种不同角度找出问题所有原因或构成要素的会议方法，广泛应用于质量管理中。其基本形状如图 4-2 所示。

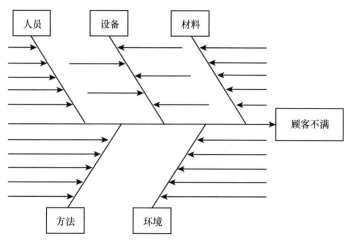

图 4-2　鱼骨图分析法示例

（二）鱼骨图的基本结构

鱼骨图的组成部分如图 4-3 所示：①特性，不同的问题会表现出不同的特性，可以直接将之视为问题；②主骨，即特性所对应的所有影响因素；③大骨和要因，即最主要的影响因素；④～⑥中骨、小骨和孙骨，将主要因素分解成更加细致的影响因素结合。

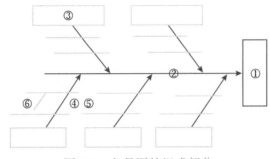

图 4-3　鱼骨图的组成部分

（三）鱼骨图的类型

1. 整理问题型鱼骨图　各要素与特性值间不存在因果关系，而是结构构成性关系。

2. 原因型鱼骨图　特性值通常是"为什么……"的答案，在鱼骨图中详细列出某个问题的基本原因和详细原因，通过该图可以很容易找出对应的解决方案。

3. 对策型鱼骨图　特性值通常以"如何提高/改善……"来表述。

（四）鱼骨图的绘制

1. 确定特性　在绘制之前，首先应确定问题的特性是什么。一般来说，特性可以体现为医院质量及其他改善管理中的各种问题，如交叉配血标本采集错误、分诊退号原因、就餐职工需求不均衡等。

2. 绘制骨架　首先在纸张或白板右方画一个方框，填上确定的特性，然后自左而右画出一条较粗的干线，并在线的右端与方框接合处画一个向右的箭头（图 4-4）。

3. 大略记载各类原因　确定特性之后，就开始找出可能的原因，然后将各原因用简单的字句分别记在大骨上方的方框中，并加上箭头分支，以斜度约 60°画向干线，绘制时应留意分支线较干线应稍微细一些（图 4-5）。

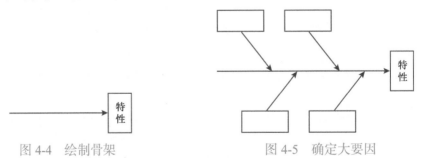

图 4-4　绘制骨架　　　　　　　　图 4-5　确定大要因

4. 依据大要因，再分出中要因　细分出中要因的中骨线（同样为倾斜 60°画线）中骨线应比大骨线细，中要因的选定以 3～5 个为宜，绘制时应将有因果关系的要因归纳在同一骨线内（图 4-6）。

5. 更详细地列出小要因　运用与中要因同样的绘制方式，可将更详细的小要因绘制出来。

6. 圈出最重要的原因　造成一个结果的原因有很多，可以通过收集数据或自由讨论的方式，比较它们对特性的影响程度，以圆圈画出来，以做进一步讨论或采取对策

（图 4-7）。

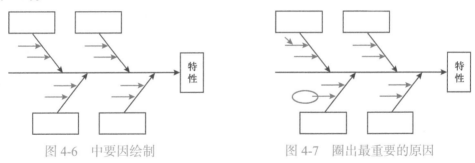

图 4-6　中要因绘制　　　　　　图 4-7　圈出最重要的原因

7. 记载所依据的相关内容　当鱼骨图绘制完成后，填上下列内容：制作目的、制作日期、制作者和参与人员。

（五）鱼骨图分析法在降低Ⅰ类切口手术抗生素预防使用率中的应用

1. 项目背景　该案例来源于广东省中医院 2018 年精益医疗实践案例集。抗生素管理已成为医院医疗质量管理的核心内容之一，也是医院管理的重点、难点所在。抗生素预防使用不合理，会引起患者药物耐药性、医疗费用和药物不良反应增加，同时加大医疗安全隐患。国家卫生健康委员会明确指出，Ⅰ类切口手术患者抗生素预防使用率不超过 30%，然而，全国医疗机构的指标普遍不达标，有的甚至高达 70% 以上。近年来，广东省中医院芳村分院的比例也高于国家规定标准。

2. 存在的问题　2017 年全年及 2018 年 1~5 月份，芳村分院Ⅰ类切口手术抗生素预防使用率均高于国家规定标准。其中，2017 年芳村分院的Ⅰ类切口手术共 2816 例，抗生素预防用药 938 例，占比为 33.31%；2018 年 1~5 月，芳村分院Ⅰ类切口手术抗生素预防使用率平均达 40.36%。

3. 原因分析　应用鱼骨图分析法从人员、环境、法规、物资四个要因出发，进行原因分析，如图 4-8 所示。

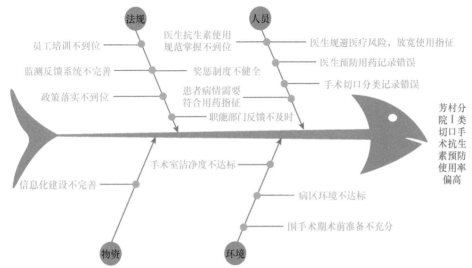

图 4-8　芳村分院Ⅰ类切口手术抗生素预防使用率偏高鱼骨图分析

第二节　FMEA 与差错预防

一、FMEA

（一）FMEA 的含义

FMEA（failure mode and effect analysis，失效模式和影响分析）是一种用来确定潜在失效模式及其原因的分析方法，这种方法还可以用来分析探讨一个系统中各种产品或各个流程中可能出现的所有故障模式，以及该故障模式可能会对该系统造成的所有可能性影响。

FMEA 最初是根据美国军方于 20 世纪 40 年代末开发的一种用于预测汽车潜在差错的分析方法，这种分析方法是由美国当时的三大汽车制造企业制定的，并将其普遍用于汽车零件生产等领域。该方法的工作原理分为四部分：①清楚了解系统潜在的失效模式，并对该失效模式可能产生的所有后果进行评分；②对各种可能性原因进行客观准确的评价，并且使企业能够在某种问题出现时预测出诱导该问题发生的可能因素；③对各种潜在的产品和流程失效情况进行有效排序；④将消除产品和流程的问题作为重点，以防止问题再次发生。

由于 FMEA 原理的关键内容是对失效模式可能产生的问题的严重度、发生频率进行风险方面的考核评估，所以可以用量化指标的方式来确定风险较高的失效模式，并拟定相应的预防措施来达到对问题进行控制的目的，以此来把问题发生的风险尽量降低甚至完全消除。所以 FMEA 原理不仅仅适用于汽车零件生产公司的质量管理体系，也适用于其他类似的管理体系。

FMEA 不仅是一种用来进行可靠性分析的关键方式，实际上还是一组具有系列化属性的活动。它可以用来对各种可能发生的风险进行分析、评估，目的是识别并评估产品生产过程中可能存在的失效及失效后可能产生的后果，并将整个过程以文件的形式呈现出来。它先把可能会出现问题的模式找出来，然后以相对应的评估系统为依据，对这些模式进行评估；把出现问题的可能性原因列出来，再想办法预防问题的再次发生或者是对问题进行改进。

（二）FMEA 的应用

在医院精益管理中，为了创建 FMEA 方法，人们群策群力，设法想出可能出现在不同领域、不同流程中的不同错误。对于每一种失效模式，团队成员要列出以下三个问题：①错误的严重程度有多大？②错误发生的频率有多高？③错误的难度有多大？每个范畴被赋予 1～10 级的概率值（由低到高），将这些数值相乘，就得到了每一种失效模式的风险优先级数。为了优先进行改进（假定不能立刻解决所有问题），参加流程的工作人员按照风险优先级数将失效模式进行分类，风险优先级数最大的失效模式应最先引起注意。如果某一种失效模式发生的可能性很大（10 级），很难被发现（10 级），还能导致患者死亡（10 级），那么风险优先级数便是 1000 级。

一个 FMEA 文件通常要创建一个工作表，团队协作，集思广益，设法找到流程中可能出现的错误。与标准化操作和改善一样，参与此流程工作的人员能更有效地完成FMEA，了解 FMEA 方法论的人能使 FMEA 的过程更容易。

使用 FMEA 方法符合精益概念，即必须公开、坦率地讨论工作中的所有问题。为了患者的安全，以及防止错误的发生，领导必须负起责任，营造一种开放的环境。

二、差 错 预 防

（一）差错预防的定义

差错预防是一种思考和评估错误的方法。运用差错预防方法可以帮助员工预防错误的发生。通常情况下，人们并非有意犯错，而是各种各样的原因造成了错误的发生。传统思想倾向于将错误归因于"人的失误"，而丰田模式则始终认为错误是用来执行工作的制度或方法存在问题造成的。简而言之，错误是当前的工作方法造成的。这种思维方式将错误的责任从人转移到了方法，同时也把错误的归咎对象从人转移到了系统。当员工不用担心遭受责备时，他们便可以将更大精力投入制定更为有效的系统和解决问题中来，而不是忙于为自己辩解。

小心谨慎不足以避免出错。当管理者对个别犯错的员工进行批评指责时，他们可能会想出一个不符合实际的假设，即员工们只要足够小心就能够防止该错误的出现。人们通常都会认为是员工的粗心大意导致了错误的出现。比如说在医院里比较常见的注意、小心之类的警告牌就是上面所述思维方式的一种反映，而且每一块警告牌的存在都说明在活动的实践过程中存在该问题，而且在差错预防体系中该问题并没有从根源上被完善地处理解决。在许多药房中你可能都会看到过这样的警告牌："送药的时候，请不要忘记冷藏药品。"这表明最少出现过一次类似的错误情况。在这里我们就需要问自己：为什么会将这些冷藏的药品遗忘？在这些药品没有被送出药房的时候，难道这个部门就没有一个标准的核实清单吗？是否药房的冰箱位置对于使用者来说不太方便，从而导致员工在工作相对繁忙的时候非常容易忘记拿冷藏的药品？

制定有效差错预防方法的关键在于，理解错误如何或为何发生。你是否了解导致错误发生的情形？错误是随机产生的还是反复出现的？是所有人都犯过此错误还是只是个别员工犯错？如果只是个别员工犯错，那么这种错误可以通过评估标准化作业，确保没有漏掉任何作业步骤来予以解决。如果所有人都犯过此错误，则可能是单一原因造成的，如缺少某项信息或某一作业步骤不清楚等。

（二）差错预防的原理

差错预防，日文为 POKA-YOKE，又称愚巧法、防呆法，意即在过程失误发生之前即加以防止，是一种在作业过程中采用自动作用、报警、标识、分类等手段，使作业人员即使不特别注意也不会失误的方法。常见的差错预防技术一般是基于以下十大原理。

1. 断根原理　找出产生差错的根本原因，并采取相应的预防措施。将可能造成错误的原因从根本上排除掉，使其绝不发生。一般以不对称的形状、工具改善、排除等方法来防错。

2. 保险原理　通过保险装置，预测差错行为的产生。两个以上的动作必须共同或依序执行才能完成工作。一般以共同、顺序、交互等方法来防错。

3. 自动原理　采用各种光学、电学、力学、结构学、化学等自动化的方式来限制某些动作的执行，在保证生产按既定的方式进行的同时，避免人为错误。目前这些自动设施非常普遍，也是非常简易的"自动化"应用。一般以浮力、重量、时间、方向等方法来防错。例如，检查设备异常时，检查室的门关不上，警告钟鸣起等措施。

4. 顺序原理　对于有顺序要求的工作，设计相应的顺序，保证工作的顺利完成，如果不按事先给定的顺序就无法进行下去，这样可以避免工作顺序或流程顺序发生错误。

5. 隔离原理　隔离原理也称为保护原理，指靠分隔不同区域等方式，达到保护某些区域、将不合格的物料从生产线中分离出去的目的，如手术室或实验室的隔离设置等。

6. 相符原理　通过检查动作或结构的相符性来防止错误的发生，可以以形状、颜色、标记、数量等简易方式，来排除问题产生的可能。例如，用不同的颜色标签区分不同的医疗安全属性等级等。

7. 复制原理　同一件工作，如果需要多次发生，可以采用复制的方式来完成，这样既省时又不会产生错误。例如，电子病历不同模板可以自动复制同一位患者的个人信息。

8. 层别原理　为避免做不同的工作时出错，可加以不同的标识以示区别。一般以不同粗细的线条、不同的颜色来代表不同的意义，以达到防错目的。例如，将不良品挂上红色标识，将危险区域刷为黄色，将人行通道刷为绿色。

9. 警告原理　有的过程易出错，在未想出好的避免措施前，可用警告的方式来进行提示，起到减少差错的可能。当出现不正常的情况时，以警告的方式发出信号。例如，在护士工作站绘制患者三测单时，系统对于超出常理范围的数据会发出错误提示，杜绝护士输入性错误。

10. 缓和原理　降低过程的难度，用各种方法来减少错误发生后所造成的损害，虽然不能完全避免错误的发生，但是可以降低其损害程度，如优化医生手术设备等。

（三）差错预防的应用

差错预防被定义为通过设备和管理方法来实现产品的零缺陷，或用廉价、自动化的装置检测产品质量。差错预防不是一项特定的技术，而是一种思维方式和方法，它要求人们创造性地设计仪器设备、规划工作流程、管理工作进程。

解决任何问题都有多种方法，差错预防的方法也不止一种。应该鼓励员工充分发挥创造力，寻求更有效、成本更低的解决方法。在实际工作中，差错预防技术和工具应简单有效且方便使用。不要误以为每一个错误都需要制定一项措施来防止其再度发生。如果实施的差错预防方法本身就存在问题，人们就会设法绕其道而行之。如果你制定的对策比错误本身更糟糕，人们肯定不会执行你的对策。

差错预防技术是有等级之分的。最高级别是彻底地防止错误的发生，但是，彻底消除错误往往是不切实际的。只要人们动脑筋，任何制度或方法都有可能存在漏洞。

如果无法彻底防止错误的发生（大多数情况下如此），那么，何不尝试在问题发生时及时发现？侦测设备和方法十分常见（自动化设备就是其中之一），这种设备可以迅速侦测出错误的发生，从而让人们及时采取改进措施，以防止进一步的损失，并确保流程的正常运行。防错装置是一种简单且通常成本较低的防止错误产生的装置。防错装置的特征是100%自动检查（真正的防错装置不会依赖人的记忆或动作），当发生错误的时候，此装置要么停止，要么发出警报。防错应该同时考虑短期治标行动（立即停止，或者发出警报）和长期治本行动（第一时间调查问题产生的原因）。

1. 让出错成为不可能的事件　我们可以在医院里找到完全可以防止错误发生的例子。在医院中，可能出现将气体管线连接在病房墙上与其不对应的接头上，这是为了防止出现使用者将氧气错接成医用气体的错误，许多像调节器、气体管线等医疗器材都会有管脚和确定的标定指数。每个接头的功能均不相同，而且绕开该系统以使其适用于其他气体管线的想法是不可能的。

2. 让出错的难度增加　我们要想在一整套工作流程中不出现一点错误几乎是一件不可能发生的事情，所以我们可以把"让出错的难度增加"作为目标。例如，针对人们在使用文字处理软件时容易无意间点击关闭按钮或者突然间的断电导致数据丢失的问题，我们可以应用保险原理来解决。与在软件关闭之前自动弹出确认是否要关闭的对话框相比，在软件运行之中设置相应的保险程序将你所生成的文字内容进行保存的方法导致此类失误发生的可能性更小，从而可以最大限度地防止出现数据丢失。

3. 突出显示已经发生过的错误　应用标识原理是目前一种防止出错的途径，即在一个系统自动核对或经人工手动检查的工作流程完成之后，可以让已经发生过的错误显而易见。器械出现故障或者器械包装未能合理进行消毒就使用是医院中常见的器械消毒失误。有很多用来表示器械已经消毒的方法，其中最常见的做法便是使用指定颜色的包装或者布条表示已经消过毒。运用这种指示标识则能够使发生的失误一目了然。

监测器和传感器等也是经常用来防御错误的手段，还有一些医疗器材可以自动检测到错误并向医护人员发出警示信号，从而在患者受到伤害之前解决相应的问题。

4. 通过一套安全系统来处理错误　笔者曾在某家医院的实验室里面发现了这样一台测量仪，该设备不能防止出现患者化验抽样溢出造成的差错，因为这台机器的设计根本没有达到预防错误的标准，而且这台仪器的内部系统并没有达到完备的程度。针对这一情况，实验室的员工也采取了一系列的措施来解决问题，他们在测试仪器上粘贴警示标志，用来告诫员工："千万不要使化验抽样溢出，如若溢出请尽快擦除。"但警示标志根本无法预防这种错误的发生，因为大多数员工都会尽可能地不使化验抽样溢出。事实上，该情况出现的根本原因是该仪器在样本装载的下面暴露出了电路板。也有其他医院使用相同的设备，并贴上了一张便利贴告知员工在过去的几个星期里已经有三张电路板损坏。便利贴上申明，处理电路板上溢出的样本液和处理液是工作标准化内容的一部分。要想从根源上避免失误，设计人员需要提前想到在设备使用过程中可能会在某一环节上发生患者的抽样溢出的状况，并使用相应的保护措施来达到保护相对脆弱的电路板的目的，从而从根本上预防失误的发生。

医院从他们过往使用设备的经历中获取经验，在采购一批新设备的时候不仅将该设备的设计和预防错误的措施纳入考虑范围之内，而且还采用FMEA办法来进行检测。

医院也可以给制造商和供货商施压，达到让他们为设备添加差错预防措施的目的，从而给那些能够制造出具有避免可能性错误特性的设备的供应商提供更大的市场。

（四）检查差错预防措施

在医院中有很多应用预防措施来减少出错的事例，并有不同程度的成效。其中很多事例的差错预防措施的实行都是通过将系统操作更加标准化来完成的，但是这种方法只是将错误发生的概率大幅下降但并不能杜绝错误的发生。

我们在审视差错预防方法的同时，还需要考虑员工每天是否做了过多工作或做了很多浪费时间的琐事，这决定了他们是否会拒绝做多余的工作或者另寻方便的方法来节省时间。如果有，员工则会消极接受预防差错的相关措施，还可能会接受我们最初使用的差错预防措施所运用的思想方法，达到避开差错预防措施的目的，所以需要提前想到他们可能会怎么避开：如何阻止员工成功躲避差错预防措施？为什么员工认为避开差错预防方法是有必要的呢？如何使员工不能轻易避开差错预防措施？如何让员工避开差错预防措施的这一行为变得显而易见，更容易察觉呢？

领导者需要时刻观察员工是否正确且恰当地使用了差错预防措施，是否认真按照正确且正规的标准化系统流程进行操作，并且员工需要对他们的行为负责。同时我们还要弄清楚为什么员工要想尽办法避开差错预防的措施，他们这样做到底是因为差错预防的时间不充足，还是因为方法太过于复杂不好操作执行。

三、基于自动化管理的差错预防

"自动化"一词可以粗略地翻译为"智能机器"，专指机器侦测问题并停止作业的能力。它可以让机器在不需要人员持续直接监控的情况下保持正常运转，并在发现问题时发出警报。自动化是丰田生产方式的重要内涵，强调人和机器的最佳组合，让机器拥有人的智慧，当出现不良品时机器可以即时判断并自动停止，防止不良品的产生，减少对设备运行的监护，它不同于一般意义上单纯用机器代替人力的自动化。丰田公司的自动化是根据三个关键点推行的，分别为异常情况下的自动化检测、自动化停机以及自动化报警。

（一）异常情况下的自动化检测

该技术手段为自动化的首要环节。若将一个机器看作人体，检测装置的重要性就如同人的眼睛一样，可以察觉并发现被加工产品和生产过程等的突发状况，并由接收装置发出指令提示异常情况。

自动化检测技术与手段的广泛应用（如接触式检测装置及识别颜色的检测装置），对于产品质量和生产细节均具有良好效果，在一些方面是人工处理无法达到的，更具优越性，能够提高产品生产率。

（二）异常情况下的自动化停机

当上述检测装置发现有异常情况时，会自动停止机器的运行或者生产线的流动，管理与技术部门会在第一时间赶往事发地点，与员工共同处理故障，采取紧急预案。

当出现异常状况及产品问题时，生产线必须停产，相关部门应立即彻查，以绝后患。长此以往，当再次遇到异常状况时，问题便会迅速暴露，人们将注意力集中在异常问题上，改善活动自动开展。

（三）异常情况下的自动化报警

自动化的优越性在于自动发现异常状况且发出警告，并自动停止生产。丰田公司在生产车间中实行"目视管理"，即用灯光显示报警方法，该种方法便于管理、简单实用。我们通过眼睛便可了解生产状况。

自动化包括三大要素：发现与停止、警报及解决根本问题。

1. 发现与停止 丰田公司认为发现异常状况及错误问题后，经过实践证明，最有效的解决方法是分工明确、责任到人。负责相应流程的员工更了解顾客需求，对于生产流程各方面可接受的极限有很好的把握，可以把控产品与零件的生产标准。丰田使用的差错预防法及可视化标准对于帮助作业人员发现问题具有很好的效果。一旦发生错误，就应该尽可能立即停止流程，可采用人工停机，或根据预先设置的发现与停止机制自动停机。在加工行业中，要终止流程并不一定总是可行的，但尽快发现问题十分重要，这样才能尽快采取纠正行动。这类行业通常会使用统计流程控制来监控流程并发现错误。

2. 警报 一旦发现问题，流程或作业员就应该对小组长发出警报，可以利用提示板发出文字警报，或是通过声音发出警报。

3. 解决根本问题 就算根本问题无法立刻纠正，也应该在流程重新启动前采取行动来控制问题，如对每个配件增加检查项目，直到问题的根源被识别和解决。

要想实现自动化，必须了解流程中哪里存在浪费情形。流程中是否存在需要员工持续监控的机器？这是否造成了员工等待的浪费情形？为了弄清楚真实的情况，必须对流程进行仔细的观察。通过自动化过程，员工能够快速发现产品的问题，并果断地加以解决。

（四）医院的自动化管理系统

当今许多医疗设备的制造商都将自我侦测功能加入机器设计中，减少了人为操作失误的机会，从而能够在较大程度上避免出现医疗差错。

和丰田的其他许多理念一样，"自动化"这一理念并不仅仅指机器自我侦测并中断作业的功能，更重要和关键的是强调尊重员工及他们所提供的价值，充分培养员工的主人翁精神，充分授权和强化激励，提高他们识错、纠错、防错的能力。只有人才可以思考和解决问题，机械的自动化只是用来减轻人类负担的一种手段，而不能成为人类的主宰。特别是在医院提供服务的过程中，健康服务的个性化特征要求其中多数的服务流程由医务人员来判断和操作完成。例如，在医院药房中，虽然已经有了单位剂量调配系统及自动发药机，在相当程度上提高了药品调配的效率和质量，但从源头上来看，自动化设备的正常运作仍然依赖于工作人员输入准确无误的指令，仍然需要整个服务流程中的每一位医务人员具有强烈的责任心。

医院的诊疗活动和服务流程是一个复杂的过程，要明确"生命至上、患者中心"

的理念，充分发挥医务人员的积极性。在各个流程中，要强化医务人员的"主人翁"意识，不使差错流转到下一环节，及时发现问题、解决问题，充分保证医疗安全和医疗质量。

当然，自动化设备同样是医院自动化管理系统的重要组成部分。能够自我监测并自动中断作业的机器免除了操作员持续不断地监控机器的负担，使得他们可以更好地利用自身的聪明才智，从事更有益的事情（如创造价值的活动）。

1. 临床实验室检验自动化 医院检验科引进的自动化分析工作站，实现了实验室自动化，提升了医务人员的工作效率，合理利用了人力资源；提高了工作人员的工作质量，减少或避免了错误的发生；提高了时间利用率，缩短了样本周转时间；最大化利用了实验室空间；提升了工作人员的安全系数；灵活调整实验室各项配置等。

2. 医院器械库存自动化管理 器械库存的自动化管理可以实现各个业务流程环节的自动化。自动化功能可自觉完成数据整合与计算，降低人工干预度，提高工作完成效率。自动化管理主要从以下五个方面实现。

（1）系统自动提醒将要到期的产品，工作人员可以及时退货、更换，降低各种损失。

（2）系统自动通知产品供应商更新有效证件，最初是依靠手册检查证书是否已接近截止日期，并由相关工作人员通知相应的供应商替换证书。

（3）系统自动统计库存周转率，有效控制库存数量，减少库存积压，节约运营资金。

（4）系统能够准确预测下个月的计划及所需运营资金。

（5）从周转率上，系统可以准确判断哪些商品是热销的、有潜力的，哪些是即将被市场淘汰的，未雨绸缪，树立强大的风险意识。

3. 医院药房自动化管理平台构建 影响医疗质量的主要是药品的调配、传送和使用等方面。传统的配药模式存在出错率高、患者等待时间长、内服药品卫生安全得不到保证、药学服务欠缺等问题。构建药房自动化管理平台，对提高药房服务质量和效率具有一定的效果，提升了医院内部文化建设水平，并有利于实现可持续发展的目的。

（1）自动送药系统：针对医院门诊日常工作量大、患者等待时间长等问题，设计了自动送药系统。医院引进了全自动送药系统，系统采取滑轨式储药、自由落药等全自动送药方式，送药速度平均达到500人次/小时；因为采用的储药方式为垂直模式，因此该送药机可进行盒装药以及特殊药品的配送，可解决门诊配送药物品种60%左右的配送问题。该系统还具有加药品种识别、药物加入错误报警、药品投药进度监控、药品跟踪等功能。

（2）药品智能存取系统：这是一种用于药品存取和管理的数控旋转设备。该系统利用人性化设计，与医院信息系统相匹配，进行模式的转变——从"人找药"至"药找人"。将药品逐层放入药品储料斗中，药品储料斗铰接在旋转传送链的链节上。药品储料斗通过接收计算机管理系统发送的药品配送信息，自动根据工作人员需求调整药品高度，同时提示药品位置，极大缩短了工作时间。药品智能存取系统对药品具有较强的兼容性，可存储易碎药品、软包装药品和其他异型包装药品。

（3）自动摆药系统：这是由自动填充机将同一剂量的片剂或胶囊自动装入药袋的装置。主要应用于住院患者及门诊药物包装。自动摆药机可覆盖将近90%的药物种类，袋装药品和需要冷藏的药品除外。为方便连续地观察药物，设计人员为自动摆药机设计了一系列透明避光侧窗；自由竖直传送药物的设计，从根本上避免了"藏药""跳药"等状况的发生；智能芯片的设计可以有效追踪药物位置，避免放错药物等危险操作的发生。机器配有药品条码监控系统，通过对药物最终抵达位置条码的监控，可以实现对药品添加过程的实时监控，保证了药物添加的准确性，避免用药错误。通过配备相关的辅助设备，最大限度地保证了自动摆药系统的正常运行，智能剥离机可自动剥离各种复合泡罩包装的药片，智能数片机针对各种类型的片剂及胶囊进行计数，全自动切药机可自动切割各种形状的药丸并计数，满足特殊处方的摆药要求。

第三节 A3 管理

一、A3 管理概述

（一）什么是 A3 管理？

由丰田公司开创的 A3 管理方法，就是将问题、分析、改正措施及执行计划用图形囊括在一张大的 A3 纸上。员工根据 A3 纸上的固定格式研究确定问题的现状、最佳对策和实施计划，并对 PDCA 加以实践和优化。A3 管理方法通过针对实际问题的对话进行教育和学习，是在解决问题的同时培育员工的流程，这种方法既属于学习型，又属于精益管理和领导型。

表 4-1 描述了一个典型的 A3 报告包括的要素，包括标题、负责人/日期、背景、当前情况、目标、分析、建议/对策、计划和跟进 9 项内容。根据这些要素提示，一个 A3 报告需要由以下问题来引导：①问题是什么？②问题的负责人是谁？③问题的来源是什么？④处理问题的方法有哪些？⑤该选择哪一种解决办法？⑥面对同一问题如何才能和相关人员的看法达成一致？⑦这些对策执行的主体、对象、过程、时间分别是什么？⑧明确对策是否达到了应有的成效？⑨有哪些事情需要进一步处理？实行过程中会出现哪些问题？⑩如何将学习到的经验与他人分享？

表 4-1 典型的 A3 报告包括的要素

要素	具体内容
标题	指出问题、主旨（议题）或事件
负责人/日期	指出问题由谁负责及最新修改日期
背景	介绍业务背景和问题的重要性
当前情况	描述当前所了解的情况
目标	确定期望获得的结果
分析	分析现状和期望结果之间的差距及潜在原因
建议/对策	提议处理问题、缩小差距或达到目标的一些整改措施或对策
计划	行动计划，包括谁来做、做什么、什么时间做
跟进	建立跟踪/学习的流程，并计划遗留问题的解决办法

（二）A3 管理的类别

1. 解决问题 A3 该类 A3 报告的主题形式和关注焦点集中于质量、成本、交付、安全、产能和其他方面的改进，报告的编写人员面向公司全体员工；报告的分析方式则强调通过定量或定性的分析找出问题的根本原因；报告的优点在于简明地阐述了问题的表现、原因、解决方案和改进成果。

2. 建议提案 A3 该类 A3 报告的主题形式和关注焦点集中于政策、决策、流程等管理方面的改进提案或需要大量人力和财力投入的大型项目；报告的编写人员一般是新员工和资深经理两类人；报告的分析方式则强调在结合了定量和定性的现状分析后提出的改进提案；报告的优点在于突出问题的原因分析及其重要性和影响，需要有清晰的规划、解决问题的方法以及时间表。

3. 汇报成果 A3 该类 A3 报告的主题形式和关注焦点集中于总结汇报上述两类 A3 报告提出并实施后的改进成果；报告的编写人员一般为新员工或资深经理；报告的分析方式更加关注验证假设和行动措施的效果；报告的优点在于突出问题解决的成效及产生的效果。

二、A3 管理实施过程

（一）到现场发现关键问题

确定标题是 A3 报告的第一步，但又不仅仅是标题，描述真正的问题才是明确表达主题的关键所在。整个流程的目的在于能够看到真正的问题并且能够准确地定义。就像"创新之父"查尔斯·凯特灵（Charles Kettering）所说："把问题定义清楚了，那么问题的一半就解决了。"那么如何才能了解问题的关键所在呢？那便是通过去现场了解情况，发现问题的根源，让员工意识到不管在什么情况下，都应努力降低自己的工作期望，减小与真实表现之间的差距，如此才能化解问题，且真正的改善只能建立在对一线工作环境的观察基础之上。那么，深入现实场地的关键性问题有：①处理该问题的主体是谁？基本过程又是怎样的？②下放到每一个人，与他人的工作关系如何，你将会怎么做？③你是通过什么渠道了解这些情况的，以及了解多少？④除了数据和传闻等渠道，是否可以通过收集并验证事实来清楚了解目前的情况？⑤是否与其他人一同参与？⑥是否能简洁地定义当前面对的实际业务矛盾，即这个"暴露出来的问题"？⑦是否到达现场？

（二）寻找根本原因

在掌握了真正的问题之后，对现状与目标之间差距的理解就是确定该问题发生的根本原因的关键。那么必须深入挖掘事情当前和未来所处的状态。在该过程中，为了避免将症状、原因和解决方案搞混，必须花更多的时间查清事情发生的原因，而不能直接去解答问题。通过问"五个为什么"，并给予一一解答，从而找出问题的真正原因，关键在于以下方面：①是否明确了问题的真正所在？②是否能察觉出现实与目标的距离？③在处理这项工作时是否深入现场去观察并在充分收集情报的基础上与他人充分沟通？④是否了解该业务真正需要的部分？⑤能否找到可供支持分析的正确信息？⑥是否找到了差距主要组成部分的关键所在？⑦能否简单明了地获取资料，弄明白真正的问题所在，对问题进行分析并提出决策？

（三）提出对策

对问题的根本原因进行系统分析后，就要提出解决这个问题的对策。在这个过程中，首先应该提出一系列的潜在对策；其次应该透过现象发现问题的本质，合理推测每个方案的内在含义。在征求多方意见和建议之后，达成统一的标准，然后据此来提出战略方案。如此一来，最终确定的方案便可以综合各个利益相关者的意见，达到多方的均衡，成为所有人关注的焦点，取得多方认同。这样一来，A3 负责人本来需要调查问题，却变成了集众人之意见的提倡者，在每一个方案中，负责人需要选择提倡和坚持的对策方案。A3 负责人需要基于与员工的会话来制定应对策略，因此做决策的职权并不是由级别或头衔所决定的。所以，提出决策的关键问题包括：①你是否对每一个合理的备选决策都进行了深入的了解与探究？②备选方案的制定是否通过了所有参与人员的共同商讨？③工作效益问题的根本原因将如何通过你所建议的行动展示出来？④你如何证明你所建议的活动的必要性？⑤你是否到达现场继续收集了新的信息与应对策略？

（四）执行决策

在落实决策的过程中，PDCA 是 A3 流程背后的重要支撑。PDCA 是一个接续不断的循环过程。在这个过程中，要不断改进 PDCA 中涌现的错误并从中得到有效的提升。所以，落实决策的关键问题为：①对策方案能否从问题解决的流程中进行转变？②当前的 A3 能否得到大家的支持并代表相关人员的意见？③你的 A3 能否与上下级同事的 A3 互相关联？④A3 能否基于最初的决策不断改进？⑤你能否利用 PDCA 循环在执行计划的过程中获取知识？

（五）持续改进

预测的目标在落实决策的过程中得到实现，但 A3 仍须执行与他人分享实际有效的工作方法、总结经验、吸取教训、达到工作标准的任务。使用 A3 时，首先要掌握"看板民主"的真正含义——在需要的时间，需要的地点推动职权，并运用到管理过程中。通过自身职能所具备的权利，联结他人，形成统一规则和平等的、相互依赖的组织。解决漏洞是 A3 的首要目的，在此基础之上，也要求员工在问题中得到教训，进行自我提升。所以，持续改进的关键问题为：①你是否利用评审来与团队成员或其他人分享 A3 所获得的收获？②你是否抓住了关键细节并在团队学习中与人进行沟通与交流？③你是否能够广泛考虑到一些不易发现的可能性？是否考虑到做出改变后所带来的后果，并根据其来规划后续的行动来诠释这种可能性？④你的 A3 主题是否足够成熟？能否开展一轮完整的 PDCA 循环？⑤你是否拥有了 A3 的思考能力？团队的成员是否能够独立提出问题和想法？⑥是否存在反复发生的问题？如果存在，则表明其没有从源头上得到解决。⑦在员工发现问题时能否直接将其解决？

三、A3 管理在医院中的应用

（一）项目背景

　　"等待"在精益思想中被认为是"医疗八大浪费"之一，也是最影响患者满意度的因素之一。在医院中，往往因为各种原因，患者经常处于各种等待中，如等待挂号、等待缴费、等待转科、等待出院等。本案例来自深圳市宝安中医院（集团）产科，通过应用 A3 管理方法解决问题的流程，缩短产科出院办理时间，提高患者满意度。该改善项目由精益企业中国精益医疗项目经理指导，深圳市宝安中医院（集团）产科护士长编写。

（二）A3 应用的过程

　　1. 到现场发现关键问题　产科周转快，产妇本来有了宝宝是一件高高兴兴的事，却由于办理出院流程烦琐、耗时长，一家人心情受到很大影响。然而，在办理出院的过程中，医务人员工作量也很大，从医生开具出院医嘱到产妇离开科室的整个流程，造成了产妇的长时间等待。该等待会严重影响到患者的满意度与科室床位的运营效率。

　　为了缩短产妇办理出院的时间，护士长组建了项目团队，通过 25 天（2017 年 11 月 17 日至 2017 年 12 月 11 日）对 100 位产妇的观察，记录下在办理出院流程中，产妇需要经历 5 个环节：医生开医嘱、护士处理医嘱、医生系统点击结算、护士系统点击结算和产妇结算。团队绘制了现状价值流程图，进行了时间研究，发现产妇办理出院平均耗时长达 244 分钟（约 4.1 小时），最长耗时达 1315 分钟（约 21.9 小时）。

　　项目团队得到现状之后的第一反应就是，患者为什么在确认出院到离开科室之间需要等待如此长的时间？按照科室临床路径的 5 个标准环节来说，流程并不烦琐，时间到底浪费在哪里了呢？

　　于是，精益项目团队对耗时最长的办理出院流程进行了节点的梳理，得到的结果是：在 5 个标准环节中，一共有医嘱生成、护士核对、护士执行、医生结算、护士结算、产房助产士、麻醉师、手术室护士、产房助产士、病房护士、通知患者结算、收费处、患者、护士、医生、患者、收费处、出院等 18 个节点。精益改善团队依据现状价值流程图，找出以下四个爆炸点。

　　（1）医生医嘱生成：医嘱不合格；等待报告；领药/退药；分娩镇痛费用漏收；未使用备血忘取消。

　　（2）护士医嘱处理：护士补收耗材费用；助产士医嘱未及时核对；护士未及时处理出院医嘱。

　　（3）产妇结算：医保办理延迟；产妇结账不及时。

　　（4）离科：产妇治疗未完成；产妇收拾行李拖延；等待新生儿治疗；护士宣教不及时。

　　流程中的爆炸点找出来之后，项目组需要得到各个环节可量化的数据，才能进行定量分析。于是，团队成员进行了时间研究，记录了这 100 位产妇的实际出院总时长，平均耗时为 244 分钟。基于以上现状调查的结果，根据产妇及家属的需求以及可改善空间，项目组确定了该项目的目标是将办理出院平均时间从 244 分钟降低至 100 分钟。

2. **寻找根本原因**　项目团队采用"五个为什么"方法进行根本原因分析。对于流程中发现的爆炸点，需要运用科学的方法，以定性、定量或者定性与定量结合的方式进行分析，挖掘根本原因。在产妇办理出院流程这个案例中，项目团队寻找出 9 个根本原因，并且根据这 9 个根本原因，制定了相对应的解决方案。这 9 个根本原因如下所示：

（1）无专人负责制作专科收费模板；

（2）无规范化培训资料；

（3）医生未及时停开用药医嘱；

（4）HIS 系统执行医嘱接收科室出错；

（5）出院医嘱积压，未有效分配任务；

（6）缺少医保办理宣教及医保办理提醒；

（7）护士执行出院医嘱的时间安排不合理；

（8）缺少可视化尿液标本留取提示；

（9）助产士缺少查对医嘱班次。

3. **提出对策**　找到这 9 个原因之后，项目组成员找到了方向，明确了下一步应该从哪里入手，解决相关问题。于是项目就进入了下个阶段，即提出对策。

通常在找到根本原因之后，寻找解决方案就变得容易许多，因为对症下药是医务人员的擅长之事。项目组成员第一步就是对 9 个根本原因进行了梳理，制定了一对一对策，进行了工作分配，制定了计划完成时间。第二步就是对那些需要进一步改善的根本原因，制定深入的改进方案。第三步是修订各班职责，协调各班工作，优先实施出院床位的各项治疗，消除因各班分工不合理导致的出院流程时间长的问题。

4. **执行决策与持续改进**　通过上述解决措施，该科室办理出院的平均时间由 244 分钟下降至 86 分钟；产科床位运营效率增加；优化了总流程之后，产科产妇离院由原来的 5 个环节下降至 3 个环节；同时启用自动结算系统，进一步优化出院流程与减少等待时间；住院患者满意度显著提升；由于优化了出院办理流程，护士们的工作更加顺畅，效率也得以提升，医护之间的沟通也更加通畅。项目结束后，项目组以 A3 报告的方式，绘制了各个优化小组的 A3 报告和整体项目的 A3 报告，其中优化出院医嘱执行环节的 A3 报告如图 4-9 所示。

【本章小结】

面对医院运行和管理工作中存在的现实问题，精益管理有其独特的工具和方法来发现、分析和解决问题。围绕医院运行发展中存在的问题或薄弱环节，精益管理通过"五个为什么"、鱼骨图等方法来追溯问题根源，进而通过 FMEA 来建立差错预防体系，通过 A3 管理方法对业务或管理流程进行不断完善和持续改进。

医院精益管理的问题解决方法是医院进行精益管理实践的基础，精益问题解决方法的应用、拓展和创新将进一步提高医院精益管理的水平。本章系统阐述了医院精益管理的工具和方法，分别说明了"五个为什么"、鱼骨图、FMEA、差错预防和 A3 管理法的应用，并给出了实践应用方案。

项目名称：消除产妇离科瓶颈，优化出院医嘱执行环节	创建日期：2018-06-10 更新日期：2018-08-07
项目团队：××，××…	项目负责人：××

问题

问题阐述：缩短孕产妇办理出院结算时间。此精益项目推进过程中，护士不合理的工作时间，阻碍项目进展。

范围：从新生儿开具出院医嘱始至新生儿治疗结束随母出院。

现状与目标

现状：在精益项目开展过程中，发现每天8:30～10:30是各种医嘱、护理、治疗高峰期，各班工作职责分工不均，影响办理出院时间，阻碍项目进展。

目标：调整各班职责后，缩短出院患者在院时间。

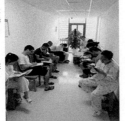

改善行动

改进措施：科内组织讨论，将各班岗位职责重新分配，修订如下：

各班工作室时间表				
班次 时间	08:00 ～ 08:30	08:30 ～ 09:00	09:00 ～ 10:00	10:00 ～ 12:00
A班	交班查房	代替D班处理在院所有医嘱	行出院患者集体宣教	看病历协助病房管理
D班	加药	处理出院医嘱	处理所有医嘱	处理所有医嘱
洗澡班	药浴，抚触，采血，预防接种出院新生儿优先处理			录入信息
助护班	助1：协助洗澡班 助2：行产妇治疗，优先处理出院产妇			
责班	取消出院宣教外，工作职责不变			

原因分析

各班工作室时间表						
班次 时间	8:00～ 8:30	8:30～ 9:00	9:00～ 9:30	9:30～ 10:00	10:00～ 10:30	10:30～ 12:00
D班	清点物品等待医嘱	核对在院所有医嘱	核对入院、转院、手术、出院、治疗等医嘱，拿药			
洗澡班	加药	新生儿沐浴			采血、听力、预防接种、录入信息	
A班（每日病例2～10份）	交班/查房	查房/看病历	看病历/协助病房管理			
助护班（2人）	产妇治疗				等待	
责班（2人）	交班/查房	查房/新收患者，所管床位治疗、护理、宣教、病历书写				

说明：

A班：工作性质灵活机动。

D班：工作量集中于8:30～10:30。

责班：工作烦项，一对一出院宣教质量不能保证且费时费力。

助护班：协助性工作为主，助1助2双人值班。

洗澡班：须连续性工作，机动性差，治疗集中。早高峰时间为8:30～10:30。

结果与持续改进

登记号	医嘱日期	医嘱生成	结算时间	总时长
296245	2018-8-1	8:52:00	9:16:04	0:24:04
4430045	2018-8-1	8:53:00	9:16:55	0:23:55
1009321	2018-8-1	9:33:00	10:14:35	0:41:35
4315994	2018-8-1	8:09:00	8:58:39	0:49:39
43624	2018-8-1	8:32:00	9:50:28	1:18:28
813352	2018-8-1	8:34:00	9:26:32	0:52:32
1476115	2018-8-1	9:08:00	10:13:26	1:05:26
2098	2018-8-1	8:46:00	9:40:37	0:54:37
1573420	2018-8-1	8:48:00	9:15:03	0:27:03
1640675	2018-8-1	10:53:00	11:18:48	0:25:48
234224	2018-8-1	9:03:00	10:16:12	1:13:12

结果：修订各班职责，协调各班工作将出院床位的各项治疗优先实施，因各班职责分工不合理导致出院时间长所导致的离科因素消除。

图 4-9 项目子团队"优化出院医嘱执行环节"的 A3 报告

第五章　医院现场管理方法与工具

精益管理注重对现场的管理与改善。现场管理是组织中对一线业务工作的综合管理，在整个生产（服务）系统中扮演着非常重要的角色。为追求最高的效率并在整个工作过程中保持高水准的精益质量，现场管理的核心内容便是最大限度地将人、物、设备等合理安排、灵活运用。"现场"有广义和狭义之分，广义上，凡是组织用来从事生产经营的场所都称为现场，如医院的诊疗区、药房、运输线路、病房、办公室等；生产系统布置的具体体现，即"现场"的狭义解释，是指组织内部辅助生产或者直接操作生产过程的场所，在医院中则体现为直接用于患者服务与诊疗的场所和设施等，如病房和手术室等。

现场管理的本质是在围绕品质（诊疗有无差错、并发症及服务态度）、成本（单床的费用等）、货期（住院和手术等待日）、安全（患者、消防、人身和财务安全等）和士气（员工精神状态、积极性和主动性）等班组工作目标的基础上，将人员、设备、工程材料、方式方法、生态环境和数据测量六大要素进行灵活有效的管理运用，并灵活运用 PDCA 管理循环以提升业绩并大幅度改善，以确保该工程各项项目能够按时并保质保量完成。现场管理的核心是持续的现场改善，而持续的现场改善主要有两大关键点，即标准化和现场管理方法。

现场管理方法主要有现地现物、可视化管理、看板式管理和 5S 管理等，这些管理工具可以增加管理的透明度和精细度，有效进行现场改善，本章接下来将对这些方法及其在医院中的应用进行详细介绍。

第一节　现地现物

一、现地现物概述

（一）现地现物的概念

现地现物（genchi genbutsu）常称为现场主义，源于日本丰田公司的精益制造管理，是丰田解决问题的原则，广义上讲，它是指"事件发生的地方"；狭义上讲，是指组织的"工作领域"或"工作位置"。所谓现地现物，就是指当发生问题的时候，管理者要快速到"现场"去，亲眼确认"现物"，认真探究"现实"，并据此提出和落实符合实际的解决办法。这是丰田管理理念中特别强调的眼球管理与走动管理。现地现物在国内称为"实事求是"，常体现为企业管理者的现场调查，其实现场调查通常是一种姿态，表明上级愿意倾听民意，到现场更多地去了解"群众的心态与动向"，希望"统一思想"，与丰田的"现地现物"本质上是有差异的。

现地现物有时还指"穿上靴子"，与走动管理思想也大同小异。现地现物和走动管理应该说是一种想法而不是行动计划，都认为组织内部在传播消息的时候，不可避免地要简单化和概括化。了解问题的唯一可靠途径是亲自到现场看。现地现物的思想代表了现在日本在管理方式上与西方的根本差异：在西方，知识是在办公室或会议室里获得的，而在日本，则是在工厂里获得的。当要求解决问题时，日本管理者会到出问题的现场看，而美国管理者通常进行远距离调查。

（二）现地现物的意义

中国古话说"百闻不如一见"，丰田的哲学是"百见不如一行"。在丰田有这样一句话——"在离问题发生地越远的地方做的决策越糟糕"，不论是在制造、研发、销售、配送还是公关部门，当我们问到丰田模式和其他管理模式有何不同的时候，最常听到的一个词就是"现地现物"。除非你亲自到实地查看，否则任何问题的任何部分，你都无法切实了解，丰田公司不容许任何"理所当然"的想法，也不容许只凭借他人提出的报告就得出结论的做法。

现地现物原则的主要作用和目的就是找到问题的本质，但是它的作用不仅局限于此，现地现物可以塑造一个人认真务实的职业习惯，可以促进问题的深入研究和团队的学习，还可以提高产品和服务的质量，以及产品和服务输出的效率。

现地现物体现的是一种认真、务实的态度。目前很多国内医院都在进行精益理念的学习与推行，对于这些医院来说，要将"现地现物"这条行事准则融入医院文化，不管是职务多高的领导，都必须亲临现场去了解实际情况，尽一切可能去接近问题的本质，依据事实去发现问题、分析问题和解决问题。

（三）现地现物的法则

向西方介绍持续改进思想的日本管理作家金井正明（Masaaki Imai）写了名为《现场改善》（Gemba Kaizen）一书，将渐进改善（kaizen）和现场办公（gemba）联系在一起，即亲临现场找出改进的时机，发掘一切可以实现改进的微小机会。金井正明说，现场管理有五条黄金法则：

1. 当问题出现时，先去现场——不要在电话中做出诊断结论；
2. 检查现物——相关事物——因为"眼见为实"；
3. 现场采取暂时的对策解决问题；
4. 后续找到问题根源；
5. 使流程标准化避免问题复发。

二、现地现物的实施方法

现场就是离问题最近的地方，无论你想解决问题还是想学习解决问题的方法，都要深入现场、确认现物、调查现实。现地现物管理的实施主要体现在坚持"三现"主义上，即"现场、现物、现实"。

1. 现场 "现场"就是让我们不要只坐在办公室里进行决策，而是要立即赶到现场，奔赴一线。来到现场如何观察呢？现场是生机勃勃的，每天都在变化，如果你不是"三现"主义者，不具备正确的观察方法，就没法感受现场的变化，包括异常。

2. 现物 管理最重要的概念是"总是以事实为基础而行动"，解决问题要求你找到事实真相。只有一个真理存在，最通用的方法就是"到问题中去，并客观地观察其过程"。观察你看不到的地方，这时事实就会出现。要发现其变化的原因，仔细观察事实。当你这样做时，隐藏的原因将会出现，这样做你可以提高发现真相的能力。

3. 现实　解决问题需要你面对现实，把握事实真相。我们需要用事实解决问题，而事实总是变化无常的，要抓住事实就要识别变化，理想与实际总是有很大的差距。很多问题如果我们不亲临现场，不调查事实和背景原因，就不能正确认识问题。但为什么会发生那样的问题呢？我们要多问几次"为什么"，对"现物"和"现实"进行确认。

三、现地现物在医院管理中的应用

在某医疗集团新院区启用之际，院长与分管院长们深入医院管理一线，实施现地现物管理，通过现场协调，一一化解发现的问题，并且取得明显进展和成效。

1. 现场　医院领导深入一线进行现地现物管理，坚持立即办理、马上处置的快速现地现物管理要求，并且跟踪办理效果和落实情况一段时间，才能放手。例如，对于新院区自助挂号收费中的问题，克服一切困难，立即启动支付宝和微信支付程序，收到了很好的效果。就诊患者反映使用新方式支付非常方便，短短几天支付宝就完成医疗支付1500多笔交易，微信完成了500多笔交易，大大地方便了患者。现地现物管理必须克服部门之间扯皮、推拉以及过分强调部门利益的突出问题。

2. 现物　医院领导首先明确现物，突出重点，狠抓关键，把握实施现地现物管理的关键所在。诸如新院区医疗安全与患者安全状况的评估、医疗环节突出管理问题的解决等，都要放在突出位置上，思考并且采取有力措施加以解决。一个医院如果医疗安全得不到保障，则一切都无从说起！因此，院长深入医疗一线，实施现场管理，就要首先关注和解决上述问题。例如，分管领导到新院区，首先应检查电梯安全、消防安全；协调解决供应室质量和安全问题，以及新院区住院患者病房服务中心建设和配备问题。

3. 现实　医院领导应敢于担当，面对现实，把握事实真相。现实医院管理运行中的问题，与社会上的情形类似，许多都是出自部门的利益格局和思考、自己的工作习惯和依赖性，以及部门之间的工作协调和有效沟通。许多领导对于自己想做的事，总是喜欢放大意义，对于不喜欢做的事则是放大困难和问题，主观臆断与个人主义、部门利益的影响比较大。

第二节　可视化管理

一、可视化管理概述

（一）可视化管理的概念

可视化管理，也称为目视管理，是利用互联网和计算机系统，在管理者掌握组织有效信息的前提下，实现管理上的透明可视化，可以将管理的效果渗入并体现在组织人力资源、货物供应链、客户信息管理等各个环节。

可视化管理的优点是能够让组织各个部门的工作流程均以视觉信息形式呈现，更加有效地传达组织内部的可视化信息。可视化管理体系主要采用透明化、可视化、一目了然的方式对组织需要管理的信息进行呈现。文字符号、图画符号、国家食品安全标志等醒目的符号标志，以及用于警告、发出指令、进行引导等标志均属于一目了然、显而易见的方式方法。因此，可视化管理除了称为目视管理，也叫作一目了然式管理、显而易见式管理等。

（二）可视化管理的意义

组织实施可视化管理的意义主要体现在以下几个方面。

首先，可视化管理可以将信号进行快速传递，将组织所潜在的问题和浪费情况通过直观形象的形式显现出来；可以轻而易举找到管理者需要管理的地方，而且每个员工都可以很方便地观察到；使员工都能遵守准则，并能够轻易地纠正错误现象；让每个人都可以轻易指出组织运行情况是否正常，并且对正常与异常情况的判定不需要到现场探测，就可远程辨别。

其次，可视化管理能使整个工作现场看起来更加明亮且整洁，有利于营造安全且舒适愉悦的工作氛围，有利于打造员工和客户都满意的环境，这种公平公开、谨慎客观以及透明化的方式，有利于齐心协力、鼓舞意志。

（三）可视化管理的目标与规则

1. 目标 ①清楚地告知员工需要做些什么，以尽早识别异常问题，从而使检查有效果；②避免人为造成的错误或疏漏，并一直保持正常状态；③通过观察的方式，可以轻易暴露出有问题的地方以及滥用现象，进而提前防止和消除各类隐患以及滥用。

2. 规则 ①视觉化，无所保留地进行标注，实行颜色管理；②透明化，呈现出需要观察但又容易被隐藏的地方；③界限化，标明如何确定正常与异常情况，使之一清二楚。

二、可视化管理的实施方法

要保障可视化管理在组织中有效地推行，一般应按照以下步骤进行。

第一步，确定管理目标：所有员工都参与拟定和商议；设法满足自己的需要；试用期间，相关人员的行为应该完全遵从规定。

第二步，建立组织：建立一个以最高责任人为组长的领导小组；各工作组按部门或业务设置，部门负责人为组长；成立一个由技术高超的人员和外部专家组成的咨询小组，主要负责技术问题的解决和现场咨询。

第三步，促进教育和动员活动：开展专家讲座、员工讨论；使用基于标记点的摄影系统来发现不足之处。

第四步，组织教育培训课堂讲解：阐述实行可视化管理的理由、作用及推广实行方法；在小组讨论和课堂讲解后，组织员工交流，发现适合本部门的管理方法，让员工积极地参与进来。

第五步，现场咨询：辅导人员进入各部门，同员工一起对可视化管理的相关内容进行回忆，将重新制订的改进计划呈报给上层管理者，并在得到管理者的许可之后开始实行。在开展计划期间，辅导人员与员工一起评审，改善员工提出的不足之处，并记录改进过程。

在可视化管理的实施阶段，我们需要从以下10点出发进行检查。

（1）是否在远距离处也能显得清晰明了；

（2）是否标明了应该强化管理的方面；

（3）是否每个人都可以指出当前状态是好是坏；

（4）是否每个人都可以使用而且容易使用办公用品；

（5）是否每个人都能依照规定并且在出错时能及时更正；

（6）可视化道具的使用是否能使现场更加敞亮和干净；

（7）是否依照"（模拟）道具→设置→（模拟）使用"的顺序；

（8）是否在有短缺时进行改进，直到模拟物品达到指定位置；

（9）是否在没有出现短缺时，制作/设置/使用可长久使用的材料；

（10）是否使可视化管理与医院的要求保持一致。

第六步，结果公布：在可视化管理活动进行一个阶段后，进行总结，显示改进结果，汇报经验。

第七步，将结果进行巩固：将促进活动的良好方法和良好措施形成可以作为准绳的文件，作为指导和培训标准。

三、可视化管理在医院中的应用——以急诊室护理管理为例

急诊室负责医院的应急诊断、应急抢救和重症监护。它是抢救危重患者和维持患者生命迹象的场地。危重患者大都集中在这里，这里聚集着各个病种的患者，是医院各科室中任务最多、最困难的科室。急诊室救治的成功率受管理模式的影响很大。

（一）可视化管理在医院急诊室护理管理中的实施方法

1. 建立可视化管理团队 急诊室的可视化管理团队由医院的护理人员组成。急诊室对于如何实施可视化管理，需要结合所有科室成员的意见，并且由科室的护士长负责进行检查、监督和实施。

2. 开展可视化管理培训 要面向急诊室的所有成员，把可视化管理中的实施办法、定义、实施目的和作用作为培训的主要内容，以期把可视化管理应用于急诊室管理工作中，希望全体人员都能够积极参与，提升管理水平和管理水准。

3. 急诊室的环境布局

（1）抢救室的标识设置：抢救室每个房间要用不同的颜色分割成不同的医疗区。抢救室管理严密，双开门用"抢救室"（图5-1）和"家属止步"字样来警示非医务人员。在通道处用箭头进行指示并配以文字加以说明，使医护人员和患者进出更加便利。

（2）抢救室可视化管理：抢救室设置两张床铺，用于抢救工作，并在每张床上粘贴醒目的床号。在抢救室的墙上粘贴配以文字的急救流程图（图5-2）。为了使医护人员使用抢救车更加方便，需要在抢救车盖板一侧明显的地方粘贴救护车的标志。

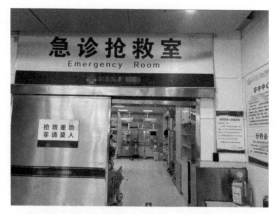

图 5-1 抢救室的标识设置

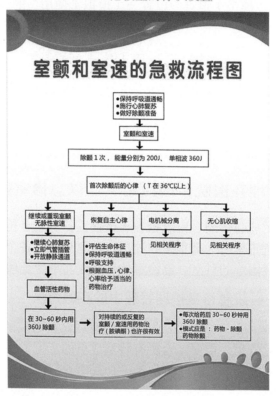

图 5-2 急救流程图

（3）复苏室可视化管理：将"复苏室"标识粘贴在急诊复苏室的墙面上；用鲜明的红色地位线画出复苏床所在的区域，并在四周用数字进行区域划分，可划分五个区域，并明确各个区域负责的项目。为了使紧急情况下医护人员能够及时准确地找到各自的位置，选用五种对比鲜明的颜色按照定位的要求贴在不同区域（图 5-3）。

（4）护士站可视化管理：在护士站设置公示栏，将其分为每天值班人员的名字、各种各样的通知消息、专业知识的学习、各个部门的急救电话以及急诊园地五部分。在对文件资料方面的可视化管理上，可以用玻璃柜将各种文件存储在一起，做好分类工作，以便查找（图 5-4）。

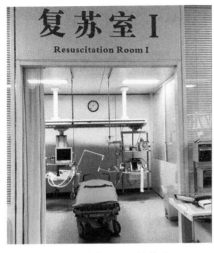

图 5-3 复苏室

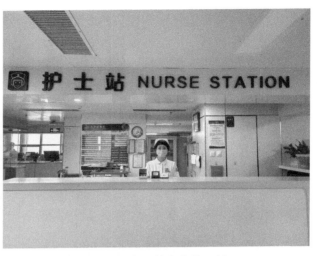

图 5-4 某医院儿科病房护士站

（5）应急药物管理：对于常用药品，要按药的名字、基数以及规格进行标注，并且按照编好的序号垂直地摆放好；对于应急类药品，要求统一分类编号，按照一定位置、一定数量摆放，贴上醒目标签；对于高危药品，分区域、分级别进行相应的管理工作，贴上有关的警示标志，对于不同种类的高危药品，要用不同的颜色进行区分，并贴上"高警讯药品"（图5-5）标签；在相似药品上要粘贴"相似"标志，规格不同的相同药品要粘贴"多种规格"标志，方便认识辨别，避免出现差错。

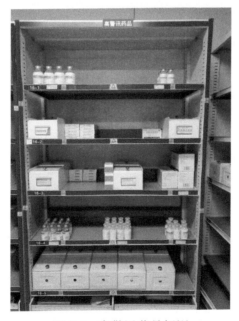

图 5-5 高警讯药品标识

（6）应急设备管理：将定位设备以及画有应急设备的图示粘贴在抢救室墙上的显著区域；设置划分区域的线，用红线标示仪器的停放点，并将仪器名称直接标在放置仪器位置上方的墙上，使识别更加容易、使用便利、回位准确。根据急救设备的操作说明，将操作流程图粘贴到设备相应部位，达到准确使用急救设备的目的，同时也可以防止使用不当造成的设备损坏进而影响救援工作。要将中文释义标注在设备功能的操作键上，这样更方便识别，使用也更加便捷。同时，不同设备的操作方法一般不会一样，因此要注意它们的各自特征，制作并粘贴警示提示标识（图 5-6）。

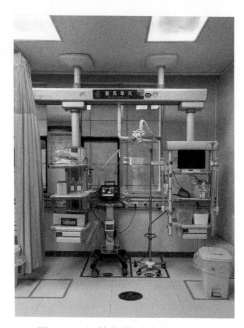

图 5-6　急救室的应急设备标识

（二）可视化管理在急诊室护理管理中的作用

1. 有利于提高急诊室的护理质量　由于使用清楚和合适的颜色信息，可视化管理能够让护士记得更为牢固，警惕意识更强，有效地减少护理事故的发生，护士与患者之间的纠纷减少。在护理管理实行可视化管理之后，部分护理质量较之前有明显的提高，通过色彩标识，护士能够依据不同颜色所代表的不同意思，做出及时且准确的评估与观察，同时按照标准的流程实施急救操作，使急救工作有条不紊地进行，极大地增强了护理的功效和作用。

2. 有利于减少医疗伤害的发生　通过规范、显著的标记对护士加以提示，使护士的操作符合标准，从而减少医疗伤害的发生；同时使用带有颜色的标签标记各种风险，使护士的视觉印象更加深刻，增强安全意识，进而最大限度地减少医疗伤害的出现。

3. 能够使患者更加满意护士的护理工作　护士需要提前向患者和家属普及各类标识的相关知识。这方面的工作要做好，这样才能够使健康教育更有效，患者才会更加注重安全问题，能很有效地降低患者的不满意度。护理安全标志的使用还可以增进护士与患者之间的交流，将更加有效的、符合患者需求的护理服务给予患者，从而使他们对医院的护理服务更满意。

因此，采用可视化管理的方法对急诊室的护理质量进行管理，可形成全员参与和自我管理模式，有效地引导护士视觉感知的各种外部因素，规范护理的步骤以及护理的过程，降低护理过程中不确定性因素发生的概率，极大地提升护理的质量，增强患者对医院护理服务的满意程度。总而言之，可视化管理被认为是低风险且有效果的护理管理方法。

第三节　看板式管理

一、看板式管理概述

（一）看板式管理的概念

看板式管理是一种以准时生产方式操纵现场生产流程的工具。信息流程的减少可以依靠准时生产方式中的拉动式生产系统，生产过程中的物料流动顺畅可以通过拉动式生产系统与确定数量且固定盛放货物的容器等方式的配合来实现。

准时生产方式的目的是减少生产过程中花费的成本，它在生产系统的每个部分全面实行，是一种不同于以往的、能使生产有效进行的新型生产方法。准时生产方式使用了看板式管理工具，看板联系着各个环节，发挥的作用尤为重要。

看板式管理方法是将物流或者信息流在同一道工序内或前后工序之间进行传送。准时生产方式作为一种拉动式管理方式，它的作用就是借助信息流将信息从最后一道工序传递给上一道工序。看板是传送信息时的介体，因此可以说，没有看板，准时生产方式就不可能实行。所以，有时也将准时生产方式称为看板生产方式。

由于信息技术的快速发展，看板生产方式已逐渐被计算机替代。现在最流行的物资需求计划系统用计算机代替了准时生产方式中的看板，并且每个过程都是联网的，指令的发布、工序之间的通信均是由计算机完成的。

现在物资需求计划系统被国内的很多企业采用，但大都没有成功，这是因为这些企业在直接使用物资需求计划系统之前并没有施行准时生产方式。物资需求计划系统仅是一种将烦琐的手工操作转变为电脑操作的软件，这决定了它的作用只能是提高生产效率，而不能解决准时生产方式所提出的问题。物资需求计划系统只是一个工具，因此只有在推行准时生产方式的条件下，医院才能推广使用物资需求计划系统，否则只会浪费财力和精力。

（二）看板式管理的类型

1. 三角形看板　三角形看板主要为整理、整顿、清扫、清洁、素养这五个项目的管理服务。看板内容主要是将各种物品的名称标示出来，看板被放置在区域内特定的位置上，并且这些区域是现场划分好的。

2. 设备看板　设备看板可以附加在设备上，不影响人员流动、物流和操作的正确位置。设备看板的内容包括设备的基本情况、检验情况、检验现场的原理图、主要故障、办理手续、管理职责等（图5-7）。

3. 质量看板　质量看板的主要内容是生产现场的日、周、月质量状态分析和质量趋势，质量事故的数量及描述，员工的技能状况，以及部门的指导方针等（图5-8）。

设备运行看板

日期：2015年12月30日

组别	设备	零件名称	计划量	产出量	脱模次数	膜出数	设备状态	运行占比	产出效率	下道工序
L01	MA900	ECP003	800	600	300	2	G01	70%	95	N09
L02	MA120	MCP98	1000	900	300	3	G01	85%	90	N07
L03	MA360	ECP233	1800	600	600	1	G02	90%	98	N05

图 5-7　设备看板

4. 生产管理看板　生产管理看板的内容包括生产计划、计划完成程度、生产作业进度、设备运行及保护情况、车间的结构等（图 5-9）。

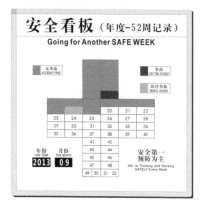

图 5-8　安全看板（质量看板）

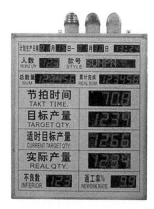

图 5-9　生产管理看板

5. 工序管理看板　工序管理看板是车间内各个程序之间使用的看板，如取料看板、发货情况管理看板等。

（1）取料看板：这类看板在车间的各个过程之间发挥作用，它的内容主要有生产活动的序号和名称、操作者、放入材料的时间和数量、完成工作的时间、首次的检验和检查等（图 5-10）。

FROM→TO	取料看板	
前工序	放置场所	背面号码
	号码	
后工序	名称	
	型号	
	收容量 / 容器 / 发行编号		

FROM→TO	取料看板		
前工序	放置场所	背面号码	
	号码		
后工序	名称		
	型号		
	收容量	容器	发行编号

图 5-10　取料看板

（2）发货情况管理看板：这类看板位于加工制造产品的场所，其内容主要包括生产活动的序号、生产小组的名称、产品的完成日期、发货时间、接收货物的客户等。

6. 在制品看板　在制品看板包括工序内看板、信号看板。

7. 领取看板　领取看板包括工序之间看板、对外订货看板。

（三）看板式管理的原则

1. 只在必要时后工序才向前工序取必要数量的零件。它需要完全改变现有的程序和方式。为了填补被后工序所取走的零件，前工序必须生产足够数量的零件。通过这两条原则，生产系统自然形成一个输送带式系统，保证生产过程所需要的时间处于平衡的状态。

2. 不合格的产品不送到后工序。由于后工序只在前工序中领取必要数量的产品，所以没有多余的物资供它使用，因此一旦发现不合格的产品，必须中断生产过程，找回不合格的产品，送回到前工序。

3. 尽量减少使用的看板数目。看板的数目代表零件库存量的上限。

4. 使用看板以便与需求的小幅度变化相适应。计划的改变是根据市场需求和生产紧急情况，并按照看板的数量自然产生的。

二、看板式管理的实施方法

一般情况下，看板式管理的实行有 8 个步骤，在经过这些步骤之后产品由原材料加工成成品。看板以后生产活动为出发点，遵循以下步骤：

1. 负责后道工序的搬运工把所需数目的空托盘和看板放在叉车上面，进入存放零件的前道工序的地方。这时候，看板会放到看板箱里，等存放到指定的数量时才能领取看板，或者在规定好的某一时间定期领取看板。

2. 如果存储区的零件被负责后道工序的搬运工取走，则前道工序的人员将附在托盘中零件上的生产管理看板拿下，并在看板接收箱中储存这些看板。因为每个托盘中都只有一枚看板，所以被取走看板的那些托盘成了空托盘，搬运工必须将这些空托盘送到前道工序人员所指定的地点。

3. 搬运工拿下每个标有生产命令的看板的时候，还要再加另一枚看板。所以，将两种看板替换的过程中，必须确认领取的看板和相同产品的生产管理看板是否相互对应。

4. 在后处理过程中，操作开始时，领取看板之后，必须将其放于看板箱中。

5. 在前一道生产工序当中，工作人员规定时间完成生产工序或生产任务后，必须从接收箱中收集生产管理看板，将其放入生产管理看板箱中，并且必须按存储区的顺序进行存放。

6. 生产零部件的顺序要依照生产管理看板被放进看板箱中的顺序。

7. 在生产加工期间，生产活动中的这些零部件要和它们的看板作为一个整体变更位置。

8. 为了使负责后道工序的搬运工在任何时候都能方便地领取到零部件和生产管理看板，需要在本工序完成零部件的加工之后，将零部件和生产管理看板一同放到存放区。这两种看板的链式操作，必须在前面的各种工序中连续存在。这种做法的结果就是，每个流程在必要时只接收所需数量的必要物品，所有流程自然实现准时生产。这样的看板链式操作，使得每个工序在一个周期内生产相应单位产品，从而实现生产线的同步。

三、看板式管理在医院中的应用——以手术室耗材管理为例

使用看板式管理的方式对手术室耗材作业流程进行系统分析和改造，根据耗材的大小及包装形态进行重新分类放置，选择适宜的看板，根据每种耗材的消耗速度、补货周期、安全库存数确定采购点和最大库存数，可以大大提高手术室耗材管理的效率和准确率。

（一）看板的设计思路

如何进行"看板"的设计，需要从五个方面来讲：①收集物品相关数据信息，如物品如何使用、使用数目、如何进行添加、供应商、供应室、一级仓库等等。②补充耗用时长、使用时间或时间的改变变量。例如，供应的商户随时都能补充一级仓库，每周有两天或者每天，一级仓库补充二级仓库。③确定哪些物品没有替代品。④拟定一个符合要求的采购地点和库存数量下限，这是确保流程顺利进行的最低要求。例如，每天都能补充一级仓库，库存量的下限是一天手术所需要的数量。⑤为不同的品种挑取相应的看板模式。看板信号可以是卡片、闲置空间、电子信息等等。电子信息看板必须基于二次入站和出站扫描条形码或射频识别代码。

看板式管理是一种"拉动系统"，它是一种系统的消耗品供应方式，可以避免缺货并保持较低库存水平。"看板拉动"添加废料，以需要增添的物品为依据，保证最小的库存，不需要再查点仓库物品。"看板拉动"是一系列活动的组合，包括看板集合、发布采购通知、从主仓库中拿出使用的材料、将使用的材料运送到二级仓库（手术室）、进库和储存、出库和使用，可以避免过多库存和购买过程中花费大量等待时间等与拉动相关问题的发生。

（二）看板式管理的方法

1. 挑取"看板"应用于耗材管理。选用的材料要有使用数目少、供货稳定、体积或者质量超过一般标准等特点。从一个测试区域开始，收集品种数据。

2. 决定符合要求的购买点，对各供应商和医院耗材仓库的补货频率，每种耗材的价格、尺寸、有效期，以及全年平均耗费量做出评价估量。计算每种材料需要的库存为多少以及安全库存为多少，并且拟定出各种材料购买的地方。购买地方的库存并不一定就是准确的，在需要增加货物的时候，材料的存储数量将低于购买点。根据"最大"库存来确定货物需要补充的数量。

3. 为每种看板选择常用的形式，如空的容器、看板卡片、电子网络信息的提示等。我们列出来下面两类。

卡片看板：①用于小尺寸、外包装为方形的材料，如缝针、敷贴、画线笔等。将物品放入仪器柜内，并在购买点的水平线处放置卡片看板，在卡片上标明物品的剩余量，将卡片制作成两份，并且将两张卡片放在一起，另一张供补货物的时候使用。②用于用量大、占用空间比较大的材料，如负压的引流装置、留置针等等。把

采购地方的两张看板都贴在购买点的纸箱上面，当使用到贴有看板卡的纸箱时，立即发出增补货物指令。

容器或者是多容器看板：用于占据大量空间的物品，比如一次性的手术包、螺纹管、输液器等。放置在货架系统中的塑料箱用于盛放这些物品，看板就是空的塑料箱子。按照收取货物的顺序对每个空箱子进行编号，并且标注清楚补货时空箱子应达到的数量。

4. 创建一个卡片看板。看板上应包含物资的订购单位、规格、数目、订单点或者是物品的位置、库存量下限等这些信息，电子信息除了要包含上述信息之外，还应该包括物品的图片。

5. 在相应的容器上对购买的地点做出标示，为了确保购买点的位置准确，需要清楚地标记出每种物品的取货方向。

6. 对全体成员展开培训，所有成员进行看板学习，理解并且学会看板管理过程之中各个步骤需要达到的要求以及它的特点，制定统一的质量评测标准。

第四节　5S 管理

一、5S 管理概述

5S 管理指的是整理、整顿、清扫、清洁、素养这五项。由于它们的日语拼音都是以 s 开头的，所以被称为 5S 管理。5S 管理起源于日本，通过规范现场、打造整洁的工作环境、培养良好的工作习惯，达到提高人们的素质，使其养成良好的工作习惯的最终目标。

5S 管理是日本企业的一种独特管理方式，它是指对生产现场需要的生产要素进行管理。在 20 世纪 50 年代，日本的这种管理方式的宣传口号是："安全从整理开始，到整顿结束。"在那个时期，日本只实行了五个项目中的前两个，即整理和整顿，它的目标是保证作业空间足够使用以及空间的安全性。到了 80 年代，日本特有的管理模式开始面向全世界，它的出现对当时的整个管理模式有很大的影响，并在全世界范围内受到欢迎。

5S 管理是具有日本特色的企业管理日常工作的根本方法，管理品质随着时间不断变化，在第二次世界大战之后，品质快速上升。在丰田的倡导下，5S 管理模式对树立企业形象、按时交货、现场改进等方面都具有重要的作用，并且慢慢地得到各国管理层的认可。随着世界经济的发展，5S 管理已经成为工厂管理的新趋势。这种管理模式在制造业、服务业中应用广泛，改进了现场工作环境的质量以及工作人员的逻辑模式，从而使企业走向全方位的质量管理。为了满足企业向前发展的需要，有的企业新增了"安全"这一项目，5S 成为 6S，甚至某些企业中还出现了 12S，但它们都是由最初的 5S 发展而来的。

二、5S 管理的实施方法

1. 第一步：整理

定义：一个工作场所里的所有物品均可分为必要和不必要两种，要能够明确地区分两者，对于不必要的东西要及时处理掉；树立正确的价值意识，一件东西的价值在于它的使用价值而不是最初的购买价值。

目的：将生产过程中产生的无价值的东西及时清理。活用工作场所中的空间，避免用错、送错物品，营造干净整洁的工作环境。

实施要点：①全面检查自己能看到的以及看不到的工作范围；②调查所需物品的使用频率，以确定物品日需求量和存放区域；③设置"是"和"否"的标准；④从工作场所移走不需要的物品；⑤拟定废弃物的处理方式；⑥每天进行自我检查。

2. 第二步：整顿

定义：对整理后留下的物品进行分类，并分别有序摆放；标明物品的数目。

目的：使工作场所整齐干净，有助于减少寻找物品的时间，避免积压过多物品。

注意点：①整顿后能达到每个人都能立即找到需要的物品的程度；②从他人的角度出发考虑物品的摆放位置；③采用一定的措施使物品在需要时能立即取出；④使用后的物品能轻易归回原来的位置，是否出现差错一目了然。

实施要点：①落实前期整理工作；②明确需要的物品的所在地；③摆放整齐有规则；④地板画线定位；⑤标明场所、物品；⑥拟订处理废弃物的办法。

3. 第三步：清扫

定义：打扫工作场所，使其维持洁净的状态。

目的：除去污秽，维持洁净；保持品质；降低工业伤害发生率。

实施要点：清扫就是使工作现场干净整齐，物品不仅要能立刻取出还要能正常使用，清扫的第一目标就是达到这种状态，由于现在要求制造高品质、高附加价值的产品，所以更不能有垃圾或灰尘的污染，造成产品品质低下。①定期大扫除，清除脏污；②杜绝、隔离污染源；③设立清扫的标准；④划分室内和室外的清扫责任区；⑤对全医院进行一次大清扫，清理每个区域。

4. 第四步：清洁

定义：使整理、整顿、清扫操作过程制度化、规范化，保持其成效。

目的：认真保持处于最佳状态的成果。

意义：坚持整理、整顿、清扫，可以从根源上避免安全事故的发生，创造使职员愉快工作的优质工作环境。

实施要点：①保持车间环境的整齐卫生，保证工人的健康，提高工人的工作热情；②清洁物品的同时工人自身也不能忽略；③对工人来说，还要做到精神层面的清洁，如待人礼貌、尊重别人；④要使环境不受污染，避免职业病的发生。

5. 第五步：素养

定义：开展晨会，提高员工的文明礼貌程度，增强团队意识，培养依照规则做事的工作习惯。

目的：培养职工认真工作的好习惯。

实施要点：①制定识别标准；②拟定医院相关的规章制度；③拟订礼仪准则；④教育训练；⑤开展振奋精神的活动；⑥开展鼓励性的活动；⑦遵循规则。

三、5S 管理在医院中的应用

5S 管理在医院现代化管理中具有积极的应用效果和价值，能有效减少医疗事故的发生，优化医院的整体环境，提高医护人员的整体素质，获得较高的满意度，树立良好的医院形象和口碑，故该管理模式值得在医院管理中大力推广和实践。

（一）拟定 5S 管理的规范内容

1. 整理　这一步骤在整个管理工作中属于重要的步骤，将岗位上不必要的东西清除掉，只留下有用的物品，在必要的时候可以采用"红牌作战"的方式。对工作场所进行整理的目的是使场所中可用的空间更多，防止错误使用现象的发生，同时还可以打造干净整洁的工作场地。所以，必须拟定整理分区的标准，在每个工作场地都要开展一次全方位的检验审查。

2. 整顿　易取、易放、易管理，以及定位、定量、定容是整顿中的"三易"、"三定"。通过将需要的物品加以分类定位放置的方式，时刻保持随用随取的状态。进行不定期的清洁，保持物品规范、干净。文件资料整理标准：文件摆放要合理、整齐、美观，各类物品资料要编号，打上标签标记，保持文档柜整洁。工作椅标准：无论人是否在工位，座椅应时刻保持在原位。办公桌标准：办公桌应按规范摆放，桌面与墙面保持平行，办公桌上要将物品按类别分放；摆放经常使用的物品要体现方便、顺手、整齐、美观、有利于提高工作效率，而与工作无关的物品则收集归放到一起，桌面上所有物品的位置要用标签标好；抽屉内的物品按类别分开摆放。设备标准：整齐、方便使用为实验室摆放设备的标准，在使用完之后要将设备贴墙整齐摆放，按不同类别、位置用标签标示。为减少寻找物品浪费的时间，各科室应对设备每周清洁一次，并做好记录。

3. 清扫　清除掉不需要的物品，岗位保持无垃圾、无脏污的状态。清扫的目的是消除"脏污"，保持职场干净、明亮。办公室内与工作无关的物品一律清除，每周处理一次。

4. 清洁　清洁的规范内容是将整理、整顿、清扫进行到底，并且使其标准化、制度化。清洁的目的是通过制度化来维持成果。

5. 素养　对于规定好的事情，大家都要按要求去执行，并养成一种习惯。这一步骤的目的是提升人的品质，建造守纪律的工作场所，铸造团队精神。

（二）成立 5S 管理组织机构

成立 5S 管理推行小组及督查小组，高层领导的决心是活动成功的关键。为此，医院特设兼职 5S 专员，由医院分管行政后勤的领导担任；部分职能部门负责人及临床、医技各科主任和护士长也要担任 5S 专员，全面负责 5S 管理活动的组织、规划、实行、检查、测评等，对员工开展 5S 培训和宣传，协调 5S 实施过程中所遇到的巡查和相关问题的处理。

（三）全员培训

5S 管理需要由专人对全体员工进行培训和指导后才能正式进行，让大家明确什么是、为何做、怎么做 5S 管理，使全体员工充分认识开展 5S 活动给自己带来的益处，以此调动广大员工的积极性。

（四）制定奖罚制度

推行小组将每半月对 5S 进行一次检查，依据统计检查的结果，评选出先进科室，并通过表扬和物质奖励的方式对相关人员、部门进行激励。评选结果最差和不合格的科室，小组对其处以罚款，并对其不合理的地方提出改进的意见。

（五）应用效果

1. 医院管理水平的提升离不开 5S 管理的顺利开展　通过形成严谨的工作作风、全方位的服务措施、规范化的管理、高品质的服务，从而增加患者的安全感和信任感，增强患者对医院的满意度，提高医院在医疗市场中的竞争力。通过这项活动，医院建立了标准化、规范化行为，提高了员工的责任感和纪律性，使得人人都能自主管理。为了及时发现过程中的问题并加以整改，5S 质量自查工作每月进行一次，这促使医院的管理水平上升到一个全新的台阶。

2. 5S 管理能快速高效地完成工作　这也是 5S 管理追求的目标，5S 管理中的"三定"及三个基本要素，即场所、方法、标识，为医院提供了优良的工作环境和氛围，使物品摆放更加规律，便于在需要时的取出和使用过后的放回，从而提高了工作效率；通过明确工作目标、优化工作流程的手段，打造更加省时、合理、高效的工作流程；为了使医院工作有条不紊地开展，避免管理人员在监察时出现包庇现象，同时降低人为因素导致的出错率，应完善制度建设工作，以保证各项工作的顺利开展。

3. 5S 管理使医务人员的综合素质显著提高　为了达到通过细节管理，使员工养成严谨的个人工作作风和良好的职业素质的最终目的，应在提升工作效率和改善工作环境的同时开展一些活动，从而提升员工业务水平，增进员工之间的感情交流。从小事做起，营造优良的工作环境；倡导从一言一行着手，促使每位工作人员养成认真负责的习惯；做到服装整洁、言行文明、态度热情，改善全院医务人员的精神面貌，以此提高服务的质量，树立良好的形象。这就是"人造环境，环境育人"，这同时也是 5S 管理的真谛。

4. 5S 管理使患者满意度提高　患者的满意度作为现代的质量管理评价方法，是最具说服力的质量评价标准，促使医院迫切提高服务质量。医院如若无法提供良好的服务，就会在激烈的竞争中被淘汰。通过推行 5S 管理，医院的整体管理水平得到了提升，从而达到了提高患者满意度的目标。

总之，5S 管理作为一种方法、理念、品质和精神，有利于提升医院的外在形象，提高员工的工作积极性，有利于组织的结构分化与再造，使员工迅速高效地完成工作。医院管理通过引入企业的 5S 管理方法，促使工作更科学化、标准化和制度化，从而使工作质量上了一个新台阶；同时，减少了浪费，提高了医院运行的效益，因此 5S 管理在医院管理中发挥着重大作用。

【本章小结】

现场管理是精益管理的核心内容之一。由于医院的多场景、多设备特点，在实施医院精益管理时，现场管理与改善尤为重要。本章系统阐述了医院现场管理与改善工作中所使用的精益管理工具和方法，主要包含现地现物管理、可视化管理、看板式管理和 5S 管理。

现地现物管理是指当发生问题的时候，管理者要快速到"现场"去，亲眼确认"现物"，认真探究"现实"，并据此提出和落实符合实际的解决办法。现地现物管理主要体现在坚持"现场、现物、现实"的三现主义上，体现的是一种认真、务实的态度。

可视化管理可归纳为将需要管理的对象用一目了然的方式来体现。一个医院若能实现可视化管理，将给医院带来更高的效益。可视化管理不仅能让医院的流程更加直观，使医院的信息更加有效地传达，从而实现管理的透明化，还能使管理者更加有效地掌握医院信息，了解到医院各个环节的需求，更好地为医院服务。

看板式管理是控制现场生产流程的工具。运用看板管理的方法对医院手术室耗材作业流程进行系统分析和改造，根据耗材的大小及包装形态进行重新分类放置，选择适宜的看板，根据每种耗材的消耗速度、补货周期、安全库存数确定采购点和最大库存数，可以大大提高手术室耗材管理的效率和准确率。

5S 管理是指为了提升员工的个人素养，使其养成良好的工作习惯而营造一目了然的工作环境。5S 管理在医院现代化管理中具有积极的应用效果和价值，能有效减少医疗事故的发生，优化医院的整体环境，提高医护人员的整体素质，获得较高的满意度，树立良好的医院形象和口碑。

案 例 篇

第六章　医疗质量改进

案例一　提高住院患者抗菌药物治疗前病原学送检率

一、项 目 背 景

精益管理是公认的促进医院现代化管理、推动医院高质量发展的重要工具。当前，公立医院在牢固树立底线红线思维，做实做好医院感染控制工作，筑牢疫情防控防线的同时，更要沉下心来、稳住步子，注重内涵式建设，深化改革创新，加快补齐内部运营管理短板和弱项，向精益管理要效益。当今医疗机构面临日益增长的外部压力与挑战，社会各界对医院的服务质量、患者安全、费用、等待时间以及员工职业道德等方面有更高的诉求，因此，精益理论在医疗领域的推广势在必行。现代医院管理方式的转变，需要医院管理思维和理念的转变，呼吁新的管理思想指导实践。精益作为一套工具、一种管理系统以及一种能够改变医院组织和管理方式的哲学有助于改进医院的管理体系，帮助医院迎接新的挑战。

精益管理对世界各地医院起到积极作用的例子有很多。新乡医学院第二附属医院（河南省精神病医院）作为一所享誉全国的大型公立精神卫生专科医院，是集医疗、教学、科研、预防、康复、保健、司法精神医学鉴定为一体的省级精神卫生三级甲等专科医院。医院的愿景是成为"国内一流、国际知名"的医院。为了实现医院愿景，统筹各种要素，全面提升医院的社会效益、技术效益和经济效益是医院领导和所有员工的重要目标。医院领导敏锐地意识到管理是有效整合各种资源以实现医院服务价值最大化的关键要素。为此，2021 年 8 月，医院引进并开展了"精益绿带项目培训"。感控科积极参与了项目培训，科室成员根据工作实践和质量控制中存在的实际困惑，选定了"提高住院患者抗菌药物治疗前病原学送检率"作为科室精益改善项目。

住院患者抗菌药物治疗前病原学送检率是指接受抗菌药物治疗的住院患者中治疗前送检的人数所占的比例，具体地讲是指以治疗为目的使用抗菌药物的住院患者，使用抗菌药物前病原学检验标本送检病例数占同期使用抗菌药物治疗病例总数的比例，具体计算如公式（6-1）所示：

$$\frac{\text{抗菌药物治疗}}{\text{前病原学送检率}} = \frac{\text{使用抗菌药物治疗前完成}}{\text{病原学送检的病例数}} \times 100\% \qquad (6\text{-}1)$$

该指标反映了医疗机构住院患者抗菌药物治疗、送检及管理情况。同时，该指标是医院抗菌药物使用和管理以及医院感染预防与控制质量管理的重要标准之一。第一，考核指标——该指标是国家卫生健康委员会，简称"卫生健康委"对三级公立医院进行绩效考核的指标之一；第二，控制指标——该指标是国家卫生健康委《医院感染管理质量控制指标（2015 年版）》中的指标之一；第三，衡量指标——该指标是衡量医院抗菌药物使用规范性、合理性的标准之一；第四，改进指标——该指标是 2021 年、2022 年国家医疗质量安全改进目标之一；第五，评价指标——该指标是国家《抗菌药物临床应用指导原则（2015 年版）》中的评价指标之一；第六，行动指标——该指标是国家《"提高住院患者抗菌药物治疗前病原学送检率"专项行动指导意见》中的行动指标。

抗菌药物使用不当的最直接后果是增加药物不良反应和耐药菌的发生率。长时间应用广谱抗菌药物可能导致细菌群失调，继发二重感染，同时会增加治疗难度和医疗费用。规范使用抗菌药物可以控制医疗费用，降低药物的不良反应发生率。

为规范抗菌药物使用，我国近年来已陆续出台一系列规范方案：2012 年《抗菌药物临床应用管理办法》正式出台，通过建立抗菌药物临床应用分级管理制度将抗菌药物分为非限制使用、限制使用与特殊使用三级管理；而且《抗菌药物临床应用指导原则（2015 年版）》对不同级别的抗菌药物治疗前送检率做出了明确规定。

同时，病原学送检率已被明确纳入医院评审与考核指标体系。《三级医院评审标准（2020 年版）》明确指出，对医院抗菌药物治疗前病原学送检率的审核标准参照《医院感染管理医疗质量控制指标（2015 年版）》的评价指标：要求住院患者抗菌药物使用前病原学送检率不低于 30%，限制使用级不低于 50%，特殊使用级不低于 80%，如图 6-1 所示。

图 6-1　医院抗菌药物治疗前病原学送检率审核标准

最近，国家卫健委连续两年把提高抗菌药物治疗前病原学送检率作为国家医疗质量安全改进目标之一进行强调，根据《2021 年国家医疗质量安全改进目标》《2022 年国家医疗质量安全改进目标》（以下简称为《目标》），提高抗菌药物治疗前病原学送检率（尤其是限制使用级以上抗菌药物），提升无菌性样本送检比例，可以有效提高抗菌药物使用的科学性和规范性，对遏制细菌耐药性、提升治疗效果和保障人民群众的健康权益具有重要意义（图 6-2）。《目标》还明确了送检率标准以及病原学检验项目的内容，即细菌培养、真菌培养；降钙素原检测、白介素-6检测、真菌1-3-β-D葡聚糖检测（G试验）等。

根据国家卫健委指示，重点强化医疗机构的主体责任，提高抗菌药物治疗前病原学送检率势在必行！医疗机构承担年度目标改进工作的主体责任，提倡成立由检验、药学、临床科室、感控管理部等多部门组成的专项工作组，实现多学科有效协同，尤其是要注重建立目标改进工作的调度和激励约束机制，充分调动相关管理人员和医务人员的积极性。

接受抗菌药物治疗的住院患者病原学送检率	=	使用抗菌药物治疗的住院患者病原学标本送检例数 / 同期使用抗菌药物治疗的住院患者总例数 ×100%	≥50%
医院感染诊断相关病原学送检率	=	完成医院感染诊断相关病原学送检的病例数 / 同期发生医院感染病例总数 ×100%	≥90%
联合使用重点药物前病原学送检率	=	接受两个或以上重点药物联合使用前病原学送检病例数 / 同期住院患者中接受两个或以上重点药物联合使用病例数 ×100%	=100%

图6-2 医院抗菌药物治疗前病原学送检率

国家卫健委合理用药专家委员会抗菌药物专业组专家表示："在抗菌药物临床应用管理上，医疗机构的主体责任应进一步强化，各级医院都应加强对相关医务人员进行抗菌药物使用规范的教育，进一步严格抗菌药物处方权的授予和管理，分解细化到每一位负责人；同时，药学部门及感控部门作为医院感染控制的重要'防线'，应持续加强自身专业技术水平，与医院各职能部门保持密切合作，保证病原学送检率达到国家标准，最大程度为临床抗菌药物目标治疗提供依据。"

根据上述背景资料结合实际工作情况，科室成员讨论指出了医院抗菌药物使用中存在的问题，明确了参与医院精益改善项目要解决的问题包括以下两个：①我院住院患者抗菌药物治疗前病原学送检率低，达不到《抗菌药物临床应用指导原则（2015年版）》中抗菌药物临床应用管理评价指标及要求的基本标准，影响了医院三级公立医院绩效考核指标，以及抗菌药物使用的科学性、合理性和规范性；②提高住院患者抗菌药物治疗前病原学送检率是2021～2022年国家医疗质量安全改进目标重要指标之一。

2021年6～10月新乡医学院第二附属医院住院患者抗菌药物治疗用药人数为885人，治疗前病原学送检人数为110人，治疗前病原学送检率为12.43%。选取的5个试点科室2021年6～10月的抗菌药物治疗前病原学送检率分别为：内科38.76%、神经内一科19.44%、神经内二科5.41%、精神二科8.33%、某科室10.53%。除内科大于30%外，其他科室均不达标。

二、现状与目标

2021 年 6～10 月医院抗菌药物治疗前病原学送检率如表 6-1 和图 6-3 所示。

表 6-1　2021 年 6～10 月抗菌药物治疗前病原学送检率

月份	治疗用药人数/人	治疗前送检人数/人	病原学送检率/%
6	195	18	9.23
7	202	18	8.91
8	180	21	11.67
9	151	26	17.22
10	157	27	17.20

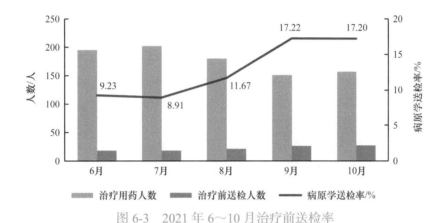

图 6-3　2021 年 6～10 月治疗前送检率

（一）确定试点科室

确定 5 个试点科室：选取使用抗菌药物较多且送检率不达标的 3 个综合科室，即内科、神经内一科、神经内二科；选取具有精神卫生专科医院管理特色且感染发病率较高、送检率不达标的精神科男女病区各一个，即精神二科、某科室。

（二）现场调研、数据收集

现场访谈试点科室医生 17 名；现场查阅应病原学送检而未送检病历 74 份（图 6-4）。

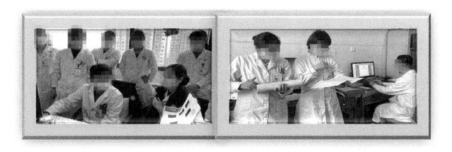

图 6-4-1　现场调研图片

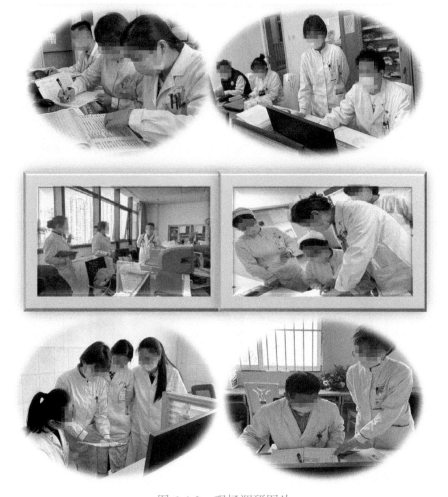

图 6-4-2　现场调研图片

（三）目标

目标为全院和 5 个试点科室到 2022 年 4 月住院患者抗菌药物治疗前病原学送检率达 50%。

三、原 因 分 析

根据现场调查的数据与事实进行原因分析，如图 6-5 所示。

（一）人员因素（20%）

（1）医师因素：①习惯经验性用药；②该不该送检不清楚；③不知道送检要求；④送检结果阳性率低，无临床指导意义；⑤开具送检医嘱不及时；⑥专项培训不到位。

（2）患者因素：①社区已经使用抗菌药物；②未按要求及时留取标本。

（二）管理因素（30%）

（1）医院没有明确的送检规定；

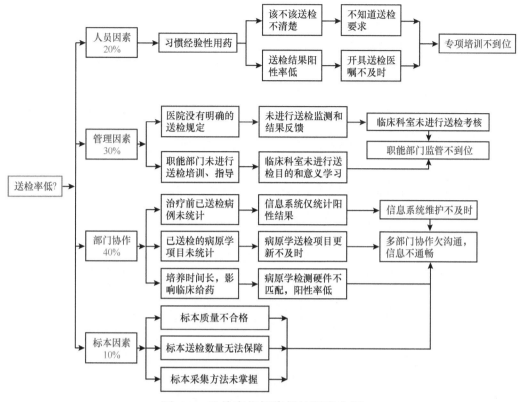

图 6-5 送检率指标降低的因素分析

（2）职能部门未进行送检监测和结果反馈；
（3）临床科室未进行送检考核；
（4）职能部门未进行送检培训、指导；
（5）临床科室未进行送检目的和意义学习；
（6）职能部门监管不到位。

（三）部门协作因素（40%）

（1）治疗前已送检病例未统计；
（2）信息系统仅统计阳性结果；
（3）信息系统维护不及时；
（4）已送检的病原学项目未统计；
（5）病原学送检项目更新不及时；
（6）培养时间长，影响临床给药；
（7）病原学检测硬件不匹配，阳性率低，无临床指导意义；
（8）多部门协作欠沟通，信息不通畅。

（四）标本因素（10%）

（1）标本质量不合格；
（2）标本送检数量无法保障；

（3）标本采集方法未掌握。

送检率降低原因分析汇总如下。

（1）专项培训不到位；

（2）职能部门监管不到位；

（3）信息系统维护不及时；

（4）多部门之间协作欠沟通，信息不通。

四、改善行动

提高医院抗菌药物应用前病原学送检率方案计划及完成情况见表 6-2。抗菌药物应用前病原学送检相关方案、制度及系统管理见图 6-6。

表 6-2　提高医院抗菌药物应用前病原学送检率方案计划及完成情况

根本原因	改善行动	负责人	计划完成状态	计划完成时间
专项培训不到位	对病原学送检率不达标的科室进行现场培训；新入职人员做好岗前培训；每年定期开展全员培训一次，提高员工对治疗前病原学送检重要性的认识	郑霁瑜	已完成	持续改进
职能部门监管不到位	施行院科两级监管；制定医院抗菌药物应用前病原学送检管理规定；将病原学送检工作纳入感控管理和医疗质量管理考核工作，建立合理奖惩制度；合理制定改进目标值，及时进行监测数据分析、评价、反馈，沟通指导	孙玉玺	正在进行	持续改进
信息系统维护不及时	及时对医院感染实时监控系统维护；及时更新病原学送检项目；利用信息化手段提醒医师在开具抗菌药物时采集并送检病原学标本	孙玉玺	已完成	—
多部门之间协作欠沟通，信息不通畅	建立抗菌药物治疗前病原学送检督导工作多部门协作机制，职责分工明确，加强沟通协调；建立指标考核体系，区分考核指标和日常检测指标，对抗菌药物通用名称、开始使用日期、结束使用日期、使用目的、病原学送检项目、送检日期等信息开展监测	孙玉玺	正在进行	持续改进

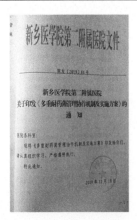
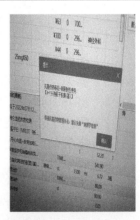

图 6-6　关于抗菌药物应用前病原学送检相关方案、制度及系统管理

五、结果与持续改进

（一）2021年6月至2022年4月全院和5个试点科室改进结果

（1）全院2021年6月至2022年4月治疗前送检率如图6-7所示。

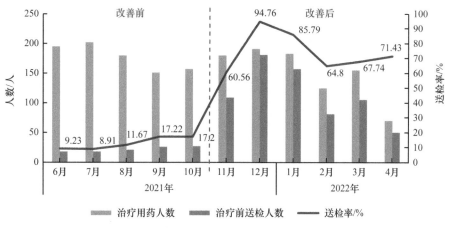

图6-7 2021年6月至2022年4月治疗前送检率

（2）内科2021年6月至2022年4月治疗前送检率如表6-3、图6-8所示。

表6-3 内科2021年6月至2022年4月治疗前送检率

月份	治疗用药人数/人	治疗前送检人数/人	送检率/%	月份	治疗用药人数/人	治疗前送检人数/人	送检率/%
6月	26	8	30.77	12月	24	22	91.67
7月	32	9	28.13	1月	18	15	83.33
8月	17	5	29.41	2月	14	11	78.57
9月	22	11	50.00	3月	16	11	68.75
10月	32	17	53.13	4月	1	1	100
11月	29	26	89.66				

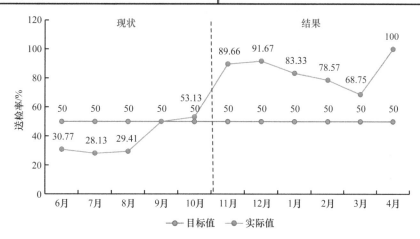

图6-8 内科2021年6月至2022年4月治疗前送检率

（3）神经内一科 2021 年 6 月至 2022 年 4 月治疗前送检率如表 6-4、图 6-9 所示。

表 6-4 神经内一科 2021 年 6 月至 2022 年 4 月治疗前送检率

月份	治疗用药人数/人	治疗前送检人数/人	送检率/%	月份	治疗用药人数/人	治疗前送检人数/人	送检率/%
6 月	26	3	11.54	12 月	28	25	89.29
7 月	18	2	11.11	1 月	26	23	88.46
8 月	27	8	29.63	2 月	22	19	86.36
9 月	23	7	30.43	3 月	19	17	89.47
10 月	16	1	6.25	4 月	1	1	100
11 月	25	20	80.00				

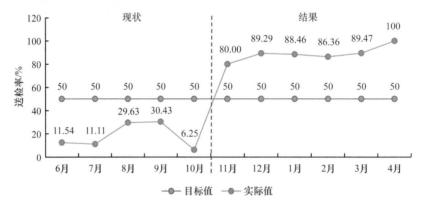

图 6-9 神经内一科 2021 年 6 月至 2022 年 4 月治疗前送检率

（4）神经内二科 2021 年 6 月至 2022 年 4 月治疗前送检率如表 6-5、图 6-10 所示。

表 6-5 神经内二科 2021 年 6 月至 2022 年 4 月治疗前送检率

月份	治疗用药人数/人	治疗前送检人数/人	送检率/%	月份	治疗用药人数/人	治疗前送检人数/人	送检率/%
6 月	19	2	10.53	12 月	22	21	95.45
7 月	20	2	10.00	1 月	20	19	95.00
8 月	23	1	4.35	2 月	29	27	93.10
9 月	19	0	0	3 月	25	23	92.00
10 月	30	1	3.33	4 月	7	7	100
11 月	23	22	95.65				

（5）精神二科 2021 年 6 月至 2022 年 4 月治疗前送检率如表 6-6、图 6-11 所示。

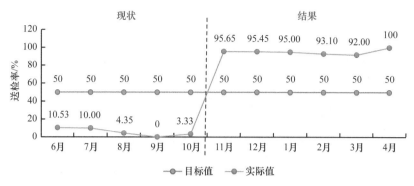

图 6-10　神经内二科 2021 年 6 月至 2022 年 4 月治疗前送检率

表 6-6　精神二科 2021 年 6 月至 2022 年 4 月治疗前送检率

月份	治疗用药人数/人	治疗前送检人数/人	送检率/%	月份	治疗用药人数/人	治疗前送检人数/人	送检率/%
6 月	15	0	0	12 月	15	14	93.33
7 月	20	0	0	1 月	10	7	70.00
8 月	11	1	9.09	2 月	12	10	83.33
9 月	14	2	14.29	3 月	9	8	88.89
10 月	12	3	25.00	4 月	8	7	87.50
11 月	9	7	77.78				

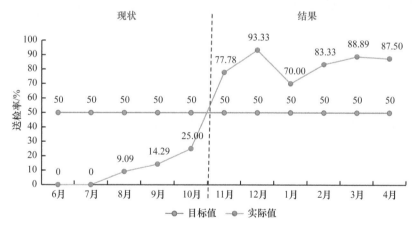

图 6-11　精神二科 2021 年 6 月至 2022 年 4 月治疗前送检率

（6）某科室 2021 年 6 月至 2022 年 4 月治疗前送检率如表 6-7、图 6-12 所示。

表 6-7　某科室 2021 年 6 月至 2022 年 4 月治疗前送检率

月份	治疗用药人数/人	治疗前送检人数/人	送检率/%	月份	治疗用药人数/人	治疗前送检人数/人	送检率/%
6 月	3	0	0	8 月	8	1	12.50
7 月	5	0	0	9 月	0	0	0

续表

月份	治疗用药人数/人	治疗前送检人数/人	送检率/%	月份	治疗用药人数/人	治疗前送检人数/人	送检率/%
10月	3	1	33.33	2月	2	2	100
11月	1	1	100	3月	5	4	80.00
12月	7	7	100	4月	1	1	100
1月	3	3	100				

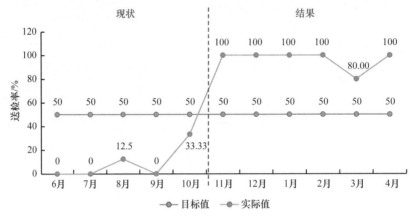

图 6-12　某科室 2021 年 6 月至 2022 年 4 月治疗前送检率

（二）持续改进

1. 改进前后结果对比

（1）精益管理实施前后医院数据对比见表 6-8。

表 6-8　精益管理实施前后医院抗菌药物送检率比较

分组	送检数	未送检数	χ^2	P
精益管理前	110（12.43%）	775（87.57%）	941.24	<0.001
精益管理后	768（84.96%）	136（15.04%）		

实施精益管理前，抗菌药物送检率为 12.43%，精益管理后上升至 84.96%，差异显著（χ^2=941.24，P<0.001）。

（2）精益管理实施前后各试点科室数据对比见表 6-9。

表 6-9　精益管理实施前后各试点科室抗菌药物送检率比较

科室	分组	送检数	未送检数	χ^2	P
内科	精益管理前	50（38.76%）	79（61.24%）	48.82	<0.001
	精益管理后	86（84.31%）	16（15.69%）		
神经内一科	精益管理前	21（19.40%）	87（80.60%）	104.54	<0.001
	精益管理后	105（86.78%）	16（13.22%）		

续表

科室	分组	送检数	未送检数	χ^2	P
神经内二科	精益管理前	6（5.41%）	105（94.59%）	187.71	<0.001
	精益管理后	119（94.44%）	7（5.56%）		
精神二科	精益管理前	6（8.33%）	66（91.67%）	78.45	<0.001
	精益管理后	53（84.13%）	10（15.87%）		
某科室	精益管理前	2（10.53%）	17（89.47%）		<0.001*
	精益管理后	18（94.74%）	1（5.26%）		

*Fisher 精确检验可知：内科、神经内一科、神经内二科、精神二科、某科室在实施精益管理后抗菌药物送检率均升高（P 值均小于 0.001）。

2. 持续开展针对性的培训和现场督导 按月或季定期监测、通报、反馈科室送检率，奖惩分明；及时更新和维护信息化系统；定期收集、汇总分析送检率，持续跟进精益项目效果。

（新乡医学院第二附属医院 郑霁瑜 孙玉玺 张红云

李文娟 董 玮 郭美好）

【点评】

提高患者抗菌药物治疗前病原学送检率被国家卫生健康委在 2021 年、2022 年连续两年列入国家十大医疗质量安全改进目标之一，足以见得其重要性。抗菌药物使用不当的最直接后果是增加药物不良反应和耐药菌的发生率。长时间应用广谱抗菌药物可能导致细菌群失调，继发二重感染，同时会增加治疗难度和医疗费用。治疗前病原学送检能够规范抗菌药物的使用，从而控制医疗费用，降低药物的不良反应。

治疗前病原学送检，表面上看起来是仅需要对医生的医疗行为进行改变即可，实际上深入分析后发现每一个医疗行为的背后都有更加深层次的原因。改变行为，可以从经典的"知—信—行"理论出发，对于每一项行为，如治疗前病原学送检，是否"知道"需要这样做？医院是否对此有明确要求？是否"相信"这样做的价值？在"行动"时是否存在负面的阻力或者正面的激励？项目团队通过数据分析，选取 5 个试点科室，然后实地走访，调查第一手资料，用数据和事实说话，从帮助医生更好地理解治疗前送检的意义以及流程，到优化信息系统以及提升实验室检测能力，从而减少行动的阻力，团队发挥了主观能动性，改善效果显著。

此外，团队还需要考虑当出现人员轮替时，以及随着时间推移，如何确保医生的行为始终保持一致，维持治疗前的病原学送检率。

——罗伟，《精益医疗》作者，精益企业中国（LEC）执行董事

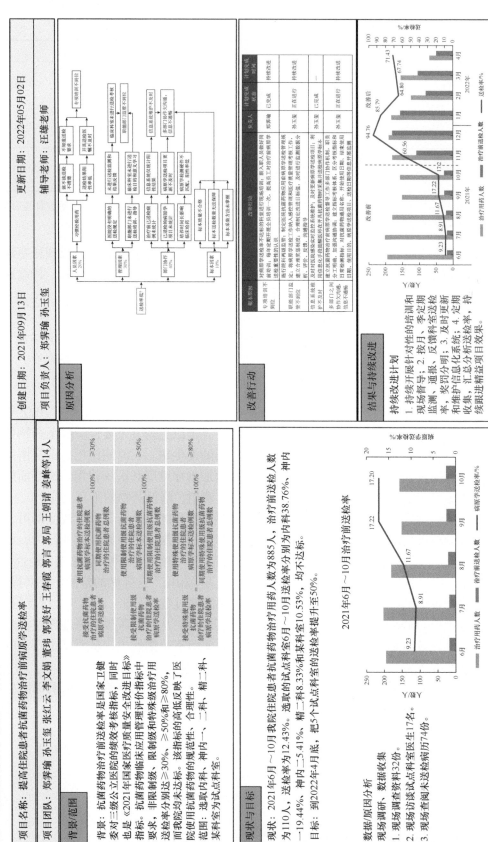

图 6-13

案例二　降低不合理用药发生率

一、项目背景

临床用药的根本目的是让患者所得疾病得到及时、合理、安全的药物治疗。然而一直以来，一些医院中存在不合理用药现象。合理用药包含安全、有效、经济、适当等四个方面的基本要素，这几方面直接贯穿于临床药物相关的各个环节。在医院的临床诊疗过程中，不合理用药现象始终困扰着临床医师和医院管理者。有数据表明，临床上不合理用药的发生率为5%～10%，不但可能导致药物不良事件的发生，同时也会造成诊疗和药物费用增加、浪费、延误患者治疗时机等问题。新乡医学院第二附属医院药学部对本院2021年1～9月2020份出院、在院病历进行抽查，其中不合理用药病历147份，发生率为7.3%；针对某科室抽查同时间段285份出院、在院病历，其中不合理用药病历33份，发生率达11.6%。

本次精益管理项目工作针对新乡医学院第二附属医院精神科病房某科室开展质量改善，再将成果推广至全院。项目组联合新乡医学院第二附属医院药学部、医务科，统计分析不合理用药的类型及产生原因，旨在降低不合理用药发生率，为今后精神科医师开立医嘱、药师审核等提供方法和参考，进一步提高新乡医学院第二附属医院医师合理用药水平。

二、现状与目标

2021年9月，新乡医学院第二附属医院精益管理项目组调取医院某科室2021年1～9月共285份出院归档及在院病历，参考《医院处方点评管理规范》《抗菌药物临床应用管理办法》《抗菌药物临床应用指导原则（2015年版）》及相关指南、说明书、文献等参考资料，结合新乡医学院第二附属医院精神专科临床合理用药管理制度，进行住院医嘱点评，发现不合理用药病历33份，分析不合理用药问题原因。项目组将不合理用药点评结果提交至医务科，医务科根据不合理用药点评结果召开点评结果反馈会，通过点评会议的形式及时有效地与相关医师进行反馈、交流沟通、整改。

项目组应用Excel软件对33条不合理用药医嘱进行分类，分析造成不合理用药的主要、次要和一般因素。统计结果显示，不合理用药总发生率为11.6%，其中漏诊用药13例、超疗程用药8例、药物联用7例、无指征用药2例、其他情况3例。进一步绘制不合理用药描述性研究柏拉图，以不合理用药类型为横坐标，以例数为主要纵坐标制作直方图，以比例为次要纵坐标作折线图，以横坐标为基准，将直方图和折线图合并，绘制柏拉图，如图6-14所示。

细分至科室医师，进一步分析每位临床医师的用药习惯及不合理用药情况，如图6-15所示。

初步设定项目目标如下。

第一阶段目标：2021年10～11月不合理用药比例降至8%以下。

第二阶段目标：2022年1～3月不合理用药比例降至5%以下。

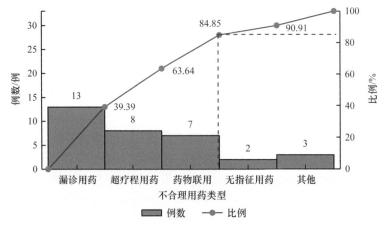

图 6-14　不合理用药柏拉图

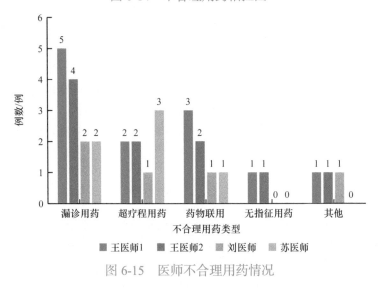

图 6-15　医师不合理用药情况

三、原　因　分　析

（一）漏诊用药

医师安全意识薄弱；医师书写病历基本功不扎实；上级医师对病历质量审核不到位，病历书写规范相关培训及监督不系统；科室一级质控管理不精细，制度不完善。

（二）超疗程用药

医师方面：不良用药习惯或利益驱动；缺乏合理用药规范的培训与监督；不熟悉药物使用说明书，知识更新较慢；缺少药学知识培训。

患者及家属方面：患者家属对治疗的干预过度；精神疾病患者多为慢性病，疗效不佳，依从性差；患者合并其他躯体合并症，治疗过程中可能出现便秘、睡眠障碍等症状；抗精神病药物治疗过程中容易出现锥体外系反应，预防性应用"苯海索"，停药后容易再次出现副作用，导致超疗程用药。

（三）药物联用

抗精神病药物应用符合专家共识，但属超说明书用药；部分难治性精神障碍患者因疗效不好，频繁调整药物种类及剂量，联用三种以上抗精神病药物，治疗效果仍不理想。

（四）其他情况

包括给药途径不适宜、遴选药品不适宜、用法用量不适宜等情况，如缓控释制剂每天多次给药药物制成缓控释制剂的目的是延长药物有效治疗浓度维持时间、减少给药频次、提高用药依从性。

四、改善行动

（一）加强相关合理用药的培训与监督

（1）加强法律法规教育、病历书写规范及诊疗规范培训；
（2）强化核心制度培训、落实，检查督导及时反馈整改；
（3）定期进行医师合理用药知识培训和考核，提高合理用药水平。

（二）加强药学部相关知识培训及督导

（1）临床药师参与临床查房，指导用药；
（2）定期进行处方点评、反馈、培训。

（三）进一步完善科室一级质控管理

（1）建立每周一次的合理用药点评机制；
（2）加强对病历书写规范和诊疗规范的培训及上级医师质控管理；
（3）落实多学科会诊制度，临床药师联合查房指导用药；
（4）建立奖惩机制，实现目标管理纳入绩效考核；
（5）建立科室不合理用药考核细则，如表 6-10 所示。

表 6-10　不合理用药扣分细则

扣分项目	分值
无诊断用药	1.0
给药剂量不规范（超剂量、剂量过小）	0.6
用药时间过长或过短	0.5
换药过于频繁	0.8
未选择最佳给药途径	0.5
违反用药禁忌	1.6
同类药物重复使用	0.8
违反医保要求用药	1.5
多种抗精神病药物联合应用无适应证	1.2
违背诊疗规范用药	1.5

五、结果与持续改进

通过对不合理用药的背景、现状、收集数据、存在问题及原因的分析，联合医务科、药学部和临床科室齐抓共管，积极整改落实。经第一阶段和第二阶段两次抽检病历，某科室不合理用药的发生率较整改前下降，基本接近预期目标。通过数据分析，说明整改措施有效，如图 6-16、图 6-17 所示。

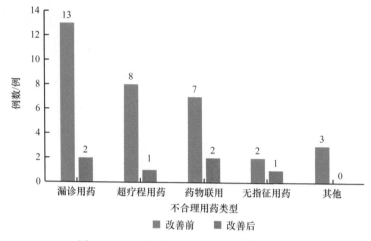

图 6-16　改善前后不合理用药情况对比

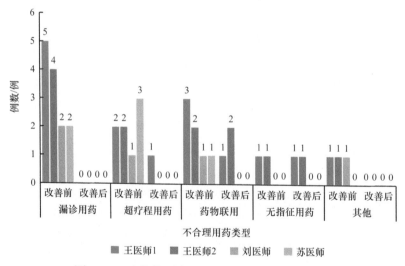

图 6-17　改善前后各医师不合理用药情况对比

下阶段的整改过程中，务必巩固成效，进一步完善一级质控及降低不合理用药制度，通过各部门的紧密合作，定期加强培训和考核，加强对专科医师合理用药的培训，培训内容着重为药物剂型特点、不同人群的用法用量、药物相互作用等药学知识，这样才能有效地降低不合理用药发生率，并持之以恒地保持下去。

同时，合理增加医师数量，保证医务工作者的作息松弛有度，使其以饱满的工作热情、积极的工作态度投入工作，有利于更高效地完成临床诊疗工作。

本次精益管理项目以"降低不合理用药发生率"为题，以提升临床医师工作效率、提高医嘱处方开具水平、保障患者医疗安全为目标，从立项到实施的过程中，得到了院领导的高度重视和积极推动。其间项目组多次安排组员接受阶段性指导，强化小组成员坚持精益改善的信心，对于改进工作流程、推动精神专科合理用药、提高医疗质量具有重要意义。

（新乡医学院第二附属医院　孙付根　刘旭恩　王　硕　娄　涛　王金宝）

【点评】

患者安全是医疗机构管理的底线，也是患者期待的底线，而用药安全又是关键，合理用药是其中的关键环节。医院领导能够且愿意选择"降低不合理用药发生率"作为精益管理改善的项目，究其根本，这是出于对患者安全的真切关注，愿意暴露问题，并且采用科学的方法进行改善，从根本上解决问题。

不合理用药的发生有诸多原因，但最关键的一点即用药是每位医生的医疗行为。当出现不合理用药的医疗行为时，我们相信医生不是故意而为之。因为如果医生是故意的，那么他就相当于在"违法犯罪"。既然不是故意为之，那么是什么原因导致了医生的医疗行为出现不符合规范、管理办法、指导原则以及指南、说明书等的现象呢？项目团队通过对某科室的历史数据回顾，分析不同类型的不合理用药现象，不断问"为什么"，找到现象背后的根本原因，通过培训、监督、反馈，以及建立考核机制，改变多年来存在的部分不合理行为，从而显著性降低不合理用药的发生率。

当然，该项目本质上是改变医疗行为，如何建立更加长效的机制，确保医疗行为不会出现反弹，以及如何将成果从某科室推广至全院，是需要团队进一步思考的。

——罗伟，《精益医疗》作者，精益企业中国（LEC）执行董事

案例三　降低住院患者抗菌药物使用率

一、项　目　背　景

根据 2015 年《关于进一步加强抗菌药物临床应用管理工作的通知》的要求，经过各部门共同协作，新乡医学院第二附属医院抗菌药物的管理取得了一定成效，住院患者抗菌药物使用强度已达到抗菌药物临床应用管理评价指标要求，但是住院患者抗菌药物使用率仍未达标，抗菌药物使用率在 15% 左右，远远高于 5% 的指标要求。精神科非感染性疾病的鉴别诊断能力和抗菌药物的合理使用水平存在短板，仍存在抗菌药物过度使用的现象。降低精神科住院患者抗菌药物使用率，能够切实减少精神科无指征使用抗菌药物的比例，避免抗菌药物的滥用。

二、现　状　与　目　标

2021 年 1～9 月，全院精神科抗菌药物使用率为 10.9%，其中有三个科室的抗菌药物使用率达到了 20% 以上（表 6-11）。通过点评 2021 年 1～9 月抗菌药物使用率最高

的两个科室全部 236 例使用抗菌药物的出院患者病例,项目组了解了感染性疾病的部位分布。感染部位主要为肺部和上呼吸道,两者占全部感染性疾病的 80.5%(图 6-18)。根据精益医疗管理指导思想,我们着重对占比最高的呼吸道感染病例进行了点评分析,存在的问题主要是上呼吸道感染和肺部感染中存在无指征用药现象。设定目标为到 2022 年 6 月底,接受干预的两个精神科室减少无指征用药,住院患者抗菌药物使用率降到 5%以下,进一步规范抗菌药物的临床应用。

表 6-11 抗菌药物使用率现状分析

序号	抗菌药物使用率/%	精神科室个数/个	百分比/%
1	≥20	3	15
2	≥15 且<20	0	0
3	≥10 且<15	7	35
4	≥5 且<10	7	35
5	≤4	3	15

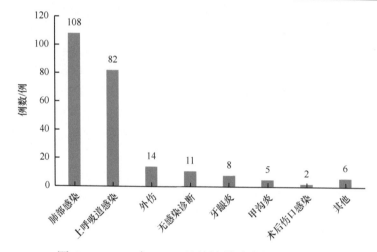

图 6-18 2021 年 1～9 月精神科感染性疾病分布

三、原 因 分 析

在使用了抗菌药物的 190 例呼吸道感染住院病历中,经评估有 33.68%为无指征用药(表 6-12、表 6-13,图 6-19)。无指征用药类型主要分为以下四类。

表 6-12 上呼吸道感染患者抗菌药物使用情况

上呼吸道感染		例数/例	构成比/%
社区获得性上呼吸道感染		9	10.98
	符合用药指征	7	8.54
	无临床症状	2	2.44
医院获得性上呼吸道感染		73	89.02

续表

上呼吸道感染		例数/例	构成比/%
	符合用药指征	55	67.07
	MECT 期间	9	10.97
	伴过敏症状	3	3.66
	白细胞正常	6	7.32

表 6-13　肺部感染抗菌药物使用情况

肺部感染		例数/例	百分比/%
社区获得性肺炎		63	58.33
	符合用药指征	37	34.26
	只有胸部 CT	26	24.07
医院获得性肺炎		45	41.67
	符合用药指征	27	25.00
	MECT 期间	18	16.67

1. 在诊断为社区获得性上呼吸道感染并使用了抗菌药物的患者中，部分患者无任何临床症状，仅有血常规中白细胞轻微升高，此时并不能排除精神疾病患者情绪激动和剧烈运动等引起的生理性白细胞升高，考虑无使用抗菌药物指征或指征不强。

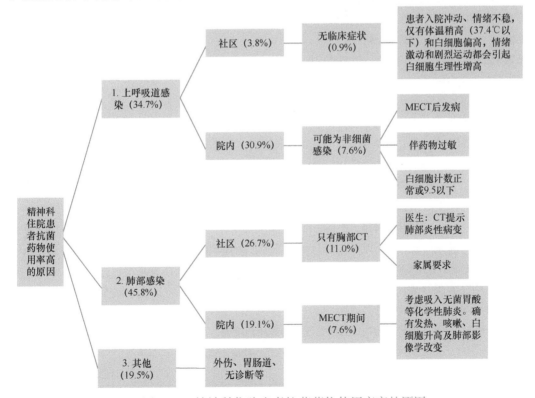

图 6-19　精神科住院患者抗菌药物使用率高的原因

2. 在诊断为医院获得性上呼吸道感染患者中，部分患者在上午做完无抽搐电休克治疗（modified electro-convulsive therapy，MECT）后，下午会发热，大多数为低热，个别伴有白细胞升高，而这种情况多是 MECT 的不良反应，并不是细菌感染引起的。

3. 在诊断为社区获得性肺炎并使用抗菌药物的患者中，部分患者无任何临床症状，如发热、咳嗽、咳痰等，血常规正常，仅仅胸部 CT 提示肺部炎性病变，根据《中国成人社区获得性肺炎诊断和治疗指南》，此种情况并不满足社区获得性肺炎的诊断标准。但有患者或家属强烈要求抗感染治疗，部分医师则仅依据胸部 CT 提示肺部炎性病变就进行抗感染治疗。

4. 在诊断为医院获得性肺炎的患者中，部分患者在 MECT 后突然发病，伴发热、白细胞升高和肺部影像学的改变，这种情况应考虑为吸入胃酸等无菌胃内容物引起的化学损伤性肺炎，但在临床治疗中，多被诊断为肺部感染并使用了抗菌药物。

四、改 善 行 动

精神科住院患者抗菌药物使用率高的应对方法及问题分析见表 6-14。

表 6-14　精神科住院患者抗菌药物使用率高的应对方法及问题分析

问题	对策	负责人	时间
全院各精神科抗菌药物使用率差距较大	咨询本院抗菌药物使用率一直较低的科室（如中西医结合科）相似病例的治疗和处理办法，提出用药改进措施	王金宝、李焕芬	2021 年 9 月 29 日
社区获得性上呼吸道感染（仅白细胞升高）	密切观察，暂不使用抗菌药物	王新法、张建宏	2021 年 9 月 30 日
医院获得性上呼吸道感染（MECT 后发热）	医护人员在治疗前应向患者及家属进行健康宣教，解释 MECT 常见的不良反应，患者出现发热时不必恐慌和焦虑。建议 MECT 后（尤其是前两次），如患者出现发热、白细胞升高，未伴有其他明显感染指征，可暂时观察，使用物理或药物降温，不使用抗菌药物	王新法、张建宏	2021 年 9 月 30 日
社区获得性肺炎（仅肺部 CT 提示）	建议暂不用药，可进行降钙素原（procalcitonin，PCT）检测，PCT＜0.25 时，不建议使用抗菌药物	王新法、张建宏	2021 年 9 月 30 日
医院获得性肺炎（MECT 诱发）	建议 48 小时后如果症状仍未消退，再使用抗菌药物治疗	王新法、张建宏	2021 年 9 月 30 日
以上无指征用药问题	开展全院抗菌药物管理与合理用药培训；持续监测精神一科及二科的抗菌药物应用情况	李焕芬 李焕芬	2021 年 11 月 24 日 2021 年 10 月至 2022 年 6 月

针对以上问题，项目组组织临床药师等相应专业人员查阅相应的诊治指南、《抗菌

药物临床应用指导原则（2015 年版）》等，并咨询本院抗菌药物使用率一直较低的科室对于相似病例的治疗和处理办法，提出用药改进措施：严格遵守抗菌药物治疗性应用的基本原则，诊断为细菌性感染者方有指征使用抗菌药物。具体实施办法如下。

（一）对于社区获得性上呼吸道感染

多为病毒所致，一般不需要使用抗菌药物，少数继发细菌感染，抗菌药物仅限于出现细菌感染症状如咳脓痰或流脓涕、白细胞增高等时才应用。对于无任何临床症状，仅有血常规中白细胞轻微升高的患者，可密切观察，暂不使用抗菌药物。

（二）对于医院获得性上呼吸道感染中 MECT 引起的发热等

鉴于 MECT 可能使体温升高的特点，大部分发热出现在治疗的前 3 次，以低、中度发热为主，应用物理及药物降温后，可在 48 小时内恢复正常，个别患者伴有白细胞的升高。医护人员在治疗前应向患者及家属进行健康宣教，解释其常见的不良反应，出现发热时不必恐慌和焦虑。建议 MECT 后（尤其是前两次），如患者出现发热、白细胞升高，未伴有其他明显感染指征，可暂时观察，使用物理或药物降温，不使用抗菌药物。

（三）对于社区获得性肺炎

入院筛查肺部 CT 显示肺部炎性病变，但患者无任何临床症状体征，并且血常规检查无异常，建议暂不用药，可进行 PCT 检测，PCT<0.25 时，不建议使用抗菌药物。

（四）对于医院获得性肺炎中 MECT 引起的吸入性肺炎

MECT 后发热，白细胞升高，伴胸部 CT 显示双肺炎性病变，考虑为吸入胃酸等无菌胃内容物引起的化学性损伤，不建议在吸入后就使用抗菌药物，因为抗菌药会在无并发症的化学性肺炎患者中筛选出耐药菌。建议 48 小时后如果症状仍未消退再使用抗菌药物治疗。

（五）完善抗菌药物医嘱点评制度

针对每月点评中出现的问题尤其是无指征用药的病例，及时与相应科室负责人及管床医师反馈沟通，探讨用药指征并达成共识，以期在以后的治疗过程中避免出现相同的用药问题。

（六）建立培训与考核机制

由医务科和药学部对医师和药师开展抗菌药物管理与合理应用知识的培训，培训后进行考核，以指导医师合理使用抗菌药物。建立抗菌药物临床应用指标考核制，将科室住院患者抗菌药物使用率纳入科室考核目标，形成标本兼治的长效考核机制。

经为期 8 个月的临床用药规范实践，2021 年 11 月 1 日～2022 年 6 月 30 日精神一科住院患者抗菌药物使用率为 11.20%，精神二科为 16.16%。两个科室的抗菌药物使用率均有所下降，但未达到预期目标。

五、结果与持续改进

精神一科和精神二科两个试点科室进行精益管理后，抗菌药物使用率都有了明显的降低，如图 6-20 至图 6-22 所示。

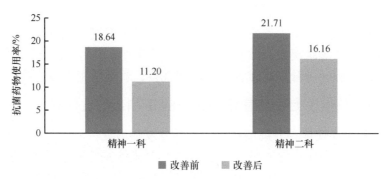

图 6-20　两个试点科室改善前后抗菌药物使用率对比

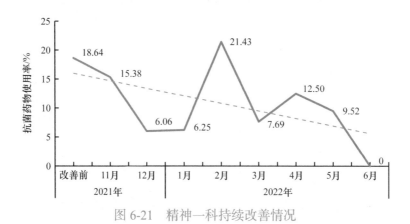

图 6-21　精神一科持续改善情况

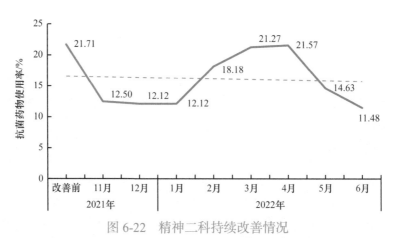

图 6-22　精神二科持续改善情况

全院精神科抗菌药物使用率达标科室比例总体呈上升趋势，如图 6-23 所示。

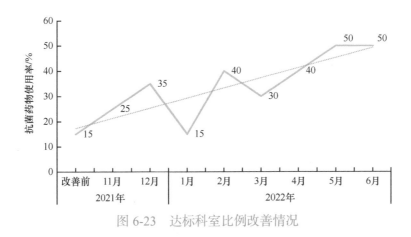

图 6-23 达标科室比例改善情况

对目标科室中属于上述无指征用药情况的患者实施抗菌药物用药干预后，仅有 1 例未使用抗菌药物的 MECT 后发热的患者几天后转为肺炎，经抗感染治疗后痊愈。总体来说，目标病例使用与不使用抗菌药物的病情转归即痊愈率差异无统计学意义（$P > 0.05$）（表 6-15）。

表 6-15 干预前后目标患者的病情转归情况

感染诊断	使用抗菌药物			未使用抗菌药物			χ^2 检验	
	人次/人	痊愈人次/人	治愈率/%	人次/人	痊愈人次/人	自愈率/%	χ^2	P
社区获得性上呼吸道感染（仅白细胞升高）	2	2	100	8	8	100	—	—
医院获得性上呼吸道感染（MECT 后发热）	18	18	100	8	7	87.50	—	—
社区获得性肺炎（仅肺部 CT 提示）	26	23	88.46	10	10	100	—	—
医院获得性肺炎（MECT 诱发）	18	18	100	0	—	—	—	—
合计	64	61	95.31	26	25	96.15	0.000	1.000

项目组对住院患者抗菌药物使用率较高的两个科室抗菌药物的使用进行精益管理，规范抗菌药物使用后，两个科室总的抗菌药物使用率都有所下降，无指征用药率明显下降，取得了显著的效果，切实减少了精神科无指征使用抗菌药物的比例，避免了抗菌药物的滥用。

应当继续为外伤的处理及用药、牙龈炎的规范治疗等制定相应的干预策略，在预防性使用抗菌药物方面做出相应的努力，从而降低抗菌药物的使用率。下一步将把精益管理工具运用到规范全院精神科抗菌药物预防性应用和治疗性应用的各个方面，在巩固现有成果的基础上以期进一步提高抗菌药物合理使用水平，降低住院患者抗菌药物使用率。

（新乡医学院第二附属医院　王金宝　李焕芬　张建宏　王新法　孙玉玺）

【点评】

抗菌药物的过多使用，存在抗菌药物滥用的风险，也一直是各级管理机构管控的重点，对于患者来说具有积极意义。在医院的抗菌药物管理已经取得一定成效的基础上，医院决定进一步对其进行改善，充分体现了持续改善的理念与决心。

在短期内无法改变病种结构的情况下，降低住院患者抗菌药物使用率，建立在一个假设的前提下，即原来的抗菌药物使用情况中存在一定比例的"不合理使用"。如果这一假设经验证不成立，那么抗菌药物的使用率则几乎不可能下降。而"不合理使用"在精益医疗理念中属于"八大浪费"中的"过度处理"。每次抗菌药物的使用，直接来看都是医生的医疗决策与医疗行为。由于多年来的习惯，部分医生容易基于自己的经验使用抗菌药物，而降低抗菌药物的使用率，本质上则是改变医生的用药习惯。

项目团队分析了过往 236 例使用了抗菌药物的出院患者病历，发现肺部感染和上呼吸道感染占 80.5%，根据柏拉图二八原则对此进行重点分析。团队进一步分析了不同的感染病历的感染途径，以及更加适用的科学的处置方案，并将其制定为院内的"用药指南"，通过数据与培训让医生知道、理解，然后通过指南与绩效考核，帮助医生消除行动的障碍，建立长效机制，逐步改变医生用药行为习惯。改善效果明显，而且项目团队对比研究了干预前后目标患者的病情转归情况，发现是否使用抗菌药物对痊愈率的影响无显著性差异。

项目逻辑严谨，数据较为翔实，项目报告如果采用更加简洁清晰的表述，能够帮助读者更清晰地理解，也更加有助于将成果推广至全院其他科室、其他病种的用药规范。

——罗伟，《精益医疗》作者，精益企业中国（LEC）执行董事

案例四　提高急查生化标本检验周期合格率

一、项目背景

在患者诊疗过程中，进行抽血化验获得各项指标是辅助临床医师诊疗的关键手段之一。然而，住院部医师反映急查血标本报告发送时间较长，从开医嘱到发出检验报告的时间（即检验周期）经常超出 2 个小时，甚至长达 5 个小时，严重影响医生对患者进行诊断和治疗的及时性。

三级中医医院等级评审条款中明确规定血常规类检验周期应少于等于 30 分钟，生化免疫类急查标本检验周期应少于等于 2 小时。因此，若有患者因急查血检验周期超时而延误治疗，该问题极有可能成为医疗纠纷的导火线。

质改小组考虑到项目管理能力和经验尚有不足，决定从急查标本最多的科室开展

质量改善，再将成果进行全院推广。质改小组根据信息系统数据调查得出，住院部急查标本中呼吸内科最多，考虑到不同类别的急查项目检验周期有不同的标准，选定以项目占比达 61% 的生化免疫类为本次改善重点，确定本次改善主题为提高呼吸内科急查生化标本检验周期合格率。

二、现状与目标

2018 年 1 月，由质控办牵头，联合呼吸内科、检验科、运送组以及质改小组组成精益改善项目组。项目组调取信息系统中 2018 年 1 月 15 日至 2018 年 1 月 21 日共一周的数据进行了统计分析，参考三级中医医院等级评审标准、临床检验控制质量技术、医嘱执行制度，统计得出 1 个主要指标和 2 个相关指标：①急查生化标本检验周期合格率为 12.5%；②检验周期中位数为 154 分钟；③急查血医嘱 15 分钟内执行率为 29.16%。

为了了解实际流程中存在的具体问题，项目组成员于 1 月 22 日至 1 月 26 日进行了全流程的现场观察和数据统计，梳理流程，找出 7 个关键环节，绘制现状价值流程图，找到 5 个爆炸点（图 6-24）。

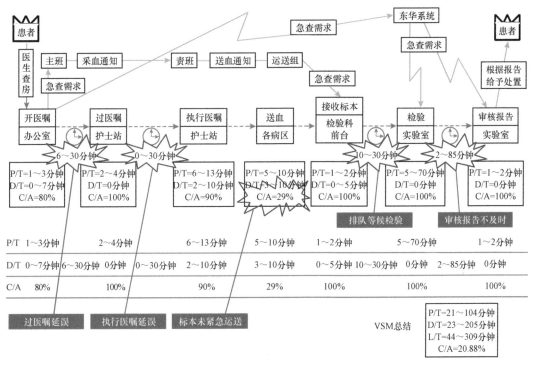

图 6-24　呼吸内科急查生化标本检验周期现状价值流程图

1. 爆炸点一：过医嘱延误　从开医嘱到护士过医嘱，延误时间 6～30 分钟。

2. 爆炸点二：执行医嘱延误　从打印医嘱执行单到护士采血，延误时间 0～30 分钟。因医嘱执行制度是医疗核心制度，应该 100% 按标准执行，紧急医嘱执行标准为 15 分钟内执行，因此将该延误点也列入爆炸点，必须进行改善。

3. **爆炸点三：标本未紧急运送** 急查血标本按紧急标本运送的准确率仅为 29%，大部分时间按普通标本进行运送。

4. **爆炸点四：排队等候检验** 标本送达检验科后，排队上机等候检验，延误时间 10～30 分钟。

5. **爆炸点五：审核报告不及时** 标本完成检验后，检验科技师未能及时审核并将报告在信息系统中发布，延误时间 2～85 分钟。

根据相关标准、科室能力和目标值差距的大小，设定阶段性改进目标，第一阶段目标：在 2018 年 7 月 30 日前即 6 个月内将急查生化标本检验周期合格率提高至 50%，检验周期中位数降至 120 分钟（图 6-25）。

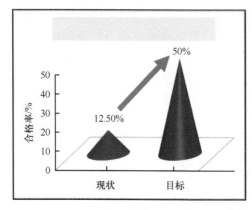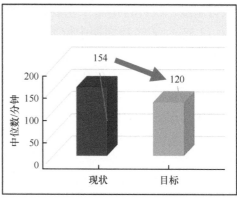

图 6-25　急查生化标本检验周期目标设定

三、原因分析

小组运用"五个为什么"方法对 5 个爆点展开原因分析，最终找出 5 个根本原因（图 6-26）。

1. **根本原因一：开医嘱无标准流程** 医生们根据个人工作习惯，进行批量式开医嘱，对于紧急医嘱未优先交予护士进行处理，也没有进行特殊交代，造成医嘱堆积在护士站，护士只能按就近原则处理医嘱，先拿到的医嘱先处理，后拿到的医嘱后处理，造成紧急医嘱被发现和处理时已经延误了一段时间。

2. **根本原因二：紧急医嘱无标识** 紧急医嘱没有醒目的标识，在大量医嘱中无法被护士发现，不能得到及时处理。

3. **根本原因三：医嘱执行缺乏监管机制** 对紧急医嘱执行的及时性没有进行监管，导致护士对紧急采血医嘱执行不及时。

4. **根本原因四：紧急标本标识不醒目** 紧急标本标识不醒目，导致运送组人员不能识别标本，未按紧急运送要求进行运送。

5. **根本原因五：急查电子申请填写不正确** 紧急采血的医嘱电子申请单填写方式不正确，导致检验系统不能识别急查需求，造成上机延误、报告审核延误。

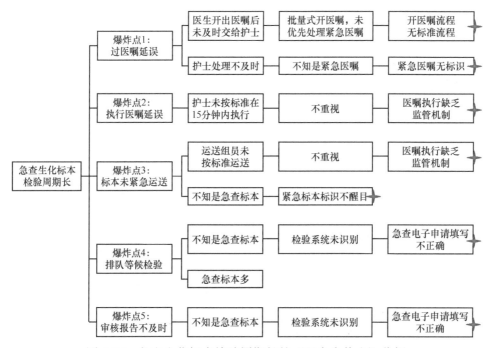

图 6-26 急查生化标本检验周期长的"五个为什么"分析

四、改善行动

小组成员围绕根本原因展开头脑风暴，拟定改善方案并明确责任人和完成时限，逐步落实改善行动。

（一）统一医嘱优先级别，优先执行紧急医嘱

针对开医嘱无标准流程的科室，医护讨论后达成共识，制定了医嘱优先级别，按紧急医嘱、今日执行医嘱、明日执行医嘱的顺序执行医嘱。

（二）可视化管理紧急医嘱

针对无标识紧急医嘱，科室定制了带有"急"字的红色标签，医生开出医嘱后将标签夹在病历中，护士可一眼识别紧急医嘱，立即处理（图 6-27）。

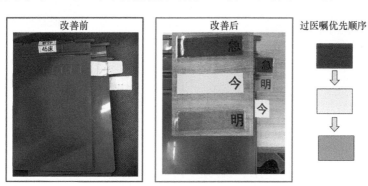

图 6-27 改善前后病历医嘱标识

（三）建立质量管理督查机制，将紧急医嘱执行及时性纳入质量自查

针对医嘱执行缺乏监管机制，科室将"紧急医嘱执行及时性"增设为护理核心制度中医嘱执行制度的自查条目之一，组长每周进行自查，对于不达标者扣罚绩效考核得分。

（四）用颜色管理可视化标本架，为紧急医嘱设置专用红色标本架

针对紧急标本标识不醒目，导致运送组未能按紧急标本进行运送的问题，科室将标本架用颜色加以区分，红色标本架为紧急标本，并与运送组达成共识，凡是红色标本架上的标本均需要紧急运送（图 6-28）。

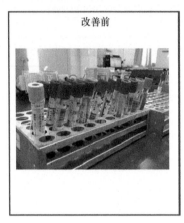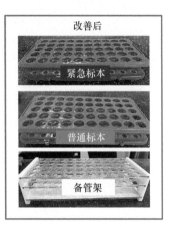

图 6-28　改善前后标本架

（五）优化信息系统界面，急查申请模板标准化

针对急查电子申请填写不正确，造成系统识别不了紧急检验需求的问题，项目组和信息科协调沟通对医嘱录入界面进行了优化，并将科室急查申请医嘱做成标准模板，医生只需要勾选所需的急查项目即可，确保急查电子申请信息录入正确（图 6-29）。

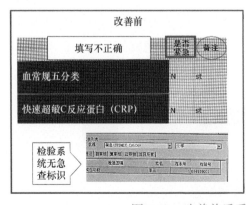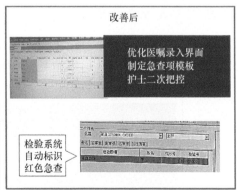

图 6-29　改善前后系统中急查医嘱的标识

五、结果与持续改进

1. 改善成果　统计至 2018 年 9 月急查生化标本检验周期由 154 分钟降至 103 分

钟；急查生化标本检验周期合格率由 12.5%上升至 78.6%；同时，急查血医嘱 15 分钟内执行率由 29.41%上升至 86%（图 6-30）。

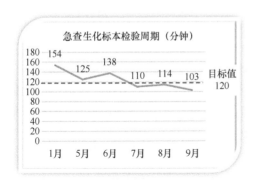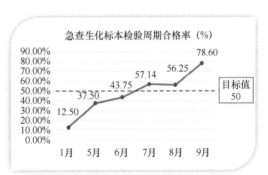

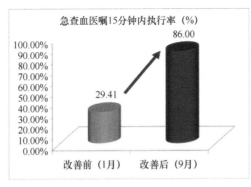

图 6-30　各指标改善前后对比

2. 附加成果　本项目实施的紧急医嘱可视化管理、紧急标本可视化管理在院内进行推广。该项目在广东省 2018 年第四届医院全面优质服务管理擂台赛中获得铜奖，在 2018 年中国医院协会举办的中国医院大会上作为优秀案例展出。

3. 持续改进　在根本原因的挖掘中，有部分原因需要持续跟踪、多部门协调解决方案，如某些急查血项目在检验科未被纳入可急查类别，需要医务部、检验科、临床科室多方协商，进一步寻求有效的信息传递方式，以协助完成确有急查需求的临床检验项目。目前，医院已完成急查项目类别优化，检验科每年向临床发放需求调查问卷，持续优化检验科的临床服务功能；医院在信息系统方面进一步优化，实行电子化医嘱，急查医嘱在信息系统中进行可视化管理，提高医嘱的处理效率；在急查标本运送方面，医院统一配置标本传输装置，减少人工运输的时间，并配备紧急标本专用传输桶，便于检验科快速识别标本类别。

（说明：本案例已被收入《精益医疗——如何改善患者服务、提升医疗质量和医院运营效率》中）

（广州中医药大学深圳医院　陈应平　贾院春）

【点评】

检验科怎样落实"以患者为中心"？住院部医师反映急查血标本报告发送时间较长，经常超出 2 小时，甚至长达 5 小时，严重影响医生对患者进行诊断和治疗的及时性。然而根据检验科自己记录的时间，从签收标本到发送报告 2 小时达标率较高。这其中的差异主要来源于二者的统计口径不一致，而这一点也恰恰体现了检验科是如何为患者创造"价值"的。"价值"需要由患者来定义，当患者病情发生变化，医生开具急查检验时，该项目中的检验科应站在患者的角度，重新审视统计口径，以患者为中心，服务好临床，从而服务好患者。

项目团队通过现场观察，绘制了改善前的现状价值流程图，用事实和数据展示了影响整个流程时长的各个"等待浪费"，有句话说"当雪崩发生的时候，没有一片雪花是无辜的"。项目团队发现从医生开完医嘱到最后发送报告，各个环节都存在改善空间，这很好地印证了戴明博士"85%的问题都来自流程"的论断。团队秉承"全员参与"的原则，整合流程涉及的各个科室部门一起来调查、分析，用"五个为什么"方法找到背后的根本原因，实施有针对性的改善措施，取得了显著性的改善成果。

该项目从医院的实际情况出发，采用精益的理念、方法、原则，现场观察，消除浪费，最终减少从医生开医嘱到发送报告全流程的时间，具有很好的借鉴意义。

——罗伟，《精益医疗》作者，精益企业中国（LEC）执行董事

第七章　业务流程优化

案例一　降低门诊预约患者就医等待时间

一、项 目 背 景

（一）政策背景

2011年8月18日，国家卫生健康委下发的《卫生部办公厅关于进一步推进预约诊疗服务工作的通知》中提出要规范预约诊疗服务平台，扩大开放门诊挂号预约号源。三级医院要逐步增加用于预约的门诊号源，达到绝大部分号源开放给患者预约。

积极推行分时段预约，划分时间区间安排患者预约就诊。鼓励缩小时间段和尽可能精确安排患者就诊时间，引导患者错峰就医，减少等候时间。原则上所有三级医院2011年底前要实行分时段预约就诊。

2020年5月21日，《国家卫生健康委办公厅关于进一步完善预约诊疗制度加强智慧医院建设的通知》中提出，二级以上医院应当普遍建立预约诊疗制度，提供门诊分时段预约、住院预约和择期手术预约，其中分时段预约精确到30分钟。各医院要不断优化预约诊疗流程，避免门诊二次预约导致重复排队的情况，缩短预约后在医院等候时间。

2019年1月16日，《国务院办公厅关于加强三级公立医院绩效考核工作的意见》中附的考核指标，第一大项"医疗质量"中第四项服务流程的第23条定量指标"门诊患者预约后平均等待时间"要求等待时间逐年降低。

（二）省内其他医院先进经验

1. 预约诊疗由第三方进行整合管理，做到多平台对接号源统一管理，实现多渠道预约、分时段预约。

2. 预约患者能自动纳入排号队列，预约患者可通过手机终端了解到排队信息，减少患者等待时间。

二、现 状 与 目 标

（一）新乡医学院第二附属医院在预约诊疗方面的现状

（1）预约未做到多平台对接（省预约平台至今未能与新乡医学院第二附属医院对接），未能做到号源统一管理。

（2）在省预约平台上患者预约未区分时间段。

（3）预约号源较少，不能满足患者需要。

（4）因有大量患者直接与医师预约诊疗时间，为确保此部分患者能纳入预约患者队列，医师门诊工作站设置有补登预约程序，而后补登预约患者无法有序纳入预约队列，仅按普通患者排队，故无法确保此类患者能分时就诊。

（5）在医院患者就医小程序中，没有可直接排队选项，导致患者无法通过手机等终端了解到候诊队列详情，故出现现场排队等待时间延长的情况。

（6）患者现场排队、等待时间过长易出现不满情绪，可能存在潜在投诉、纠纷等情况，不仅增加了整个诊疗时间，而且降低了患者就医体验感。

（二）新乡医学院第二附属医院在预约诊疗方面的目标

1. 采集数据 采集数据采用了两种方式：一种是护士在分诊处实地采集患者等待时间；另一种是通过信息科后台提取门诊 2021 年 4～9 月共计 23 427 人次预约患者的等待时间（图 7-1）。两种方式总体对比下来无较大差异。数据结果：平均等待时长为 38.41 分钟，等待时长大于 30 分钟的占比达 45.14%，大于 45 分钟的占比达 25.29%（图 7-2）。

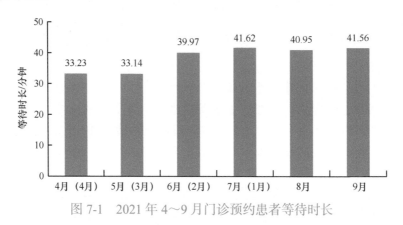

图 7-1　2021 年 4～9 月门诊预约患者等待时长

在对某知名专家的就诊人员等待时长的调查中发现，平均等待时长为 46.23 分钟，其中有 72.22% 的患者的等待时间超过 45 分钟，如图 7-2 所示。

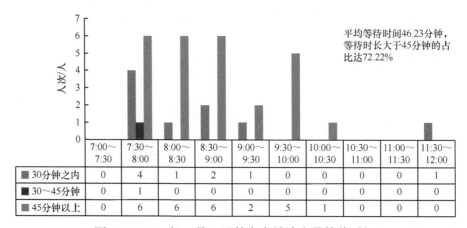

	7:00～7:30	7:30～8:00	8:00～8:30	8:30～9:00	9:00～9:30	9:30～10:00	10:00～10:30	10:30～11:00	11:00～11:30	11:30～12:00
■30分钟之内	0	4	1	2	1	0	0	0	0	1
■30～45分钟	0	1	0	0	0	0	0	0	0	0
■45分钟以上	0	6	6	6	2	5	1	0	0	0

图 7-2　2021 年 4 月 5 日某专家就诊人员等待时间

通过数据分析，发现患者就诊的最高峰在 8:30～10:30，如图 7-3 所示。

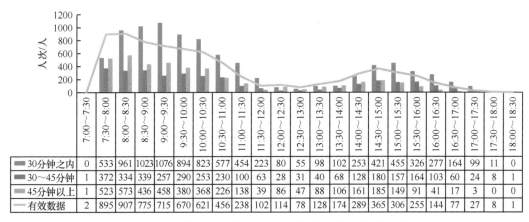

图 7-3　2021 年 4～9 月门诊预约患者等待时间分段分析

2. 设定目标　根据《国务院办公厅关于加强三级公立医院绩效考核工作的意见》中的要求，门诊组织科室人员根据科室目前具体工作实际情况，展开讨论，最终确定争取到 2022 年 6 月底，门诊预约患者平均等待时间少于 25 分钟，知名专家预约患者平均等待时间少于 30 分钟。

三、原　因　分　析

（一）查找根本原因

针对患者开展多维度的问卷调查，了解患者的就诊时间意愿、就诊要求等，并针对患者等待时间长的问题从患者需求及医院服务供应能力方面查找根本原因。

分析发现预约患者等待时间长与信息化、门诊专家、护士巡诊、门诊宣传、患者五方面因素有关，分析如下（图 7-4）。

1. 信息化层面　无综合预约管理平台，未与河南省预约平台对接，河南省预约平台未实现分时段预约；医院预约系统预约号源仅占 5%～10%；预约患者排队未做到精准排队；未实现远程排号及在相关媒介上查询排队信息。

2. 门诊专家层面　未按时出诊；接听电话等中断诊治或临时停诊；医师个人诊治习惯。

3. 护士巡诊层面　未落实动态分诊；对某些患者的特殊需求未了解，未能快速引导处置；对专家的宣传未落实到分诊全过程。

4. 门诊宣传层面　预约挂号宣传针对性不足；预约宣传展板及宣传资料不足；门诊人员的宣传意识不足。

5. 患者层面　外地患者居多，省内其他地市的患者占比达 75%；传统就诊意识（上午看病，下午、初一、十五不看病）；文化层次偏低。

（二）确定主因

经过柏拉图二八原则分析，信息化层面及门诊专家层面所占比例较高，确定为最主要因素，予以重点改进，如图 7-5 所示。

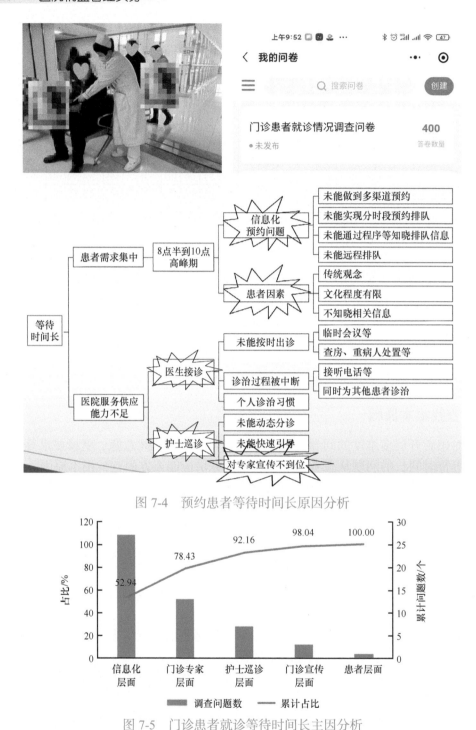

图 7-4　预约患者等待时间长原因分析

图 7-5　门诊患者就诊等待时间长主因分析

四、改 善 行 动

（一）信息化改进

医院对信息化建设非常重视，专门成立了工作组负责综合预约平台建设。目前河南省预约挂号平台已与新乡医学院第二附属医院对接，实现了预约挂号统一管理，均做到分时段预约。预约患者来门诊排号时可实现精准就诊（图7-6）。在微信小程序中还可以看到挂号排队人数（图7-7）。

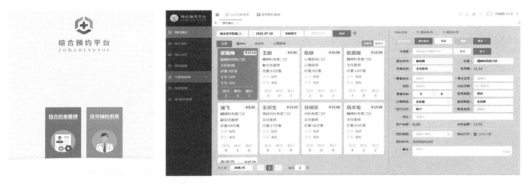

图7-6　门诊综合预约平台

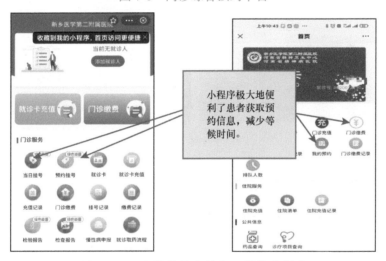

图7-7　医院关联的支付宝、微信小程序

（二）门诊专家改进

1. 针对专家迟到、临时停诊　门诊加强了与坐诊医师的沟通，并与未按时到诊医师及时联系，避免患者等待，同时与医务科加强联系，强化了对坐诊医师迟到的绩效管理。除非是极个别特殊事件致使临时停诊，否则坐诊医师均须提前通知门诊停诊信息。与个人绩效、门诊工作质量考核、分配门诊患者相结合后，未再出现未及时通知停诊情况（图7-8）。

2. 针对坐诊医师诊治中被打断（接打电话、患者二次折返询问用药等）　针对患者向坐诊医师反馈时被打断，致使后续延误治疗时间及产生不满情绪等，提出相应整改措施，要求门诊医师做到坐诊期间尤其正为患者诊治期间不接打电话，科室其他工作有专人负责管理，避免影响坐诊（图7-9）。坐诊医师也要做好对患者的相应指导，避免其二次折返。通过对某位预约患者较多的专家进行有效管理，现场调查中断时间从改善前1650秒下降到210秒（图7-10）。

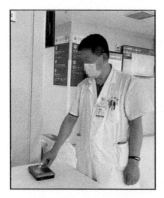
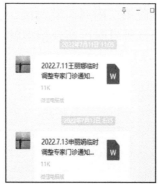
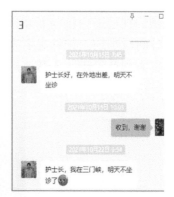

图 7-8 门诊专家临时停诊管理

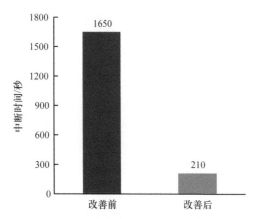
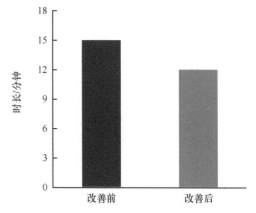

图 7-9 门诊专家诊治过程中断改进

3. 针对个别专家诊治时间过长 和专家进行单独沟通，对其患者就诊等待时间给予反馈，并建议如患者长时间就诊，应改在心理咨询时间就诊，避免精神科专家诊疗时患者长时间等待（图 7-11）。

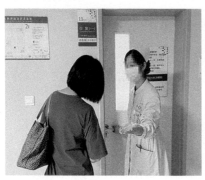
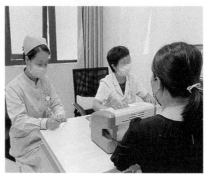

图 7-10 某专家诊治过程中中断时间　　　　图 7-11 某专家改善前后平均诊治时长

（三）门诊护士工作改进

1. 实行弹性工作制 周一和周二的上午及下午 4 点前患者就诊人数较多，在此时间段增加人力，加强引导分流，避免患者过多聚集。

2. 分诊处护士详细了解病情，有序分诊　如专家未按时到诊，则护士暂时不予分配就诊患者。如某位专家处排号过多时，护士应有序分流、适时限号。

3. 加强候诊区巡视　针对危急重患者要提前告知医师给予相应诊治，缩短危重患者等待时间，避免耽误病情；对二次折返的患者应了解清楚原因，有效指导，适时安排再入诊室，避免反复多次进出诊室致诊治中断。

（四）强化宣传引导，实现错峰就诊

1. 积极宣传预约挂号　人人均是宣传员，并制作相应展板等，在相应小程序及官网上宣传预约挂号。

2. 加强与患者的沟通　尤其是本地患者，向其介绍相应的专家，并告知高峰时段，鼓励其错峰就诊（图 7-12）。

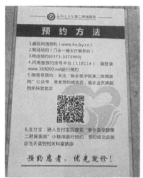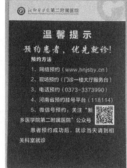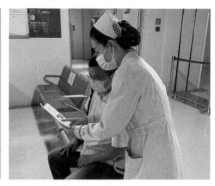

图 7-12　强化宣传引导，实现错峰就诊

五、结果与持续改进

（一）结果

1. 数据变化　2022 年 1～4 月预约患者总人数为 71 363 人次，平均等待时长为 12.04 分钟（图 7-13），而某知名专家的预约患者总人次为 258 人次，平均等待时长为 12.23 分钟（图 7-14），均达到预期目标。

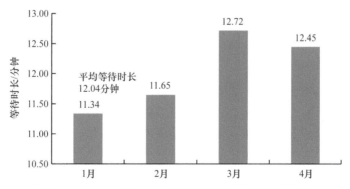

图 7-13　2022 年 1～4 月门诊预约患者等待时长

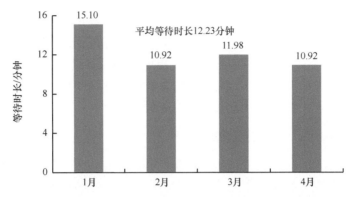

图 7-14　2022 年 1～4 月某知名门诊专家预约患者等待时长

通过将 2022 年 1～4 月数据与 2021 年就诊量相仿的月份进行直观对比，可以看出预约患者的平均等待时间明显下降，目标达成，改进有效（图 7-15）。

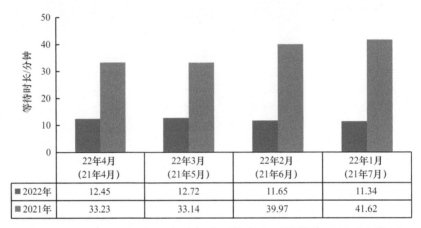

	22年4月 (21年4月)	22年3月 (21年5月)	22年2月 (21年6月)	22年1月 (21年7月)
■2022年	12.45	12.72	11.65	11.34
■2021年	33.23	33.14	39.97	41.62

图 7-15　2021～2022 年 4 个月门诊预约患者平均等待时长对比分析

2. 与坐诊专家、患者、护士访谈前后变化

（1）与坐诊专家访谈：新系统上线后设置的预约选项为患者下次预约提供了方便，另外坐诊专家在叫号功能里能及时了解候诊患者情况，便于掌握诊疗进度。门诊强化管理后，坐诊医生晚到时，分诊护士不给其分配就诊患者；另，门诊护士加强巡诊后，坐诊医生被打断诊治过程的次数明显减少，提高了诊治效率。

（2）与患者访谈：预约精确到 30 分钟之内，预约渠道增加，按照预约时间来，一般不超过 15 分钟就能就诊；护士告知了高峰时段并介绍了其他相应的专家，有几次在下午 4 点左右时基本没有等待就能立即就诊。

（3）与护士访谈：患者不满及纠纷、投诉明显减少，2022 年 1 月至今无一起患者因等待时间长而造成投诉事件发生；患者快速得到诊治，门诊诊治的依从率、满意率明显增加。

（二）持续改进

项目组通过近 9 个月对门诊负责项目"降低门诊预约患者就医等待时间"的精益

管理，促进门诊人员从被动了解精益医疗到愿意主动去应用精益管理，无疑这是一种思想的转变，而思想的转变带动的必然是行动的转变。"一切以患者为中心"也不再仅仅是服务态度、服务细节层面的落实，而应该是多维度、多层面地思考与转变。

这一项目目前虽取得了部分成绩，达到了预期目标，但相应措施的落实应是持续化的过程，甚至应该变成工作流程而固定化，如此才能得以长期持续改进下去，并应针对不断出现的新问题调整工作方案。

目前还需要重视落实以下几个方面，以求能保证患者的等待时间维持在一个良好的区间，不至于出现波动。

1. 继续加大对信息化改进的投入及建设 目前虽说预约已做到多点对接，也实现了分时段就诊，但补登预约程序仍无法完全脱离，需要信息化系统提供更多元、更多途径的预约方式，简化预约程序。在患者就诊时能适时查询就诊信息及状态，更有效地减少患者等待时间。

2. 对门诊医师的管理应常态化、规范化 门诊医师在诊治过程中接打电话、迟到、诊治时去忙其他事务、不及时通知停诊信息等，这些都是需要持续改进的环节；门诊部除要继续做好与医师的沟通外，还要重视及时向医务科汇报相关工作，以强化相应的管理。

3. 对门诊护士的考核应定量、定性相结合，并与绩效挂钩 要求完成相应工作量的同时注意工作质量；能灵活机动地处理各种问题，确保患者得到及时诊治。

4. 动态持续地宣传预约诊疗、错峰就诊 患者的文化程度、认知水平是无法转变的，只能采用适应患者的方式，简单、通俗易懂地做好宣传，同时与医院相关职能部门进行沟通，在错峰就诊方面给予相应的政策优惠支持。

（新乡医学院第二附属医院 何 艳 董瑞兰 孟 雁等）

【点评】

随着社会经济水平的不断发展，增强患者就医的"获得感"是近年来医院管理的重要方向，而门诊患者的等待时间是直接影响患者"获得感"的因素，甚至网络上常有"排队2小时，看病2分钟"的传言。精神病专科医院与综合医院不同，大多患者无法单独就诊而是需要家属陪同。等待时间长，不仅仅影响患者体验，也进一步影响患者家属体验。医院选择将此项目作为第一批精益管理改善项目之一，就是将增强患者就医"获得感"当作医院管理中"以患者为中心"的重要考量因素。

"等待"是精益医疗管理理念中典型的"八大浪费"之一，严重影响患者体验。"等待"产生的直接原因是供需不平衡，尤其是在高峰期内门诊的服务供应能力不能满足患者的需求。项目团队去现场观察，收集一手数据，一方面调查分析门诊患者的就诊需求，另一方面调查门诊各环节的服务供应能力，然后从这两方面深入分析背后的根本原因，最终落脚到信息化改善、门诊专家出诊管理、护士门诊巡诊管理，以及宣传引导患者错峰就诊，减少"等待"浪费，逻辑清晰，结果显著，在门诊量基本稳定的情况下，门诊预约患者平均等待时间从38.4分钟降低至12.0分钟。

通过减少"浪费"，降低门诊预约患者的就医等待时间，不仅仅更好地为患者创造了价值，也提高了医生与护士的工作效率。

——罗伟，《精益医疗》作者，精益企业中国（LEC）执行董事

案例二 缩短精神科患者出院结算办理时间

一、项 目 背 景

新乡医学院第二附属医院是一家享誉全国的大型公立精神卫生专科医院，是集医疗、教学、科研、预防、康复、保健、司法精神医学鉴定于一体的省级精神、神经疾病专科三级甲等医院。医院始建于1951年6月，前身是中国人民解放军平原军区后方医院三分院。1957年5月，被河南省卫生厅定名为河南省精神病医院。为配合新乡医学院教学工作，1994年3月新增名称新乡医学院第二附属医院。2010年为顺应精神卫生事业的发展，医院新增名河南省精神卫生中心。目前，医院同时使用"河南省精神病医院、河南省精神卫生中心、新乡医学院第二附属医院"为名称。2021年医院组织开展了首期精益医疗绿带培训班，通过培养医护人员解决问题的能力，消除环节中出现的浪费，确保医疗质量有效持续改进，为患者提供优质医疗服务，从而推动医院的精益管理内涵建设。

出院结算是精神科患者住院期间最后一个环节，该环节服务质量好坏直接关系到医院的整体形象及患者满意度。然而当前临床上始终存在着患者出院结算等待时间过长的问题，患者出院结算时需要经过很多环节，进行反复的排队与等待，引起了患者的普遍不满，不管结算人员如何改善自身服务态度，患者都很难提升满意度。为了更好地提升患者满意度，本案例主要根据当前医院患者出院结算中面临的问题，调查分析，找出要因，提出几点解决对策与建议，以精简流程，缩短患者办理出院时间，提高服务质量。科学优化出院结算服务流程，不仅能够缓解医院拥挤现象，而且可以提高员工的工作效率，同时也是医院践行"以患者为中心"理念的具体体现。对此，新乡医学院第二附属医院某科室精益医疗活动小组从住院患者办理出院手续复杂、流程烦琐、耗时长及患者满意度低等问题入手，细致梳理出院流程环节，着重分析问题原因，详细制定流程优化方案，再制定出院流程，大大简化了患者办理程序，缩短了患者等待时间。

二、现 状 与 目 标

（一）现状调查

为了缩短患者出院办理时间，某科室精益医疗团队通过30天（2021年8月17日至2021年9月16日）对20位患者办理出院流程的观察，记录下来在出院流程中患者需要经历的5个环节：见到医师、医师开医嘱、护士处理医嘱、患者家属离开病房办理出院、回科室核对离院时间。团队绘制了现状价值流程图，进行了时间研究，发现患者办理出院平均耗时长达187.3分钟（约3.1小时），最长耗时达246分钟（约4.1小时），见图7-16。

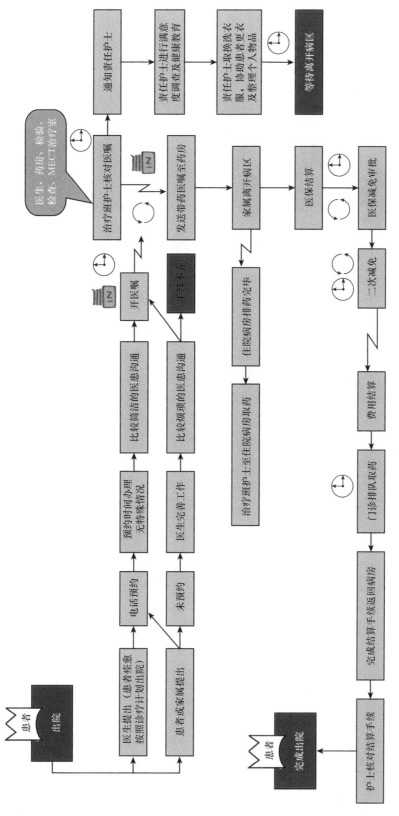

图 7-16 现状调查

团队得到现状之后的第一反应就是，患者为什么从确认出院到离开科室之间需要如此长的时间？按照科室临床路径的 5 个标准环节来说，时间到底浪费在哪里了呢？于是精益项目团队对最长的办理流程进行了节点梳理，结果是：5 个标准环节中，一共拥有 10 个节点，如图 7-17 所示。

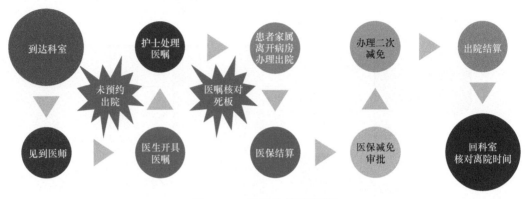

图 7-17　现状价值流程图

对出院流程环节进行统计发现，原有出院流程中患者办理出院手续从医师下达医嘱到患者离开医院共需 12 步，其中包括 3 处审核环节，甚至有些医保患者需在科室、医保办、出院结算窗口多次往返，流程烦琐，效率低下，是患者满意度低、医患矛盾频发的主要原因。团队随机抽取某日住院患者办理出院手续所需时间进行统计分析，就当日出院患者而言，见到医师平均耗时 26 分钟，医嘱处理平均耗时 16 分钟，结算平均耗时 63 分钟，其他情况平均耗时 86 分钟，整个出院流程平均耗时 191 分钟（表7-1 至表 7-3，图 7-18 至图 7-20）。

表 7-1　办理出院平均标准用时统计　　　　　　（单位：分钟）

节点	患者1	患者2	患者3	患者4	患者5	患者6	患者7	患者8	患者9	患者10	患者11	患者12	患者13	患者14	患者15	患者16	患者17	患者18	患者19	患者20
到达科室	10	10	2	2	5	5	5	3	5	5	1	5	5	5	5	5	5	7	3	7
见到医师	10	5	3	2	2	5	5	10	2	5	2	2	5	19	10	4	6	5	8	2
医师开具医嘱	8	8	5	2	3	2	8	2	3	2	2	1	2	17	10	2	6	6	4	3
护士处理医嘱	8	6	10	2	2	6	8	10	10	5	2	2	10	5	11	6	5	4	2	5
患者家属办理出院	5	6	6	5	5	7	5	5	6	13	4	5	5	5	10	10	5	5	5	8
医保结算	10	5	6	10	9	16	14	4	17	3	10	5	5	5	22	5	2	6	9
医保减免审批	5	3	5	5	2	1	2	5	7	3	5	5	5	2	7	7	5	4
办理二次减免	3	3	5	5	2	3	2	0	0	5	5	2	2	5	2	9	2
出院结算	4	4	6	5	23	3	3	9	14	5	10	5	7	7	5	6	6	5	4	5
回科室核对离院时间	7	10	10	5	5	5	5	2	5	5	10	5	5	5	3	5	2	3

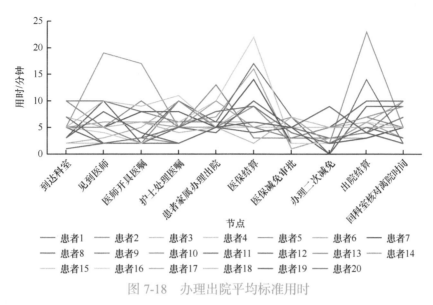

图 7-18　办理出院平均标准用时

表 7-2　办理出院平均浪费用时统计　　　　（单位：分钟）

节点	患者1	患者2	患者3	患者4	患者5	患者6	患者7	患者8	患者9	患者10	患者11	患者12	患者13	患者14	患者15	患者16	患者17	患者18	患者19	患者20
到达科室	0	1	2	1	0	0	0	1	2	0	1	2	1	0	0	0	1	2	2	1
见到医师	3	2	0	0	1	2	0	0	0	3	2	0	0	1	2	0	0	0	0	0
医师开具医嘱	0	0	0	0	0	1	0	0	0	0	0	0	0	0	1	0	0	0	0	0
护士处理医嘱	0	0	0	0	0	0	1	0	0	0	0	0	0	0	0	1	0	0	0	0
患者家属办理出院	0	0	0	0	0	0	0	1	1	0	0	0	0	0	0	0	1	1	0	0
医保结算	3	2	0	0	0	0	0	1	0	3	2	0	0	0	0	0	1	0	0	0
医保减免审批	2	2	0	0	0	0	1	0	2	2	0	0	0	0	0	1	0	0	0	
办理二次减免	2	2	1	0	1	0	0	0	1	2	2	1	0	1	0	0	0	1	1	0
出院结算	2	2	1	1	0	0	0	0	0	2	2	1	1	0	0	0	0	0	1	1
回科室核对离院时间	0	0	0	0	0	0	1	0	0	0	0	0	0	0	0	0	1	0	0	0

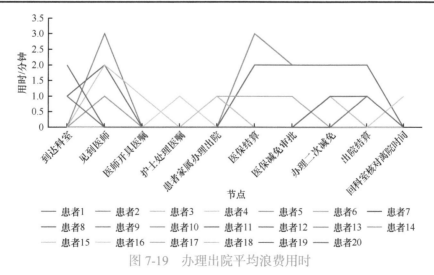

图 7-19　办理出院平均浪费用时

表 7-3 汇总分析

节点	平均标准用时/分钟	平均浪费用时/分钟	完成率/%
到达科室	5	0.9	100
见到医师	5.6	0.8	100
医师开具医嘱	5.4	0.1	95
护士处理医嘱	6.1	0.1	100
患者家属办理出院	6.3	0.2	90
医保结算	8.4	0.6	100
医保减免审批	4.4	0.5	100
办理二次减免	3.7	0.8	100
出院结算	6.8	0.7	100
回科室核对离院时间	5.8	0.1	95

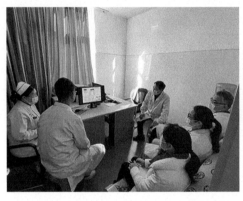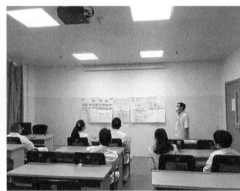

图 7-20 分析讨论

（二）结合价值流图，分析寻找爆炸点

爆炸点一：家属未办理出院预约，突击出院。家属办理出院前，未能较好地与医方沟通，在任意时间突然来院为患者办理出院手续。

爆炸点二：二次减免办理处位置较偏僻，会计收费系统无法兼容。

因历史原因，医院二次减免办理窗口仍停留在门诊楼二楼，且审核时间较晚，不但增加了出院流程环节，而且延长了出院手续办理时间。同时，医院收费系统相对落后，一楼窗口无法兼容二次减免系统，且楼梯较多、路程较远，电梯拥堵也是造成患者出院手续办理延迟的重要因素之一。

爆炸点三：治疗室护士必须等待停医嘱后才能核对，流程烦琐僵化。

（三）目标值设定

根据患者及家属的需求以及可改善空间，项目组将该项目的目标定为将出院办理平均时间从 191 分钟降低至 90 分钟（图 7-21）。

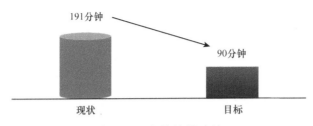

图 7-21　改善效果确认

三、原　因　分　析

为找出导致患者办理出院时间长的根本原因，精益小组成员展开了多次讨论，利用精益工具，针对精神科患者办理出院时间长的主要问题找到了三个根本原因：医嘱核对流程烦琐、办理二次减免用时长、高峰期需求过多（图 7-22 至图 7-24）。

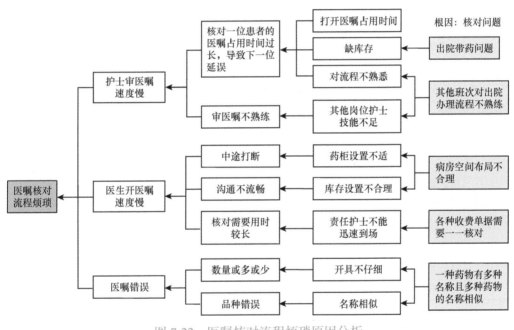

图 7-22　医嘱核对流程烦琐原因分析

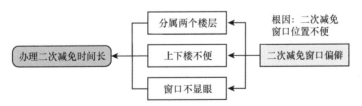

图 7-23　办理二次减免时间长原因分析

四、改　善　行　动

根据以上问题，项目组制定了针对性的出院流程优化方案，如表 7-4 所示。

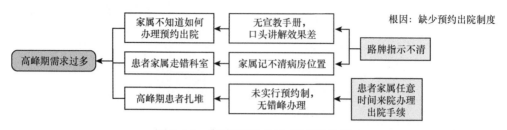

图 7-24 高峰期需求过多原因分析

表 7-4 拟定优化方案

根本原因		改善行动		实施负责人	实施时间
高峰期需求过多	标识不清,患者家属经常走错	1. 发放病区位置示意图	改善行动一:制定预约出院制度及流程	方润领、邱玉华、汤语忌	2021 年 9 月至 2021 年 10 月
	不知晓可以预约办理	2. 入院即进行相关宣教			
	不清楚如何办理出院	3. 制作宣教卡详细说明出院需要携带的物品			
办理二次减免用时长	二次减免窗口位置不佳	4. 与收费处协商,调整二次减免窗口位置	改善行动二:调整二次减免窗口位置	秦成	2021 年 9 月至 2021 年 10 月
医嘱核对流程烦琐	处方有误	5. 加强责任心,降低错方率	改善行动三:加强协作,提高效率	赵彤、李葳葳	2021 年 9 月至今
	医护距离远办公室空间布局不合理	6. 增加对讲机			
	责任护士需要核对项目多	7. 增加人力协同,配合共同核对			
	其他班次对办理出院不熟练	8. 加强培训			

1. 标准化预约出院流程,在患者入院时即对家属宣讲医院制定的预约出院方法,并发放宣传册,详细指导患者家属如何进行预约出院(图 7-25)。

2. 提出二次减免窗口改良计划,增设路标,协助引领患者及家属电梯上下楼等,最大限度缩减二次减免引起的耗时数。

3. 患者预约出院,可以提前整理自己用物,与好友互留信息等,待出院手续结转完成后直接出院,不慌张不忙乱,也不拖拉时间。

4. 提出调整出院结算窗口值班人员,在高峰期增开结算窗口,增加工作人员。

5. 取消需要患者往返办理的程序,患者出院当天只需在病房中休息,待医院完成网上计费、审核、结账等流程后,由护士通知家属具体时间,家属直接到出院结算窗口实现一站式结算。

6. 增加人性化设置,出院办理处增设休息区和座椅,并设置提醒。

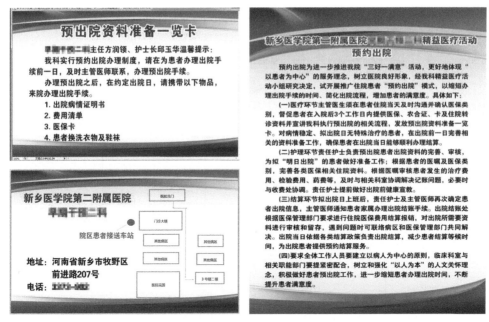

图 7-25 制定标准化预约出院流程成果展示

7. 治疗室护士提前一日统计各项治疗收费项目，再直接与停医嘱后的医嘱单进行校对，优化了核对流程，减少了等待时间（图 7-26）。

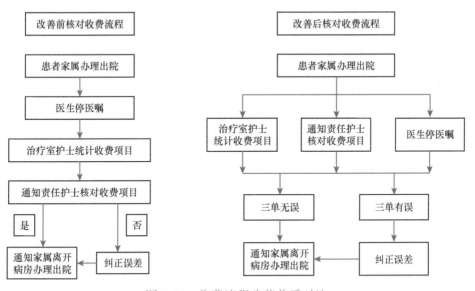

图 7-26 收费流程改善前后对比

五、结果与持续改进

（一）改善成果

经过优化，新的出院流程从患者预约出院到患者直接办理出院结算离开医院，需要患者或家属完成的程序大大减少，真正实现了出院"一站式"办理，出院流程最快可以在 72 分钟之内完成，整体耗时较之前平均缩减 119 分钟，大大提高了出院办理效率，节省了工作人员和患者的时间（图 7-27、图 7-28）。

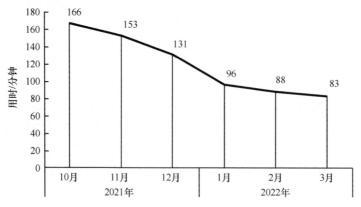

图 7-27　出院患者办理出院平均用时

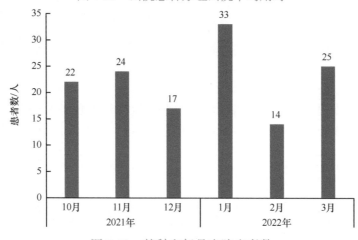

图 7-28　某科室每月出院患者数

（二）持续改进

精益医疗是当前国家卫健委和各级医疗卫生机构正在努力倡导的管理理念，也是医疗机构提高质量、降低医患纠纷发生率、提升患者满意度的有效途径。精益医疗中"以患者为中心"的服务理念可以体现在优美的环境、高尚的医德、精湛的技术、优化的流程以及便捷的服务等方面，涉及医院各部门、各岗位、各流程。新乡医学院第二附属医院在全力建设一流现代化医院的同时，努力践行"以患者为中心"理念，取得了一定成绩。其中，缩短患者出院结算办理时间是最具代表性的精益医疗活动之一。

出院流程优化是基于"以患者为中心"理念的一次尝试，初衷是方便患者，但结果远不止缩短了患者的等待时间，实现了患者出院"一站式"办理，同时简化了工作程序，提高了工作人员的工作效率，推进了医院信息化建设进程，提升了医院品质与内涵。因此，实现"以患者为中心"理念的过程，是精益医疗管理理念和医院建设概念升华的过程，是医院适应新时期医改、融入新形势下医疗服务转型大潮的过程。

"精益医疗以患者为中心"绝对不是一句简单的口号，而是一条准则、一个目标，应该是医疗机构一切工作的永恒主题和最高标准。医疗机构的一切改革和服务体系都应以此为导向，并且贯穿于患者就诊全过程。在践行"以患者为中心"理念的过程中，我们体会到，根据患者的实际需要，为患者提供一切方便，切实解决患者的实际困难等，就是实现"以患者为中心"的过程。各级医疗机构应该坚持将"以患者为中心"作为第一准则，做到文明行医、廉洁行医，以一流的质量和优质的服务吸引患者，将患者需求转化为患者受益、医院收益的手段，最终实现患者、医院及社会的三方共赢。

（新乡医学院第二附属医院　汤语忌　方润领　邱玉华　李亚楠）

【点评】

办理出院结算，是患者在离开医院前处理的最后一件事情，流程不畅一方面会直接影响患者的体验，影响满意度；另一方面，出院不及时则会造成医院床位资源被占用，不能及时收治下一位住院患者，造成患者的等待与医疗资源的浪费。

办理出院结算时间长，需要去现场调查办理出院结算的实际流程，观察其中的浪费，该类浪费主要体现为"等待"浪费，即各环节间的等待，以及"不合格"浪费，即需要反复核对再进行返工修改。

难能可贵的是，项目团队去到现场，收集了大量的一手资料，绘制了办理出院结算流程的现状价值流程图，找到了三个需要改善方面：高峰期需求过多；办理二次减免的窗口位置较远；医嘱核对流程烦琐。然后团队基于数据，对这三项内容进行了深入分析，最终落实到具体的改善对策上，为方便患者准备出院资料制定了标准化清单用于提醒。

项目通过现场调查数据，绘制现状价值流程图，找出改善机会点，再分析根本原因，采取针对性对策，跟踪改善结果，并标准化改善行动。改善效果显著，逻辑较为清晰，数据较为翔实，具有可推广性。

——罗伟，《精益医疗》作者，精益企业中国（LEC）执行董事

案例三　缩短差旅费报销时间

一、项 目 背 景

为规范优化医院报销流程，项目组选取"缩短差旅费报销时间"作为切入点，运用精益管理理念进行实证研究，着力提升医院报销效率，进一步提高员工满意度。项目组前期通过员工日常反馈、员工满意度调查、行政查房、电话访问等方面多渠道收集有关差旅费报销现状的相关资料。

报销对象主要为外出学习或出差后返院的员工，报销流程为：员工将报销资料提交至科教科，经整理初审后，交至财务科审单员、财务科负责人二审，再提交归口分管领导、财务分管领导双审批，最终由财务科出纳、财务科负责人双人汇款。因此，差旅费报销整个流程手续烦琐、时间长、返单率高，报销总流程时间大多数远超出标准时间（15个工作日），甚至有的长达3个月才实现差旅费报销成功。

二、现状与目标

项目组抽取医院 2018 年 9 月至 2019 年 3 月的差旅费报销单，共 43 单（图 7-29）。经统计，差旅费报销总流程时间为 13～98 天，报销流程平均耗时 45 天（图 7-29），其中 15 天以下有 7 单（占比为 16%），15 天以上 1 个月以下有 27 单（占比为 63%），1 个月以上有 9 单（占比为 21%）。

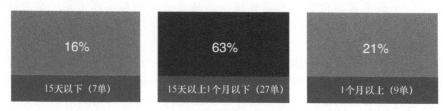

图 7-29　差旅费报销耗时

科教科初审耗时最长为 25 天，返单 12 单（占比为 35.3%）。财务科二审耗时最长为 21 天，返单 11 单（占比为 32.4%）。

结合上述差旅费报销的相关数据，设定目标为:将差旅费报销时间缩短至 7 个工作日。

三、原　因　分　析

通过追踪、梳理整个报销流程后绘制现状价值流程图（图 7-30），分析各环节延误

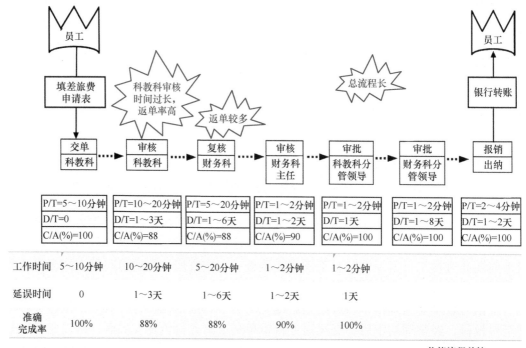

图 7-30　差旅费报销现状价值流程图

时间，找出爆炸点，针对重点问题进行"五个为什么"分析，得出差旅费报销时间长的主要原因如下（图 7-31）：①报销人看不懂报销指引；②报销人不看 OA 报销指引；③科教科报销审单专业知识欠缺；④科教科重复审核；⑤双领导审批。

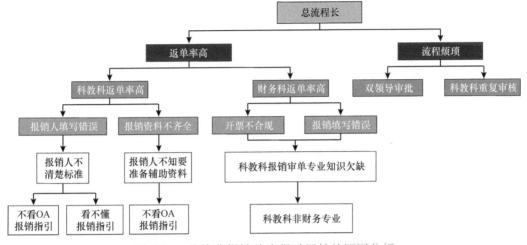

图 7-31 差旅费报销总流程时间长的原因分析

四、改善行动

针对以上五个根本原因，采取相应的改善对策（表 7-5）。

表 7-5 差旅费报销时间长的改善对策

根本原因	对策或措施
报销人看不懂报销指引	将标准固定在报销申请单上，对易出错的项目采用选项形式；科室固定报销秘书，规范培训科室报销秘书
报销人不看 OA 报销指引	通过微信发送个性化报销须知
科教科报销审单专业知识欠缺	取消科教科审核
科教科重复审核	
双领导审批	减少科教科分管领导审批环节

改善后的差旅费报销价值流程如图 7-32 所示。

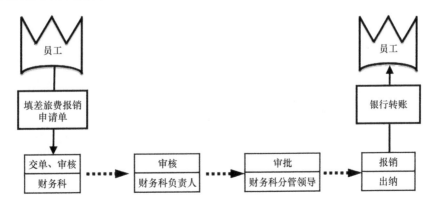

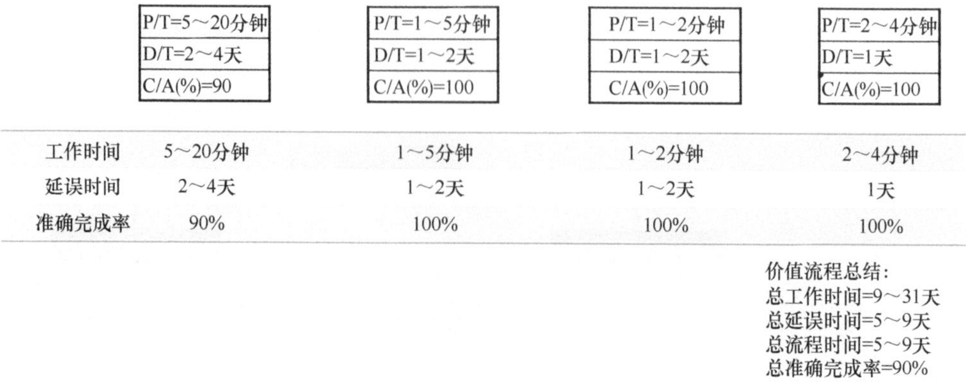

P/T=5～20分钟
D/T=2～4天
C/A(%)=90
P/T=1～5分钟
D/T=1～2天
C/A(%)=100
P/T=1～2分钟
D/T=1～2天
C/A(%)=100
P/T=2～4分钟
D/T=1天
C/A(%)=100
工作时间 5～20分钟 1～5分钟 1～2分钟 2～4分钟
延误时间 2～4天 1～2天 1～2天 1天
准确完成率 90% 100% 100% 100%
价值流程总结：
总工作时间=9～31天
总延误时间=5～9天
总流程时间=5～9天
总准确完成率=90%

图 7-32　改善后的差旅费报销价值流程图

报销须知示例如图 7-33 所示。

外出学习

温馨提示

亲爱的 XXX 同事，您们此次（2019年-09月）到 广州市“艾力彼医管学院”学习班 外出学习属于 公派性质（指令参会），请熟知以下报销事项（以下报销费用可以2人一起报销，如要分开报销可按各自比例填写）：

项　目	报销标准
培训费	凭发票实报
城市间交通费（往返两程）	①如使用公共交通工具，凭有效票据实报；②如使用个人交通工具可补助本次2人费用150元/天，当天来回计一天；往返两程共300元；
市内交通补助	①使用公共交通工具，市内交通补助80元/人/天；往返两程，共160元/人；②使用个人交通工具的此项不再补助
住宿费	请按会议上酒店通知标准，凭合规发票报销（限额450元/天/人）
伙食补助费	100元/天/人，不跨餐点不补助；会议包午、晚其中一餐均不补助，以上请按实际填写。
报销必交资料	1. 填报《外出学习费用报销汇总单》（院内OA共享下载） 2. 有效票据（背面经办人、证明人签名）

请您在学习回来后的15天内交齐以上资料直接送行政楼三楼财务科梁汝枫办理报销（注明：报销汇总单上出差事由必填写），如逾期3个月不足半年的须书面报院领导审批，超过半年不予办理报销。

进修

温馨提示

亲爱的 XXX 同事，您们此次（2019.5.17-5.19）到 广州 外出学习属于个人申请，请熟知以下报销事项（以下报销费用为3人一起报销标准，如要分开报销请按各自比例填写，如金额较少不建议分开报销）：

项　目	报销标准
培训费	凭发票实报
城市间交通费（往返两程）	①使用公共交通工具，凭有效票据实报；②使用个人交通工具可补助每人160元/天
市内交通补助	①使用公共交通工具，市内交通补助80元/天/人，各往返两程160元/人；②使用个人交通工具的此项不再补助
住宿费	①进修单位内住宿，凭进修单位开具的有效票据实报；
报销必交资料	1. 填报《外出学习费用报销汇总单》（院内OA共享下载） 2. 有效票据（背面经办人、证明人签名）

请您在学习回来后的15天内交齐以上资料直接送行政楼三楼财务科梁汝枫办理报销（注明：报销汇总单上出差事由必填写），如逾期3个月不足半年的须书面报院领导审批，超过半年不予办理报销。

专科护士培训

温馨提示

亲爱的 XX 同事，您此次（2019.09.07-12.16）到 广州暨南大学 属于 专科护士培训班，请熟知以下报销事项：

项　目	报销标准
培训费	凭发票实报
城市间交通费（往返两程）	①如使用公共交通工具，凭有效票据实报；②如使用个人交通工具可补助每四人150元/天（含4人以下），往返两程共300元
市内交通补助	①使用公共交通工具，市内交通补助80元/天/人，往返两程160元/人；②使用个人交通工具的此项不再补助
住宿费	2019年5月1日起住宿费按进修标准1200元/月定额包干
报销必交资料	1. 填报《外出学习费用报销汇总单》（院内OA共享下载） 2. 有效票据（背面经办人、证明人签名）

请您在学习回来后的15天内交齐以上资料直接送行政楼三楼财务科梁汝枫办理报销（注明：报销汇总单上出差事由必填写），如逾期3个月不足半年的须书面报院领导审批，超过半年不予办理报销。

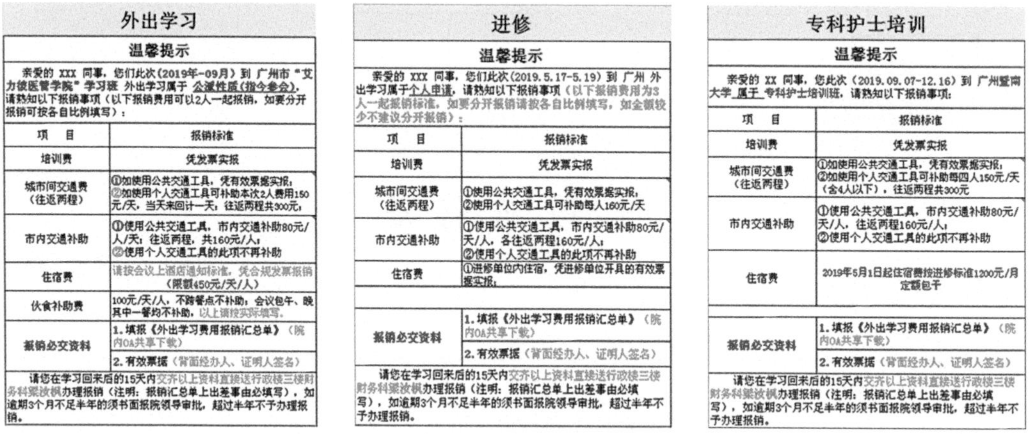

图 7-33　不同类别报销须知示例

五、结果与持续改进

将未来状态价值流程图提交至医院办公会讨论通过后，于 2019 年 6 月 1 日起试行，截止到 9 月 30 日共有 86 单报销申请，报销的总流程时间为 1～11 天，平均为 5.3 天，减少 39.7 天，其中 7 天（含）以下的有 73 单，目标实现率为 85%（图 7-34）。经过 4 个月的试行，项目基本实现改善目标，每个月报销平均等待时间降至 7 天以内（图 7-35）。

改善前：
16%
15天以下（7单）
63%
15天以上1个月以下（27单）
21%
1个月以上（9单）
改善后：
85%
7天以下（73单）
15%
7天以上15天以下（13单）
0%
15天以上1个月以下（0单）
0%
1个月以上（0单）

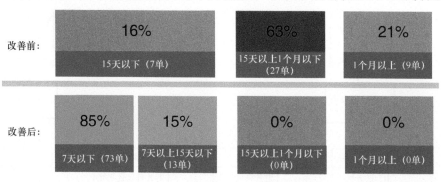

图 7-34　改善前后报销总流程时间对比

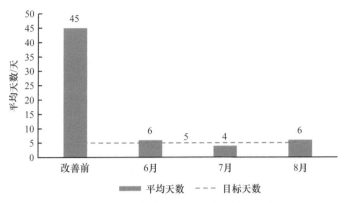

图 7-35　改善前后报销平均等待天数

　　下阶段，项目团队为了更好地支持医务人员，计划实施线上审批流程，实现电子审批，减少审批环节，优化流程。

（广东省东莞市第八人民医院　郑佳霓　罗嘉慧　郭肖琼）

【点评】

　　医务人员出差前按要求提交了申请并获得批准后，返回医院后报销相关费用平均耗时竟然长达 45 天，这一方面影响了员工满意度，另一方面耗费了员工大量时间，影响其对患者的服务。从精益管理的视角来看，这些医务人员为报销所花费的时间、精力都是"不增值的"。

　　项目团队通过回顾历史数据，绘制差旅费报销流程的现状价值流程图，发现三个爆炸点：①科教科审核返单率高达 35.3%，致使时间长；②财务科在科教科之后再次审核返单率依然高达 32.4%，致使时间长；③双部门、双领导审核，等待时间长。进一步分析根本原因，主要集中在两个方面：一是报销标准不清晰、不易得，致使医务人员填报的报销单无法达到后续的审核标准，出现大量返单，造成报销时间的延误；二是科教科在员工出差前已经对出差行为进行了批准，而员工出差后的报销审核则是财务科的职责范畴。基于此，项目团队进行了有针对性的改善，优化报销的指引单，取消科教科及分管领导的审批环节，使得报销时间从平均 45 天下降至 5.3 天，显著提升了员工体验，也节省了大家的时间。

　　该项目最难能可贵之处在于，医院领导层从数据和事实出发，在符合相关制度要求的前提下，毅然统一取消了科教科的审核及分管领导的审批环节，改变了多年来的工作习惯，切实体现了以人为本。

——罗伟，《精益医疗》作者，精益企业中国（LEC）执行董事

<h2 align="center">案例四　缩短手术接台时间</h2>

<h2 align="center">一、项目背景</h2>

东莞市中医院以建设"广东省高水平中医院、国家中医药特色重点医院"为目标，

不断推动医院高水平、高质量发展。为提升医疗服务质量和管理水平，2020 年医院组织开展了首期精益医疗绿带培训班，通过培养医护人员解决问题的能力，消除各环节中出现的浪费，确保医疗质量有效持续改进，为患者提供优质医疗服务，从而推动医院的精益管理内涵建设。

随着医院快速发展，总体业务量也随之上升，择期手术的数量日益增多，调查发现夜间择期手术也呈增多趋势。研究团队从系统中调取了 2020 年 6～8 月的手术数据，发现平均每月夜间超 20 点的手术有 58 台，平均每天近 2 台，即医院手术间每晚至少有 2 个手术团队（包括手术室护士、麻醉医师、手术医师等，约 10～15 人）在加班。其中超 24 点的手术 8 台，平均每月近 3 台，每周约有一台择期手术需要到凌晨才结束。

夜间择期手术多，部分原因是手术接台时间长。手术接台时间长存在诸多安全隐患：①从患者角度，手术等候时间延长，患者禁食时间长，容易出现低血糖等不适症状，夜间接台患者满意度下降；②从手术医师、护士、麻醉医师角度，医护人员夜间加班时间延长，长期处于高强度工作中，容易疲劳，出现医疗差错，增加医疗安全隐患；③从医院角度，手术室使用周转率低，影响次日手术安排，导致手术堆积，患者等候手术排期时间长，平均住院时间也增加。缩短手术接台时间是医师、护士、患者三方的共同需求，是当前迫切需要解决的问题。项目计划通过缩短手术接台时间，提高手术效率，加快手术周转，减少医护人员夜间加班时间，确保医疗质量。

二、现状与目标

为了缩短手术接台时间，2020 年 9 月，医务科、质控科、骨二科（关节骨科）、麻醉科、手术室等科室人员组建项目团队，针对手术接台环节进行整改。调查发现，医院人工关节置换手术量大（2019 年全年开展 967 例，占择期手术的 9%），且人工关节置换手术需要的器械多，手术前期准备耗时长，接台步骤烦琐，有较大的整改空间，故选定骨二科（关节骨科）的人工关节置换择期接台手术作为主要观察对象。项目团队将手术接台时间定义为从上一个患者离开手术室至下一个患者手术开始切皮的时间。

为更好地了解现状，团队成员到手术室现场进行定点观察，从上一个患者离开手术室至下一个患者手术开始切皮，手术接台时间为 108 分钟，将整个观察过程绘制成现状价值流程图（图 7-36），从手术接台的各个环节中查找存在的问题，找出流程环节中存在浪费的爆炸点。

1. 爆炸点一：手术护士术前准备时间长 手术护士术前需要完成手术器械准备、为患者留置尿管及打留置针等准备工作，耗时长达 35 分钟。

2. 爆炸点二：患者未被按时送达手术室 手术室致电临床科室前台护士，前台护士通知、转运手术患者至手术室，耗时长达 14～40 分钟。

3. 爆炸点三：麻醉医师麻醉耗时长 麻醉医师术前需要评估患者病情，选择合适的麻醉方式，患者家属签署麻醉通知书，告知麻醉风险，准备相关麻醉药物，对手术患者施行麻醉，耗时长达约 52 分钟。

4. 爆炸点四：重复摆放患者手术体位耗时长 患者进入手术室完成所有术前准备

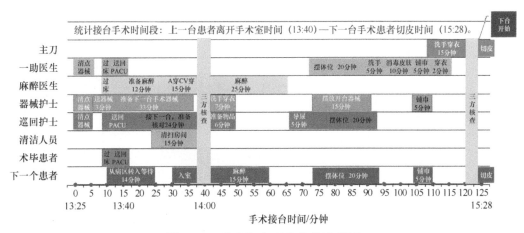

图 7-36　手术接台现状价值流程图

后，需要被摆放在一个适合手术的体位，耗时长达 15～20 分钟。

5. 爆炸点五：主刀医生迟到　在开始手术前，主刀医生需要完成病房日常业务，包括处理新入院患者、查房、接诊门诊患者等，经常出现迟到现象，导致手术延迟开台约 20 分钟。

项目团队导出手术麻醉系统数据，分析 2020 年 7～8 月骨二科择期人工关节置换手术接台时间，统计得出骨二科择期人工关节置换手术接台时间平均为约 100 分钟。

手术三方人员（麻醉医师、手术护士、手术医师）经过协商，达成手术开台时间节点共识，设定项目改善目标如下：在四个月内（2020 年 10 月至 2021 年 1 月）将骨二科择期人工关节置换手术平均接台时间控制在 55 分钟以内（图 7-37）。

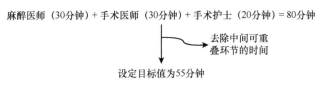

图 7-37　手术接台时间目标设定

三、原　因　分　析

根据现场观察后绘制的价值流程图中的爆炸点，对于存在的问题，组织项目团队（医务科、质控科、麻醉科、手术室、骨二科相关人员）召开沟通协调会议，列举导致手术接台时间长的潜在原因，绘制分析树做原因的深入分析（图 7-38 至图 7-41）。

根据存在问题及分析原因，团队成员于 2020 年 9 月至手术室现场观察骨二科人工关节置换择期接台手术，登记汇总各原因出现频次，绘制柏拉图（图 7-42），根据二八原则选取前 5 个主要问题作为整改重点。

小组运用"五个为什么"分析法分析五大爆炸点的原因，并在高峰期 4 次走访现场调查 283 张处方，查检 1541 次，最终找出五大根本原因。

1. 根本原因一：手术三方（麻醉医师、手术护士、手术医师）未达成时间共识　手术三方未针对手术接台的各个环节时间点进行商量讨论，导致三方都没有时间共识，彼此忙碌于各自的工作，导致三方产生不同程度的等待浪费。

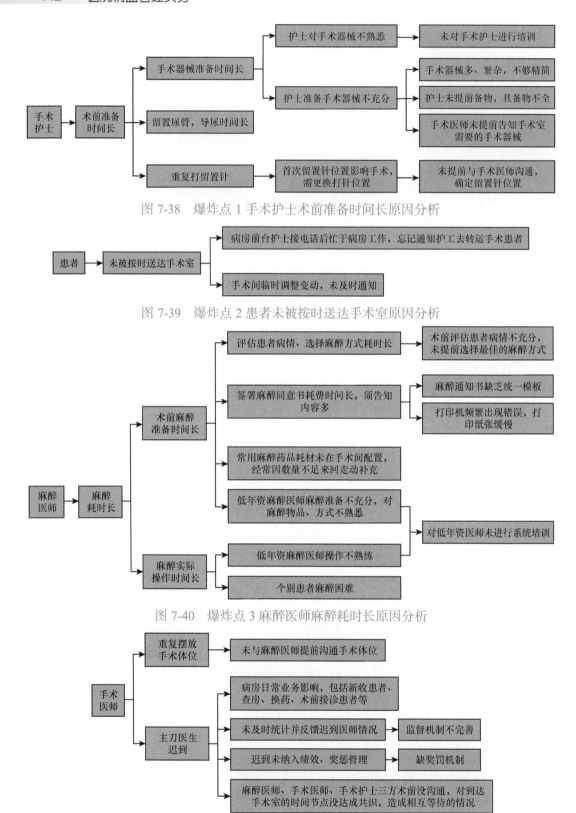

图 7-38 爆炸点 1 手术护士术前准备时间长原因分析

图 7-39 爆炸点 2 患者未被按时送达手术室原因分析

图 7-40 爆炸点 3 麻醉医师麻醉耗时长原因分析

图 7-41 爆炸点 4、5 重复摆放患者手术体位耗时长、主刀医生迟到原因分析

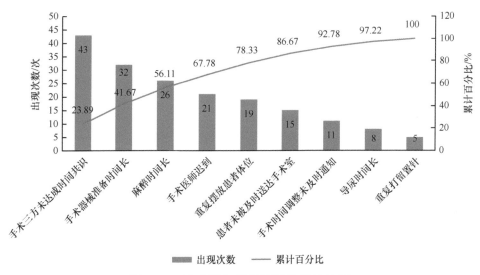

图 7-42 手术接台等候原因分析柏拉图

2. 根本原因二：手术器械准备时间长 手术医师未提前告知手术室手术需要用到的手术器械；手术护士未提前备物，且备物不全；手术器械多、繁杂，不够精简；手术护士对手术器械不熟悉。

3. 根本原因三：麻醉时间长 麻醉医师术前评估患者病情不充分，未提前选择最佳的麻醉方式；常用麻醉药品耗材未在手术间配置，经常因数量不足来回走动补充；低年资麻醉医师麻醉准备不充分、操作不熟练；患者家属签署麻醉同意书耗费时间长，须告知内容多。

4. 根本原因四：手术医师迟到 手术医师受病房日常业务影响，包括处理新入院患者、查房、术前接诊门诊患者等，以及手术室未及时统计并反馈迟到医师情况，导致手术医师迟到现象频繁发生，严重影响手术开台时间。

5. 根本原因五：重复摆放患者体位 手术医师未与麻醉医师提前沟通手术体位，导致麻醉后铺巾消毒前需要重新摆放患者体位，导致动作浪费。

四、改善行动

项目小组成员围绕现状，从问题出发，制定改善措施，归类为五大改善行动；同时，明确责任人和工作进度及完成时限，逐条落实，进行整改行动（表 7-6）。

（一）改善行动一：三方协议商定各时间节点

1. 三方人员经过协商，商定有效的通知方式，达成手术接台时间节点共识，每个岗位的人员要在规定时间内完成自己负责环节的工作；制定时间登记表，登记接台迟到人员情况，并定期公布。

2. 根据已经沟通商定的时间节点方案（手术接台时间为 55 分钟），组织手术科室、麻醉科、手术室进行三方联合演练（图 7-43），通过实际行走路线，优化工作流程，优化手术物品摆放方式，加强医护之间的沟通合作，共同缩短手术接台时间。

表 7-6　缩短手术接台时间改善行动表

根本原因		改善行动	改善行动（阶段）	实施负责人	开始实施时间
1. 手术三方未达成时间共识		1. 三方经过协商，达成手术接台时间节点共识	改善行动一：三方协议商定各时间节点	医务科简练	10 月 16 日
2. 手术器械准备时间长	①手术医师未提前告知手术室需要的手术器械	2. 由骨二科医生、手术室护士共同制定人工膝关节置换和人工髋关节置换常用手术器械清单，将常用的手术器械放到一个常用手术包中，每次准备一个常用器械包、一个备用器械包	改善行动二：优化手术器械	骨二科谭志超、手术室蔡春芳	12 月 15 日
	②护士未提前备物，且备物不全				
	③手术器械多、繁杂、不够精简				
	④护士对手术器械不熟悉	3. 由手术室组织对护士进行培训			
3. 麻醉时间长	①术前评估患者病情不充分，未提前选择最佳的麻醉方式	4. 设置预麻醉工作间，提前准备麻醉及进行麻醉操作环节	改善行动三：设置预麻醉工作间，加强麻醉医师培训	麻醉科李刚、麦振江	11 月 5 日
	②常用麻醉药品耗材未在手术间配置，经常因数量不足来回走动来补充				
	③低年资麻醉医师麻醉准备不充分、操作不熟练	5. 加强麻醉医师培训，使其熟悉麻醉物品及方式，学习麻醉相关知识			
4. 手术医师迟到	①病房日常业务影响，包括新收患者、查房、换药、术前接诊患者	6. 制定手术接台时间登记表、定期现场记录并及时反馈迟到医师情况	改善行动四：监督反馈迟到情况	医务科简练、麻醉科麦振江、手术室蔡春芳	12 月 2 日
	②手术室未及时统计并反馈迟到医师情况				
5. 重复摆放患者体位	手术医师未提前告知麻醉医师和手术护士手术体位	7. 要求手术医师在手术麻醉系统开具手术通知单时备注手术体位，使麻醉医师麻醉前熟悉并使手术医师要求体位与麻醉体位相一致，减少重复摆体位	改善行动五：提前选定麻醉、手术体位	骨二科谭志超、麻醉科李刚	11 月 23 日
6. 患者未被及时送达手术室	手术变动未及时通知	整改详见蔡春芳精益项目		手术室蔡春芳	—

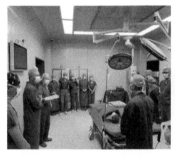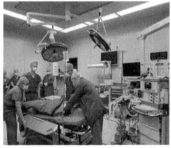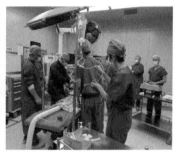

图 7-43 联合演练照片

（二）改善行动二：优化手术器械

1. 由骨二科医生、手术室护士共同制定人工膝关节置换和人工髋关节置换常用手术器械清单，将常用的手术器械放到一个常用手术包中，每次准备一个常用器械包、一个备用器械包（图 7-44）。

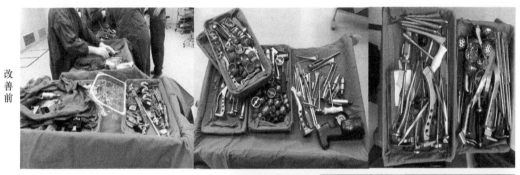
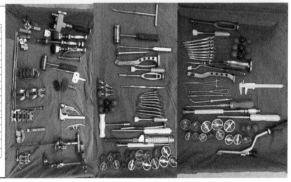

图 7-44 改善前后常用手术器械展示

2. 由骨二科医生、手术室、供应室护士共同制定外送手术器械清单（图 7-45），讨论器械包组包、配包，精简外送手术器械包，再由手术医师提前跟器械公司沟通，精细化配套相应的手术器械，缩短手术器械准备时间，减少需要消毒的手术器械数量，降低供应室消毒成本。

3. 由手术室护士长组织手术护士进行专科培训，学习、熟悉手术常用器械（图 7-46）。

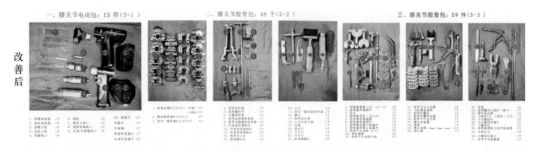

图 7-45　改善后外送手术器械清单

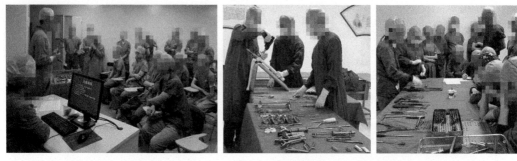

图 7-46　手术室护士长组织手术护士开展专科培训

（三）改善行动三：设置预麻醉工作间，加强麻醉医师培训

1. 2020 年 11 月设置预麻醉工作间，提前准备麻醉及进行麻醉操作环节，提高手术间的利用率，加快手术台的周转率。①到现场试摆放床位，最大化提高空间使用率；②通过优化麻醉护士排班，在不增加人员的情况下开设预麻醉工作间；③手术接台过程中、手术间清洁时，下一台患者提前在预麻醉工作间准备麻醉操作，缩短手术接台时间（图 7-47）。

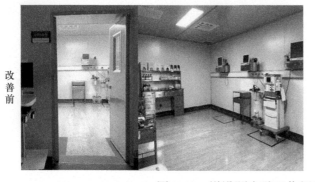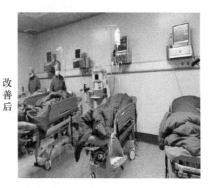

图 7-47　增设预麻醉工作间前后对比

2. 加强麻醉医师操作培训。定期组织麻醉医师学习麻醉相关知识，熟悉麻醉物品及麻醉方式，培训操作技能，提升麻醉实践技能。

（四）改善行动四：监督反馈迟到情况

制定手术接台时间登记表（图 7-48），定期现场记录或查看视频监控系统，登记迟到医师情况，针对多次迟到的医师，定期公布，并给予相应的扣罚。

骨二科人工膝关节置换术手术接台时间登记表
2020年10月13日（11号手术间）
麻醉医生：李　巡回护士：杜　器械护士：黄　主刀：覃　一助：周

项目　时间段	开始/到场	结束
上一患者离开手术室时间	13:40（上一台离室时间）	
清洁工清洁时间	13:52	14:03
患者进入手术室时间	上一台手术未出，患者已进手术间	
巡回护士静脉穿刺时间	（已做静脉穿刺）	
麻醉医生进入手术室时间	（已在手术室）	
麻醉医生穿刺动脉时间	（已在复苏间做好穿刺）	
麻醉医生穿刺深静脉时间	（该患者不做）	
麻醉时间	12:17	12:28
器械护士准备物品时间	14:02	14:07
器械护士外科洗手时间	14:18	14:20
器械护士摆台时间	14:27	14:29
巡回护士导尿时间	14:11	14:14
主刀进入手术间时间	14:57	
一助进入手术间时间	14:00	
体位摆放时间	14:17（平卧位）	
主刀洗手时间	14:59	15:00
一助洗手时间	14:19	14:22
消毒皮肤时间	14:28	14:33
铺巾时间	14:37	14:39
切开皮肤时间	15:10	

骨二科人工膝关节置换术手术接台时间登记表
2020年11月10日（11号手术间）
麻醉医生：李　巡回护士：袁　器械护士：叶　主刀：覃　一助：李

项目　时间段	开始/到场	结束
上一患者离开手术室时间	11:58	
清洁工清洁时间	11:48	11:56
患者进入手术室时间	12:09	
巡回护士静脉穿刺时间	10:31（已做静脉穿刺）	
麻醉医生进入手术室时间	（已在手术室）	
麻醉医生穿刺动脉时间	10:34	11:29（在复苏间穿刺完毕）
麻醉医生穿刺深静脉时间	（该患者不用做）	
麻醉时间	11:30	12:09（在复苏间穿刺完毕）
器械护士准备物品时间	11:51	12:00
器械护士外科洗手时间	12:11	12:16
器械护士摆台时间	12:18	12:42
巡回护士导尿时间	12:19	12:24
主刀进入手术间时间	13:11	
一助进入手术间时间	12:02	
体位摆放时间	12:10（平卧位）	
主刀洗手时间	13:11（洗手完毕进入手术室）	
一助洗手时间	12:24	12:28
消毒皮肤时间	12:29	12:39
铺巾时间	12:39	12:44
切开皮肤时间	13:13	

骨二科人工膝关节置换术手术接台时间登记表
2020年12月8日（11号手术间）
麻醉医生：李　巡回护士：昌　器械护士：黄　主刀：覃　一助：李

项目　时间段	开始/到场	结束
上一患者离开手术室时间	12:35（上一台离室时间）	
清洁工清洁时间	12:34	12:41
患者进入手术室时间	12:45	
巡回护士静脉穿刺时间	（已做静脉穿刺）	
麻醉医生进入手术室时间	（已在手术室）	
麻醉医生穿刺动脉时间	（已在复苏间做好穿刺）	
麻醉医生穿刺深静脉时间	（不做）	
麻醉时间	13:04	13:20
器械护士准备物品时间	12:48	12:55
器械护士外科洗手时间	13:05	13:09
器械护士摆台时间	13:15	13:17
巡回护士导尿时间	13:25	13:29
主刀进入手术间时间	13:43	
一助进入手术间时间	12:38	
体位摆放时间	12:58（平卧位）	
主刀洗手时间	13:47	13:49
一助洗手时间	13:26	13:33
消毒皮肤时间	13:34	13:40
铺巾时间	13:40	13:46
切开皮肤时间	13:51	

骨二科右人工全膝关节置换术手术接台时间登记表
2021年1月12日（11号手术间）
麻醉医生：李　巡回护士：袁　器械护士：叶　主刀：覃　一助：黎

项目　时间段	开始时间（到场时间）	结束时间	备注
上一个患者离开手术室时间	13:57 离开手术		
清洁工清洁时间	13:59	14:09	
患者进入手术室时间	14:00		
巡回护士静脉穿刺时间	进室之前准备完		
麻醉医生进入手术室时间	进室之前准备完		
麻醉医生穿刺动脉时间	进室之前准备完		
麻醉医生穿刺深静脉时间	进室之前准备完		
麻醉时间	在复苏间已麻醉		
器械护士准备物品时间	13:35	13:47	
器械护士外科洗手时间	13:48	13:53	
器械护士摆台时间	14:10	14:22	
巡回护士导尿时间	14:02	14:07	
主刀进入手术间时间	14:20		进入手术室
一助进入手术间时间	14:10		
体位摆放时间	平卧位		
主刀洗手时间	14:25		
一助洗手时间	14:15		
消毒皮肤时间	14:16	14:32	
上止血带	14:18	14:20	
铺巾时间	14:32	14:41	
切开皮肤时间	14:42		

图 7-48　手术接台时间登记表

（五）改善行动五：提前选定麻醉、手术体位

手术医师在手术麻醉系统中开具手术通知单时备注手术体位（图 7-49），使麻醉医师提前熟悉并使手术医师要求体位与麻醉体位相一致，减少重复摆放患者体位。

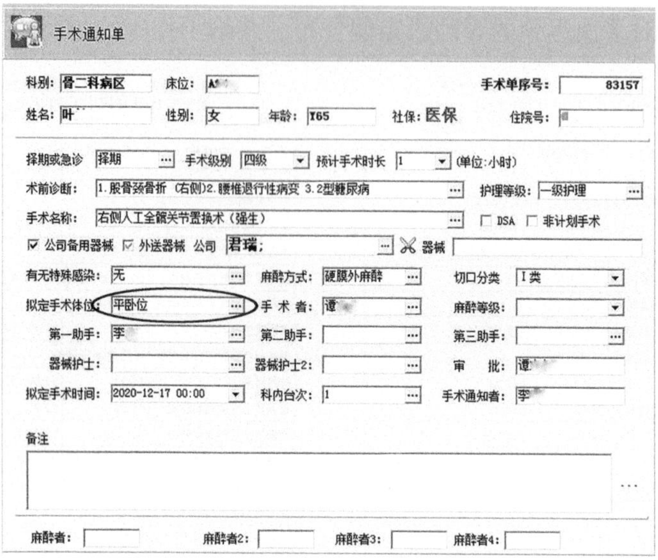

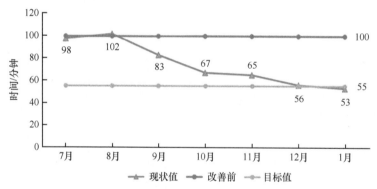

图 7-49 手术通知单上备注手术体位

五、结果与持续改进

五大改善行动落实后，项目统计至 2021 年 1 月底，骨二科人工关节置换手术接台时间平均为 53 分钟，较之前改善幅度为 47%（图 7-50）。

图 7-50 骨二科择期人工关节置换手术平均接台时间

通过缩短手术接台时间，夜间择期手术数量出现下降。项目改善前 2020 年 6～7 月骨二科择期手术共 343 例，超 20 时手术 38 例（占比为 11.1%），其中超 24 时手术 3 例（占比为 0.9%）。施行改善措施后，2020 年 12 月至 2021 年 1 月骨二科择期手术共 278 例，超 20 时手术 18 例（占比为 6.5%），其中超 24 时手术 1 例（占比为 0.4%）。

平均手术接台时间从 100 分钟降至 53 分钟，可节省约 47 分钟。以人工关节置换接台手术平均每月 40 台，每天 1～2 台推算，每天可节约约 1 小时时间（即医护人员可减少加班 1 小时），每月可节约 1 个工作日，每年可节约 12 个工作日。从节省的时间推算，每月可多安排 60 台手术，从而提升手术运营效率。

如果单纯计算人力资源及其他费用（包含水电杂费），一个手术间每天提前约 1

小时结束手术，一年能节约的手术室运营成本（仅计算人力资源及其他费用）约为3.9万元。如果推广至16个手术间，可节约62.4万元/年。

此改善项目还参加了医院医疗质量管理工具（精益管理项目）比赛，荣获了二等奖。

本次项目结束后，医院继续对手术室工作效率进行优化整改：①优化了手术间布局，在原有空间基础上增加2个手术间；将原千级层流间升级为百级层流间，为骨二科人工关节置换手术（空间环境中空气洁净度要求较高的手术）的开展提供了良好的手术环境。②将麻醉工作间旁边杂物间进行清理，拆除原隔墙，扩大麻醉工作间场地；将麻醉工作间的床位由3张增至5张，加快了术前麻醉操作的周转时间；在麻醉工作间设置电动推拉门，并扩大门的宽度，改变推门位置，方便患者转运时出入通道，这些措施提升了麻醉工作效率，同时也缩短了手术接台时间。

为加强持续改进的成效，下一步的工作计划如下：①运用精益工具中的"面条图"，优化正在筹建的骨伤科研究中心大楼手术室平面布局图；②运用精益工具3P做法，设计手术室工作流程，消除重复步骤，用最少时间、资源，满足患者最大需要；③从医院管理层面，组织多部门及临床科室共同修订《医院手术管理工作方案》，形成制度，加强手术日常监督管理，持续优化手术工作流程。

运用精益管理理念，以问题为导向，通过实践观察，寻找爆炸点，制定整改措施，持续优化工作流程，不断提升医疗管理质量！

（东莞市中医院　简　炼　钱宝珊）

【点评】

在推动医院高质量发展的背景下，给患者提供更好的医疗服务的同时，也要考量医院为此需要投入的资源，即运营效率。更高效地使用医疗资源为患者提供更有获得感的医疗服务，与"价值医疗"的理念相符，也是"国考"的考核维度之一。手术室是医院的枢纽平台科室，其运营效率直接影响患者的就医体验、安全质量以及科室周转效率等。

提升手术室的效率，不能以牺牲安全质量为代价，也不能靠医务人员无限制加班来应对。项目团队以"精益"的视角，观察手术间，发现手术过程主要包含这些环节：准备—首台手术开台—接台—手术—接台……，其中"手术"是"增值工作"，"准备"与"接台"整体属于"非增值工作"，其中一部分是必要的，另一部分是非必要的即"浪费"。项目团队通过现场观察，绘制接台手术的现状价值流程图，找到其中造成时间浪费的爆炸点，发现并不是个人的问题，而是整个流程中每个环节都有改善空间，进而分析根本原因，再予以改善。改善效果明显，手术室平均接台时间从100分钟缩短至53分钟，超20时的手术比例从11.1%降低至6.5%，超24时的手术比例从0.9%降低至0.4%，同等条件下，该科室每月可多安排60台手术。

该项目的关键是改变所有人的工作习惯，难点在于跨科室的人达成共识，这一难点也将影响该项目的成果从试点科室向全院的推广。

——罗伟，《精益医疗》作者，精益企业中国（LEC）执行董事

案例五　缩短智慧中药房高峰期饮片候药时间

一、项 目 背 景

2018 年，广州中医药大学深圳医院通过艾力彼星级认证，成为全国首家五星级中医医院。同时，为响应深圳市福田区建设"精品医院"的要求，在智慧医疗的大背景下，2018 年 11 月，医院引入自动化中药调配系统，成为广东省首家启用自动化调配中药的医院。智慧中药房的建设在一定程度上解放了医院劳动力，但随着医院新门诊楼的启用，业务量急剧上升，智慧中药房高峰期饮片候药时间较长。项目团队从系统中调取 2019 年 2～5 月的数据，结果显示：9:30～11:30 及 14:30～16:30 这两个时间段是高峰期，患者候药时间很长，平均候药时间为 38 分钟，最长候药时间达到 90 分钟，42% 的患者候药时间超过 30 分钟。满意度调查显示：2019 年中药房满意度低于 2018 年同期，且持续低于医院平均水平，对候药时间非常满意的患者最少，不满意的患者最多。

因此，基于医院"病人至上，真诚仁爱"的核心价值观和"打造品质高、管理精、服务优的全国知名现代化三级甲等中医名院"的愿景，持续优化智慧中药房的工作流程，消除"等待浪费"是当前迫切需要解决的问题。

二、现 状 与 目 标

2019 年 6 月，由质控办牵头，联合药学部、中药房的药师以及信亨科技和康美药业的工程师组成精益改善小组。小组进行现场调查后发现：中药饮片是一条一条的连包饮片，每条中有 100 包饮片，药师按照药名和规格提前将饮片放到机器上对应的药框里，机器接收到配药指令后，把对应的连包饮片抽吸上来并切割成相应剂量的饮片包数，再以每服饮片为单位进行塑封打包。按照每张处方 10～20 味饮片，共 3～7 服来计算，机器调配饮片的速度大概是 1～2 分钟/处方。既然机器调配速度这么快，患者应该可以很快取到饮片，然而事实并非如此，患者往往需要等待 30 分钟以上才能取到饮片。

为了揭开"等待浪费"的面纱，小组成员调查了 6 月 2～15 日高峰期（9:30～11:30 和 14:30～16:30）共 1712 张饮片处方，并通过高峰期到现场定点和走动观察 7 次，梳理了患者取饮片的 9 个环节，即患者缴费成功、系统打印处方、药师审方、机器调配、药师打印未上机饮片缺药条、药师按条配药、药师核对已配饮片、药师核对患者信息、呼叫患者，并绘制现状价值流程图。数据显示，各环节工作时间共计 4～11.5 分钟，患者候药总时长为 36.3～90.3 分钟，是工作时间的近 10 倍，时间究竟浪费在哪？

通过现场调查和分析现状价值流程图，团队最终找到了导致候药时间长的三大爆炸点：机器暂停工作、人员等待浪费、核对工作堆积或返工（图 7-51）。

1. 爆炸点一：机器暂停工作　这指的是换膜、缺药报警、故障等造成的机器暂停工作，延误时间长达 20～60 分钟，调配准确率为 66.7%。

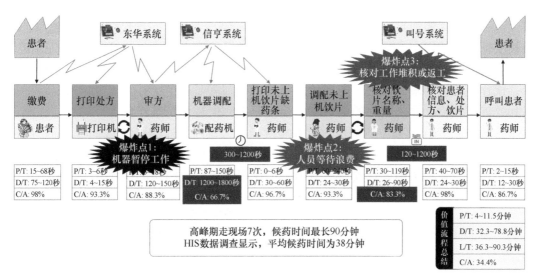

图 7-51　患者取饮片现状价值流程图

2. 爆炸点二：人员等待浪费　每张处方含 10~20 味饮片，当处方中存在未上机饮片时，先由机器完成调配已上机饮片，再由审方药师打印缺药条，配药师按条配饮片，延误时间长达 10~20 分钟，饮片上机率仅为 68%。

3. 爆炸点三：核对工作堆积或返工　发药前，核对药师需将已配好的饮片与处方进行核对，内容包括重量、数量与名称。据调查，核对岗位仅 1 人，每张处方核对耗时 3 分钟，高峰期每小时审核 31 张处方，堆积 13 张处方，延误时间长达 20 分钟，已配药品的合格率为 73.33%。

根据患者的需求及可改善的空间，小组设定目标如下：在 2019 年 11 月 30 日前将高峰期饮片候药时间由 38 分钟降至 19 分钟，降幅为 50%（图 7-52）。

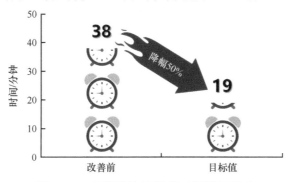

图 7-52　高峰期饮片候药时间目标设定

三、原因分析

小组运用"五个为什么"分析法分析三大爆点的原因，并在高峰期 4 次走访现场，调查 283 张处方，查检 1541 次，最终找出三大根本原因。

1. 根本原因一　饮片包装设计不合理（包括打包膜过厚、单包空鼓、单包不平整、连包饮片核对标签设计不合理、同名不同规格饮片包装一样）

每一服饮片的塑封打包膜厚度是 20 丝，属于特厚级别。一卷包材的包膜越厚，代表长度越短，使用寿命越短，所以机器停机换膜周期短；饮片包装膨胀、体积比较大或包装封口不平整，导致饮片抽吸上来过卡槽的时候，切的位置不是饮片封口条的位置，饮片包装被切破，核对时出现饮片重量错误则需要返工；补饮片时，需要将待补饮片的首包和机上盒内饮片的尾包粘贴连接起来，但是，每条连包饮片的首包和尾包都印有核对二维码，PDA 扫码核对时容易误扫机上盒内饮片的尾包二维码，漏扫待补饮片首包二维码，造成上错饮片；同名不同规格的饮片颜色、大小都一样，导致上机时容易取错其他规格的饮片放至药盒内，最终机器调配出错误的饮片，在核对时发现后造成返工（图 7-53）。

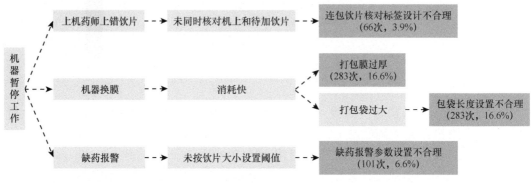

图 7-53　机器暂停工作"五个为什么"分析

2. 根本原因二　信亨系统设置不合理（包括打包袋长度、缺药报警参数、缺药打印参数设置不合理）

塑封包袋长度参数设置不合理。按照最多饮片数量来塑封，至少还有 1/3 的空间；所有饮片的报警参数均设置为 48，未按照药盒容积、饮片大小和上药便利性设置报警参数，导致系统频繁报警，影响机器补充饮片的及时性；当处方上含未上机饮片时，需要等审方药师手动点击打印缺药条后，才由配药药师按缺药条调配饮片，存在人员等待浪费，影响饮片调配及时性（图 7-54）。

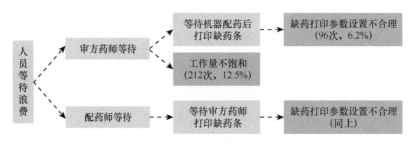

图 7-54　人员等待浪费"五个为什么"分析

3. 根本原因三　未按需设置相关岗位人数（包括审方药师工作量不饱和、未按需设置核对岗位人数）

高峰期时，每小时至少堆积 13 张处方的饮片待核对。经调查，核对药师工作时长是审方药师和机器配药时长的 2 倍，审方药师工作量不饱和，核对药师工作量超负荷

（图 7-55）。

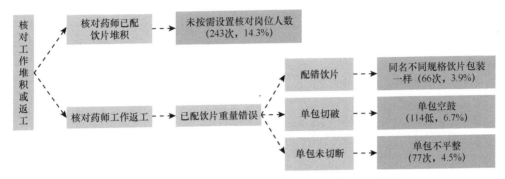

图 7-55 核对工作堆积或返工"五个为什么"分析

四、改 善 行 动

找到了根本原因就相当于找到了改善问题的金钥匙，小组成员围绕根本原因展开头脑风暴，共拟出 11 项改善方案，归类为三大改善行动。同时，明确责任人和实施时间，循序渐进，逐步落实改善行动（表 7-7）。

表 7-7 缩短饮片候药时间改善行动表

根本原因		改善行动		实施负责人	实施时间
饮片包装设计不合理	打包膜过厚	1. 更换包膜	改良饮片包装，消除浪费	信亨公司工程师康美药业梁凤娟（药学部）	2019 年 8 月 1 日至 2019 年 9 月 1 日
	单包空鼓	2. 减少单包包袋内空气			
	连包饮片核对标签设计不合理	3. 取消每条药包尾部的条码			
	单包不平整	4. 更改包装			
	同名不同规格饮片包装一样	5. 用不同颜色包装区分同名不同规格饮片			
信亨系统设置不合理	缺药报警参数设置不合理	6. 调整缺药报警阈值	优化参数设置，节约资源	信亨公司工程师梁凤娟（药学部）	2019 年 9 月 2 日至 2019 年 9 月 23 日
		7. 按需降低缺药报警阈值			
	打包袋长度设置不合理	8. 调整打包袋长度			
		9. 按需缩短打包袋长度数值			
未按需设置相关岗位人数	未按需设置核对岗位人数	10. 设置高峰期核对岗位机动人员	设置机动人员，均衡生产	梁凤娟（药学部）	2019 年 9 月 24 日至 2019 年 10 月 14 日
	审方药师工作量不饱和	11. 审方药师为高峰期核对岗位机动人员			

1. 行动一：改良饮片包装，消除浪费

（1）在饮片色标管理方面，严格落实国家中医药管理局的规定，对同名不同规格的饮片使用不同颜色进行区分（图 7-56、图 7-57）。

国家中医药管理局办公室文件

国中医药办医政发〔2011〕18号

国家中医药管理局办公室关于印发小包装中药饮片规格和色标的通知

各省、自治区、直辖市卫生厅局、中医药管理局，新疆生产建设兵团卫生局，中国中医科学院，北京中医药大学：

为提高中药饮片调剂质量，我局于2008年8月印发了《国家中医药管理局办公室关于推广使用小包装中药饮片的通知》（国中医药发〔2008〕34号），在全国推广使用小包装中药饮片。在实际工作中，由于没有统一的规格和色标，各使用单位分别设定本院标准，这不利于小包装中药饮片的规范化管理，也增加了生产企业的成本。为此，我局在总结小包装中药饮片使用单位经验的基础上，广泛征求了中医医院和生产企业等各方面的意见，研究制定了《小包装中药饮片规格和色标》。现印发给你们，请组织使用单位在实际工作中参照执行。

我局将通过中医医院管理年活动、中医医院评审工作对各使用单位执行情况进行督导检查，各地在执行过程中有何问题和建议，请及时反馈我局医政司。

二〇一一年三月三十日

小包装中药饮片规格和色标

一、规格

1g、3g、5g、6g、9g、10g、12g、15g、30g。

小包装中药饮片的产品规格不得超出以上9种规格。

二、色标

根据同一规格不同品种使用同一种颜色和避免使用含有特殊意义颜色的原则，采用国际通用的潘通色卡（PANTONE solid coated），拟定红桦色（8062C）、青色（312C）、薄绿色（355C）、淡钢蓝色（8201C）、利休鼠色（8321C）、蓝色（299C）、晒黑色（8021C）、薄花色（7474C）、银鼠色（8100C）9种颜色作为小包装中药饮片色标。

色卡编号	使用颜色	实物样品	规格
8062C	红桦色	——	1g
312C	青色	——	3g
355C	薄绿色		5g
8201C	淡钢蓝色		6g
8321C	利休鼠色		9g
299C	蓝色		10g
8021C	晒黑色		12g
7474C	薄花色		15g
8100C	银鼠色		30g

图 7-56 国家中医药管理局办公室文件中关于小包装中药饮片规格和色标的要求

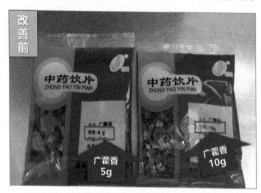
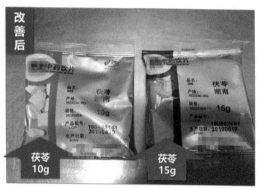

图 7-57 同名不同规格的饮片按文件要求使用不同的颜色进行区分

（2）在包装材料方面，将特厚级别的 20 丝打包袋包膜更换为中等级别的 10 丝包膜，延长了机器换膜周期。

（3）在单包包装外形方面，增宽单包包装宽度，减少其厚度和空鼓发生率，减少机器切割破包造成的不合格率（图 7-58）。

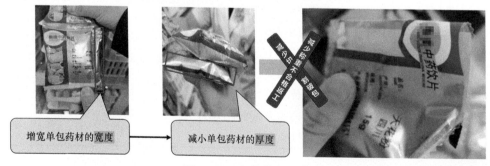

增宽单包药材的宽度 → 减小单包药材的厚度

图 7-58 改善单包包装

（4）在连包包装方式方面，变捆扎为包袋，同时将每个包装单位内的饮片增量 2 倍，使饮片上机步骤由 16 步减至 6 步（图 7-59、图 7-60）。

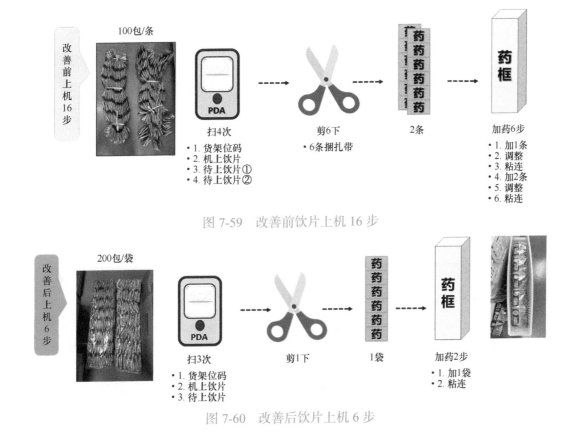

图 7-59　改善前饮片上机 16 步

图 7-60　改善后饮片上机 6 步

（5）在饮片核对标签方面，采用防呆法，只保留每个包装单位内首包饮片的核对码，饮片上机时，避免误扫造成的差错（图 7-61、图 7-62）。

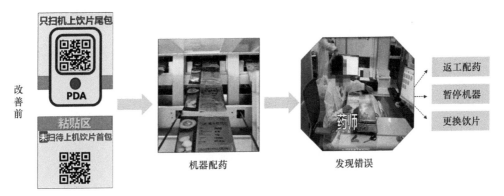

图 7-61　改善前饮片上机核对

2. 行动二：优化参数设置，节约资源

（1）在打包袋长度参数设置方面，将袋子长度由 50 厘米减至 34.5 厘米，再次延长了机器换膜周期（图 7-63）。

（2）在缺药打印参数设置方面，调整缺药打印为自动打印。当处方中出现部分未上机饮片时，机器在调配的同时，自动打印缺药条，配药步骤由 4 步减至 3 步（图 7-64）。

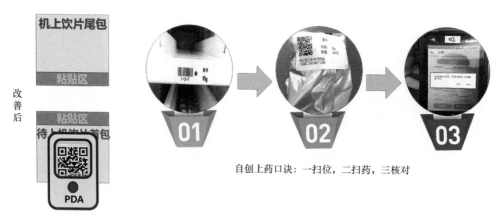

图 7-62 改善后饮片上机核对

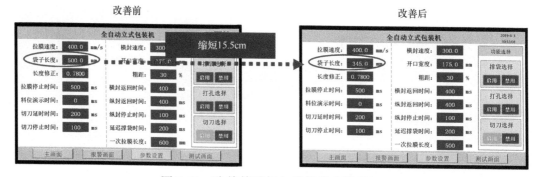

图 7-63 改善前后打包袋长度参数设置

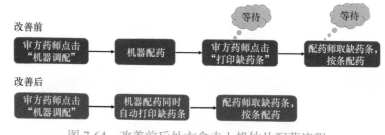

图 7-64 改善前后处方含未上机饮片配药流程

（3）在缺药报警参数设置方面，综合考虑饮片大小、机上药盒的容积及上药便利性等因素，量体裁衣，为每一味饮片调整合适的报警参数（图 7-65）。

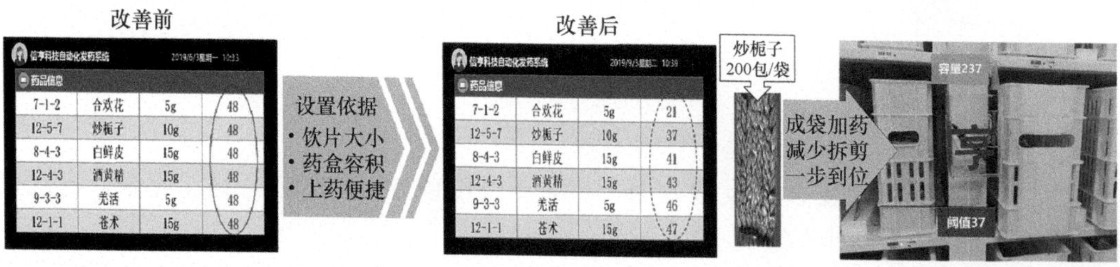

改善前

改善后

图 7-65 改善前后缺药报警参数设置

3. 行动三：设置机动人员，均衡生产 经调查，针对每张处方核对药师的工作时长约 180 秒，审方药师的工作时长约 15 秒，机器配药时长为 75 秒。核对药师工作量是审方药师和机器配药之和的两倍，高峰期时，每小时至少会堆积 13 张处方。根据实际工作情况，可将工作不饱和的审方药师协调设置为机动人员，在高峰期时协助核对药师工作，均衡生产（图 7-66）。

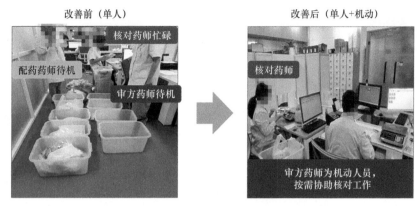

图 7-66　改善前后核对药师岗位工作安排

五、结果与持续改进

三大行动落实后，高峰期饮片候药时间由 38 分钟降至 17 分钟，目标达标率为 110%，改善幅度为 55%，进步率为 123%。同时，科室的 3 个效率指标、1 个运营指标、1 个安全指标均得到非常显著的改善（图 7-67 至图 7-69），患者满意度大幅提升（图 7-70）。此外，改善前每天中午需要 2 名药师至少加班 1 小时，改善后药师根本不用加班，医院每年节约了人力和耗材成本 40 多万元。本项目的经验吸引了百余名国家、省、市级领导和同行参观指导交流，并被多家媒体报道，成果在全国多家中医院推广应用。改善案例参加了多项质量改进相关大赛，荣获了国家卫生健康委"2021 年持续改进优秀项目"（全国仅 10 余个获得此奖项）、广东省大赛和全国品管圈大赛一等奖、亚洲 QFD 大赛二等奖、中国质量协会精益项目一等奖和技术奖等六大奖项。

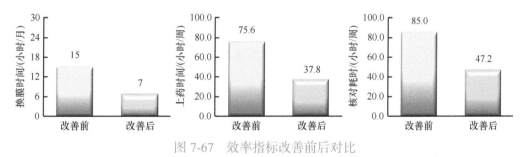

图 7-67　效率指标改善前后对比

对本次改善活动进行总结，发现影响候药时间的可持续改进指标有以下三个：饮片上机率、饮片发药窗口患者应答率、处方合格率（图 7-71）。将这三点列入下期改善活动计划，以进一步消除饮片调配流程中的浪费，提升工作效率和质量。

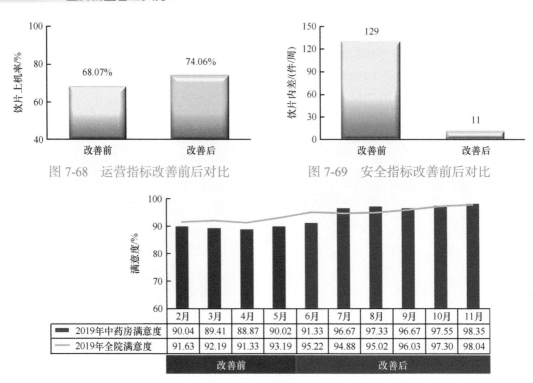

图 7-68　运营指标改善前后对比　　　　图 7-69　安全指标改善前后对比

	2月	3月	4月	5月	6月	7月	8月	9月	10月	11月
2019年中药房满意度	90.04	89.41	88.87	90.02	91.33	96.67	97.33	96.67	97.55	98.35
2019年全院满意度	91.63	92.19	91.33	93.19	95.22	94.88	95.02	96.03	97.30	98.04

图 7-70　满意度指标改善前后对比

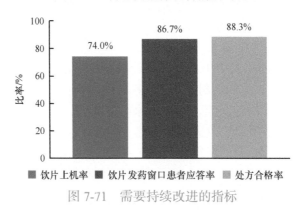

图 7-71　需要持续改进的指标

（广州中医药大学深圳医院　贾院春　张翠青）

【点评】

根据国家卫健康发布的《改善就医感受 提升患者体验主题方案活动（2023—2025 年）》，改善患者体验，减少患者就医过程中的等待时间，能切实提升患者的就医获得感。然而，是不是采用了"智慧药房"系统实现自动发药，就一定能解决患者取药等待时间长的问题呢？该案例很好地说明了"智慧药房"自动发药机的价值，也说明了在门诊量上升的情况下，自动发药机依然无法有效解决患者取药等待时间长的问题。

类似于取药这种窗口类等待的问题，精益医疗中有一个适用工具即"节拍时间"能够很好地分析解决等待时间长的问题。等待出现的直接原因是在某个特定时间内"供不应求",节拍时间表达的是患者产生需求的速度,然后通过对比窗口的服务供应速度,能够很清晰地看到具体的差距在哪里。项目团队通过组建跨科室的团队,现场观察,绘制了现状价值流程图,找到了造成等待时间长的爆炸点,再运用"五个为什么"来深入分析根本原因,有针对性地改善。

该项目的亮点是超出了一般意义上从"管理"的角度进行改善,而是与自动发药机公司、中药饮片公司的团队合作,进一步从"工程"的角度进行改善,例如,同名不同规格的饮片使用不同的颜色进行区分;在包装材料方面将 20 丝打包袋膜更换成 10 丝的,延长了机器换膜时间;增大单包包装宽度,减少厚度和空鼓,减少机器切割破包;改变捆扎为包袋,使饮片上机步骤由 16 步减少至 6 步,大幅减少工作强度,提高效率等等。

该项目精益工具应用恰当,数据翔实,逻辑清晰,改善效果显著,具有很强的借鉴意义。

——罗伟,《精益医疗》作者,精益企业中国(LEC)执行董事

案例六 急诊血常规"提速"

一、项 目 背 景

根据三级综合医院评审标准实施细则,检验结果的报告时间需满足临床诊疗的需求。医学检验科作为临床科室的"眼睛",严格遵守国家及地方卫生行政管理部门的相关规定,制定明确的检验报告时限(TAT)十分重要。急诊科是大多数急症患者入院治疗的"必经之路",血常规又是急诊科最常开具的实验室项目之一,是多种疾病的晴雨表,因此提高急诊血常规 30 分钟报告率意义重大,对患者而言,能够减少等待时间,使其得到快速有效的治疗;对临床科室而言,能够为其提供更充分的决策空间,提高诊疗效率,减少医患纠纷;对医院而言,能够提升医疗服务品质,提高患者满意度。

二、现 状 与 目 标

随着广州中医药大学深圳医院(福田)诊疗规模的扩大及服务水平的提升,急诊患者数量明显提升,急诊血常规全程报告不及时的问题日益凸显,医学检验科因急诊血常规报告时间长接到较多投诉,导致患者满意度提升缓慢,因此提高急诊血常规全程报告率迫在眉睫。2019 年 5 月,医学检验科牵头,与急诊科、信息科成立精益质改小组,通过为期 1 周的现场定点和走动观察,绘制了现状价值流程图(图 7-72),并统计 2019 年 5 月份急诊血常规全程 TAT 情况(图 7-73),发现了诸多导致急诊血常规报告不及时的问题。

1. 问题一:开医嘱到审核报告流程多,延误时间长 从急诊科医生开医嘱到检验科审核报告需经过 8 个环节,耗费时间较多,最长延误时间高达 146 分钟。

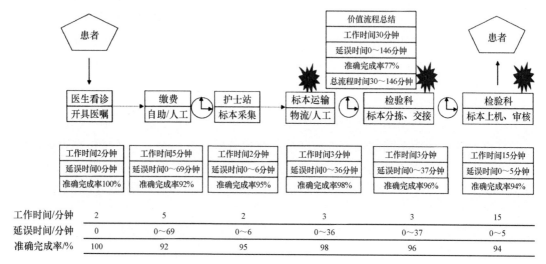

图 7-72 急诊血常规现状价值流程图

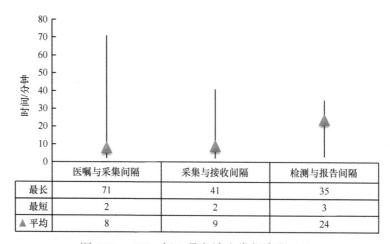

图 7-73 2019 年 5 月急诊血常规全程 TAT

2. 问题二：检验科信息化智能平台建设滞后 医院处于应用信息化智能平台初期，线上缴费功能暂未普及应用，患者仍依赖人工缴费，排队造成了等待浪费。

3. 问题三：标本运送时间长 医学检验科喜迁新址，信息化设备及物流工具尚在磨合阶段，使用率不高，人工运送标本的情况较多。由于需要跨楼层送检，标本不能及时到达检验科，在运送过程中浪费时间较多，延误时间最长达 36 分钟。

4. 问题四：检验科人员不足 检验科超过 10 名人员需轮转夜班，导致白班工作人员相对不足，标本在检验科内流转时间相对延长。

根据行业要求及患者需求，精益质改小组将目标设定为：全程急诊血常规 30 分钟完成率不低于 90%，检验科内部流转时间不超过 15 分钟的完成率不低于 90%。

三、原 因 分 析

为找出导致急诊血常规报告不及时的根本原因，精益质改小组成员展开了多次讨论，利用精益工具"五个为什么"针对导致急诊血常规全程 TAT 时间长的主要问题找到了五个根本原因：各病区标本集中采集送检、物流系统未利用、交接班不完善、人工复检耗时长、信息化体系未完善（图 7-74）。

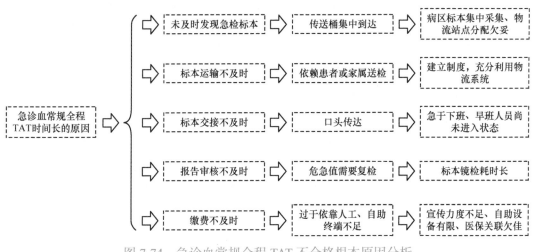

图 7-74 急诊血常规全程 TAT 不合格根本原因分析

四、改善行动

根据实地考察和头脑风暴得出的根本原因分析，精益质改小组针对每个问题制定了相对应的整改措施，分为检验前、中、后三大方面，明确责任人和完成时限，循序渐进，逐步落实改善行动（表 7-8）。

表 7-8 整改措施及任务分配

阶段	整改措施	负责人	完成时限
检验前	急检标本运送筐；急检标本检测架；物流站点设置蜂鸣器；设计交接班区域，建立交接台账；各成员之间协调	于波海	
检验中	物流传输桶采用红色标识；护理岗位人员调配；护士协助引导挂号及缴费；增加微信缴费标识牌	王静	
检验后	完善自动复检系统；自动审核系统；信息统计；物流传输桶分配；超时预警系统	曾少会	

1. 改善行动一：检验科完善标本接收系统和相应规章制度 标本运送不及时或物流系统忙碌导致急诊血常规标本不能按时上机进行检验，造成审发结果延误。建立和完善标本运送制度，充分利用好院内物流标本运送系统，杜绝患者本人或家属送检急诊血常规标本至检验科的情况，具体包括以下方面。

（1）优化物流系统，住院标本集中送检，错峰发送（图 7-75）。

（2）急诊和急查标本用红色标记物流桶运送（图 7-76），提示检验科接收人员优先处理急诊标本。

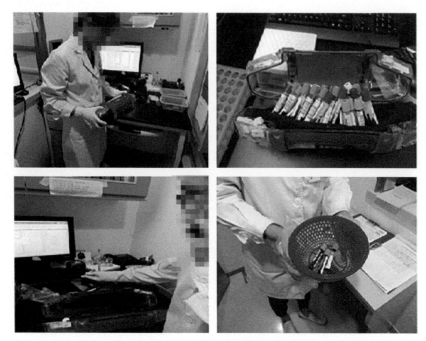

图 7-75　标本接收与分配

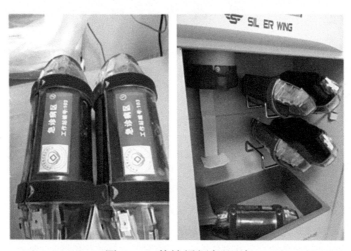

图 7-76　传输桶颜色识别

（3）安装蜂鸣器（图 7-77），及时有效地提醒标本接收人员物流桶的实时情况。

（4）完善交接班制度，有效避免标本遗漏的情况发生（图 7-78）。

2. 改善行动二：开发和升级检验审核系统　开启自动复检系统（图 7-79），当触发血常规的复检规则时，流水线将自动进行推片镜检，同时提高检验报告的准确性和时效性。

着手开发自动审核系统和超时预警系统，借助智能大数据节省患者就诊时间和减轻医务人员负担。

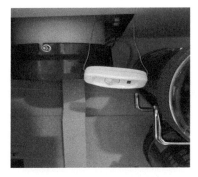

图 7-77　加装蜂鸣器

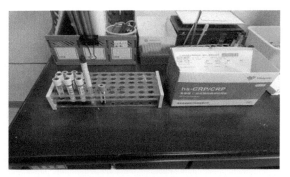

图 7-78　专门交接班区域

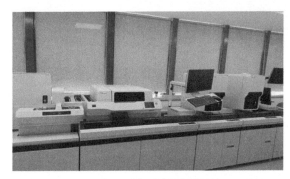

图 7-79　自动复检系统

3. 改善行动三：急诊科护理岗位积极配合，增加微信缴费标识牌　过度依赖人工、自助缴费端不足导致急诊科医生开具医嘱后患者缴费不及时，急诊血常规全程 TAT 时间延长。

（1）增加自助缴费端：快捷缴费，做到医生开具医嘱后，患者可以立即通过扫码缴费完成支付，减少或者免去人工缴费的排队等待时间。

（2）培训急诊科护士：护士应熟悉自助缴费流程，有效引导患者通过自助缴费机或手机端进行缴费。

（3）合理调配急诊抽血位置和资源：将急诊抽血处安排在显眼且符合院感要求处，及时补充抽血所需耗材，安排专人进行急诊的抽血工作（图 7-80 至图 7-82）。

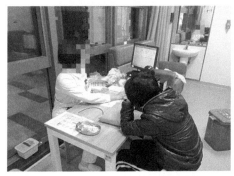
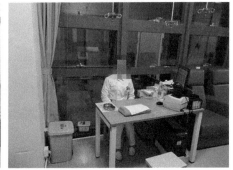

图 7-80　护理岗位人员及时调配

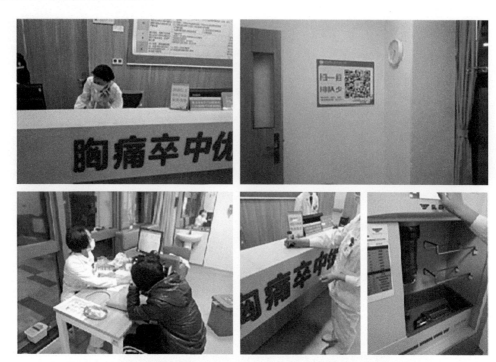

图 7-81　急诊科护理岗位积极配合

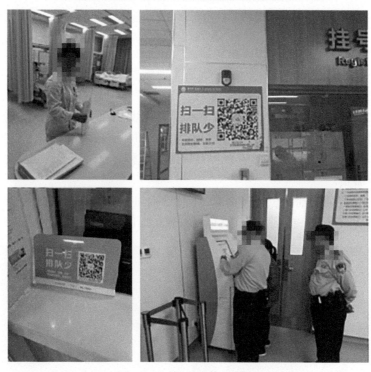

图 7-82　缴费微信识别码

五、结果与持续改进

通过不断地改进医疗服务流程和践行整改措施，精益质改小组有效地提高了急诊科的服务质量、科室及患者满意度。医学检验科急诊血常规全程 TAT 15 分钟完成率为 95%（图 7-83），急诊血常规全程 TAT 30 分钟完成率为 91%（图 7-84），同时交接班秩序井然，再无遗漏标本事件发生。精益质改小组通过一系列的方法和工具来定义管理中的问题，分析浪费产生的原因和过程，提出改进策略，并使改进策略标准化，进而使得管理效率更加高。精心是我们的态度，精细是我们的行动，精益是我们持续追求的目标。

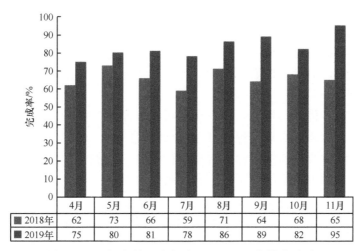

图 7-83 急诊科血常规全程 TAT 15 分钟完成率

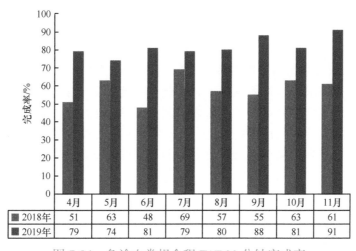

图 7-84 急诊血常规全程 TAT 30 分钟完成率

（广州中医药大学深圳医院　于波海）

【点评】

　　"以患者为中心"不只是一句口号，在国家大力提倡改善患者体验、提升医疗质量的背景下，如何将其落实显得尤为重要。医院大部分临床科室直接面对患者，而以检验科为代表的部分科室较少直接面对患者，怎样更好地为患者服务呢？精益医疗的第一条原则是"从顾客的角度定义价值"，患者是特殊的"顾客"，是整个医院提供专业医疗服务的对象，称为"外部顾客"。该案例中，检验科并不直接服务于患者，而是通过提供及时准确的检验报告服务于医生，从而间接服务于患者，那么医生就是检验科的"内部顾客"。一般来说，检验科的检查报告的 TAT 都是从签收标本开始计算，到发送报告为止。这一统计口径是检验学科的质控要求，但是在临床管理上，并没有从"外部顾客"即患者的角度出发，也没有从"内部顾客"即医生的角度出发。该项目团队根据现场观察，绘制了从医生开具医嘱到发送报告的整个价值流程图，落实"以患者为中心"。

从现状价值流程图中，我们可以发现，造成 TAT 长的主要原因是存在多处时间延误，这正体现了精益医疗的核心理念——浪费，时间延误属于等待浪费。减少这些等待浪费，即可缩短 TAT，同时并不会对工作量产生影响，只是从流程上进行改善，多方受益。

项目团队针对各种等待浪费，进一步分析根本原因，再一一予以改善，取得了显著性的改善成果，急诊血常规全程 TAT 30 分钟符合率从 70% 左右提升至 90% 以上。

如果项目团队对改善前的急诊血常规全程 TAT 30 分钟符合率（以及检验科内 15 分钟检测完成率）做出清晰的说明，更利于改善前后进行对比，逻辑更加严谨。

——罗伟，《精益医疗》作者，精益企业中国（LEC）执行董事

案例七 缩短住院患者 CT 检查轮候时间

一、项目背景

2020 年，广东省东莞市中医院随着医院业务量的不断增长，现有的 CT 机已经不能满足患者的检查需求。项目团队从 PACS 检查系统中调取了 2020 年 4~7 月的原始数据进行统计分析，结果显示：检查轮候时间大于 3 天的住院患者占 35%~36.7%，门诊患者等待时间大于 60 分钟者占比大于 57%，住院患者等待时间大于 60 分钟的占比大于 64%。患者等候时间较长会导致住院日期延长、影响对症治疗、手术安排推迟等一系列问题。

二、现状与目标

2020 年 8 月，为了缩短住院患者检查轮候时间，由医学影像科牵头，联合客服中心、临床科室，成立了精益项目改善小组。小组经过现场观察发现，在 CT 检查一位难求的情况下，居然还有机器空闲时间。为了查找出存在问题的根本原因，项目组绘制了现状价值流程图，找到了导致患者等候时间长的三个爆炸点（图 7-85）。

1. 爆炸点一：预约流程不顺畅 ①只有一台 CT 机，遇到急诊患者，特别是两个急诊检查连着的时候，影响原有患者检查；②医学影像科中午和周末休息；③预约流程不够顺畅；④分诊台分开，不利于排号，容易导致检查时间重复；⑤客服中心负责预约的员工不熟悉影像科检查要求，安排不合理；⑥有人等设备或设备等人的现象。

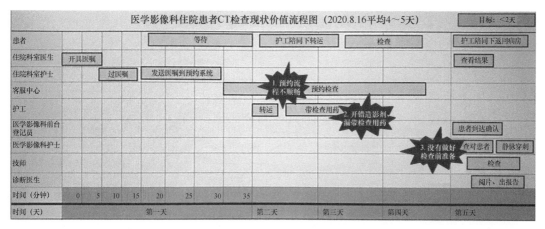

图 7-85　住院患者 CT 检查现状价值流程图

2. 爆炸点二：开错造影剂、漏带检查用药　住院患者所用造影剂都是由病房护工带到医学影像科，经常出现漏带药的情况，影响检查时间，特别是从其他分院过来检查的患者，经常因为漏带、错带药物不能按时完成检查。

3. 爆炸点三：没有做好检查前准备　没有做好检查前准备，如需要空腹的项目已进食、心率过快、没有更换病号服、没有佩戴手腕带等。

根据患者的需求及改善空间，小组设定目标如下：拟定在 2021 年 3 月以前住院患者 CT 检查轮候时间超过 3 天的患者比例下降到 15%（图 7-86）。

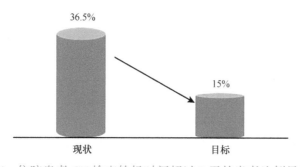

图 7-86　住院患者 CT 检查轮候时间超过 3 天的患者比例目标设定

三、原 因 分 析

小组运用"五个为什么"法分析三个爆炸点的原因，并在检查高峰期定点观察，找出影像检查速度的四大根本原因（图 7-87）。

1. 根本原因一：没有合理利用设备和人力资源，存在机器等人现象

（1）影像科中午和周末没有护士值班，没有护士留置针头，做不了增强 CT。

（2）两个检查患者之间等待时间长，轮椅患者上床不方便，以及车床患者没有过床单，导致拖延时间；呼叫患者检查的时机不统一，有些技师在上一位患者检查结束出 CT 室时才呼叫下一位患者，等待时间较长。

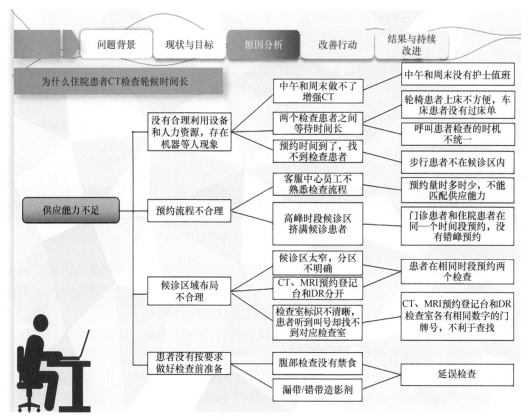

图 7-87　住院患者 CT 检查轮候时间长的原因分析

（3）步行患者不在候诊区内，当预约时间到的时候，找不到检查患者。

2. 根本原因二：预约流程不合理

（1）客服中心的员工不熟悉 CT 检查流程，预约量时多时少，不能匹配医学影像科供应能力。

（2）门诊患者和住院患者在同一个时间段预约，没有错峰预约，导致高峰时段候诊区挤满候诊患者。

3. 根本原因三：候诊区域布局不合理

（1）候诊区太窄，分区不明确，CT 和磁共振成像（magnetic resonance imaging，MRI）预约登记台与 DR 分开，患者会出现相同时段同时预约两个检查项目的情况，导致不能如约检查，浪费检查时间。

（2）检查室标识不清晰，患者听到叫号却找不到对应检查室，CT 和 MRI 预约登记台及 DR 检查室各有相同数字的门牌号，不利于查找。

4. 根本原因四：患者没有按要求做好检查前准备　腹部检查没有禁食，以及时常出现漏带、错带造影剂的情况，延误患者检查时间。

四、改 善 行 动

精益项目小组根据四个根本原因，针对性地拟出 6 个改善方案，归类为四大改善行动，并明确实施责任人和实施时间（表 7-9）。

表 7-9 改善行动

根本原因		改善行动		实施负责人	实施时间
没有合理利用设备和人力资源，存在机器等人现象	中午和周末做不了增强 CT	1. 实行弹性排班制：调整为上午两个护士，中午和下午错开各安排一个护士上班，增加周末排班	改善行动一：优化排班，检查流程标准化	黄花、何绮霞、罗妙青、陈瑞婷（医学影像科）	2020 年 7 月至 2020 年 8 月
	两个检查患者之间等待时间长	2. 将流程标准化，写入科室制度中			
	预约时间到了，找不到检查患者				
预约流程不合理	客服中心员工不熟悉检查流程	3. 加强和客服中心的沟通，制定预约流程	改善行动二：调整检查时间，缓解检查高峰期压力	黄花、何绮霞（医学影像科）陈志鹏、余远清、严鹏飞（客服中心）	2020 年 10 月至 2020 年 11 月
	高峰时段候诊区挤满候诊患者	4. 制定空腹检查和 CTA 检查时间段及预约数量			
候诊区域布局不合理	候诊区太窄，分区不明确	5. 重新规划、合并预约分诊台，明确分区，设定车床、轮椅、观察区	改善行动三：推进 6S 管理，提高效率	黄花、麦春华、何绮霞、曾仲刚（医学影像科）总务科	2020 年 10 月至 2020 年 11 月
	CT、MRI 预约登记台和 DR 分开				
	检查室标识不清晰，患者听到叫号却找不到对应检查室				
患者没有按要求做好检查前准备	腹部检查没有禁食	6. 将培训前移至临床科室，告知常见检查注意事项，并以文字的形式将常用检查所需药物、注意事项发到临床科室；记录检查准备存在的问题，反馈至临床科室改进	改善行动四：从源头做好准备，减少错误发生	黄花、麦春华、何绮霞、曾仲刚（医学影像科）临床科室	2020 年 9 月至今
	漏带/错带造影剂				

1. 改善行动一：优化排班，检查流程标准化

（1）实行弹性排班制：在不增加护士的基础上，将原有的两个护士同时上下班调整为上午两个护士，中午和下午错开各安排一个护士上班，增加了周末排班，延长了检查时段（图 7-88）。

| 改善前 | 在原有不增加护士情况下，实行弹性排班制，做到不让机器等人。 | | | | | | 改善后 |

姓名	星期一	星期二	星期三	星期四	星期五	星期六	星期日
护士A	A1	A1	A1	A1	A1	A1/休	休
护士B	A2	A2	A2	A2	A2	A2/休	休

备注：A1、A2班8:00-12:00、14:30-17:30

姓名	星期一	星期二	星期三	星期四	星期五	星期六	星期日
护士A	A1	A1	A1	A1	A1	A2/休	休
护士B	A2	A2	A2	A2	A2/休	A1	休

备注：A1班8:00-12:00、14:30-17:30
A2班8:00-15:00

图 7-88　护士弹性排班改善前后对比

（2）轮椅及车床运送的患者过床时间长，因此，CT 室准备了过床平车，轮椅患者先提前转移到车床上等候，车床运送患者统一使用过床单，上一个患者检查完，呼叫下一个患者在旁等待，缩短了两个患者检查的交替时间（图 7-89、图 7-90）。

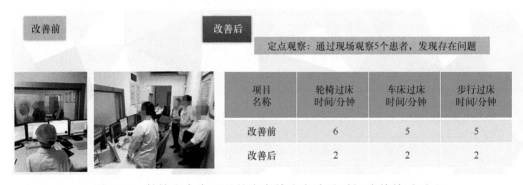

项目名称	轮椅过床时间/分钟	车床过床时间/分钟	步行过床时间/分钟
改善前	6	5	5
改善后	2	2	2

图 7-89　轮椅和车床运送的患者检查方式及时间改善前后对比

| 将流程标准化 | 写入科室制度中 |

医学影像科CT患者检查前准备

CT患者检查之前需要做什么准备，在什么时候呼叫患者？

1. 护士查对患者身份信息、携带药物，确定检查项目，询问患者是否有按要求做好准备（如：禁食、清洁肠道等），急危重患者是否医护陪同，年老患者有无家属陪护，提前将患者心率控制在70次/分钟以下，留置好输液通道。

2. 下肢骨折、行动不便、轮椅患者，运输队协助将患者安置在平车上，以保证患者安全过床。

3. 技术员在患者过床时，提前呼叫下一个患者CT检查室门口等候，以避免轮到下一个检查时找不到患者，导致浪费时间。

图 7-90　CT 检查前准备工作流程

2. 改善行动二：调整检查时间，缓解检查高峰期压力 加强和客服中心的沟通（图 7-91），根据原始数据分析得出的高峰时段，安排门诊患者和住院患者进行错峰预约，避免患者扎堆检查；制定 CT 预约流程，设定空腹检查和 CT 检查时间段及预约数量（表 7-10）。

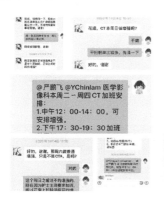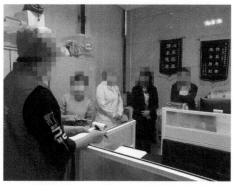

图 7-91 项目小组针对预约流程问题与客服中心现场进行沟通

表 7-10 CT 错峰预约 （单位：个）

项目	上午	中午	下午
现状预约	5	2	3
实际供应	8	6	6

3. 改善行动三：推进 6S 管理，提高效率

（1）医学影像科将预约登记和候诊区域重新规划，合并了预约分诊台（图 7-92、图 7-93），明确患者候诊分区，设定车床、轮椅、观察区，优化了预约方式，避免了患者在同时段预约两个项目检查的情况，达到精准预约，减少了空约的概率。

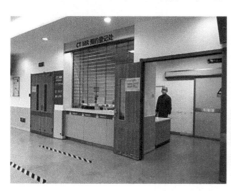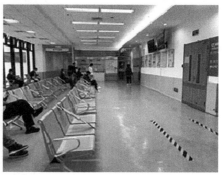

图 7-92 改善前的分诊台和候诊区

（2）将科室原有的指示牌上的检查室房号进行更新，更新后的指示牌清晰明了，能让患者在第一时间找到自己应该到达的检查室（图 7-94、图 7-95）。

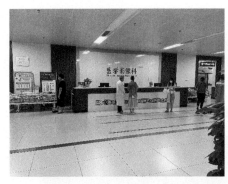
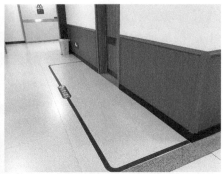

图 7-93 改善后的分诊台和候诊区

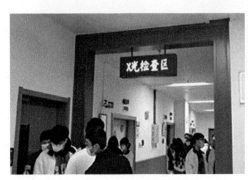
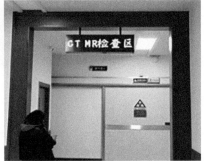

图 7-94 改善前的指示牌没有检查室号码

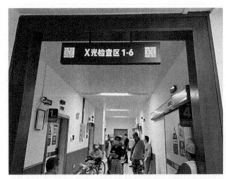
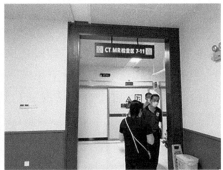

图 7-95 改善后的指示牌清晰明了

4. 改善行动四：从源头做好准备，减少错误发生 将培训前移至临床科室，告知患者及家属常见检查注意事项，并以文字的形式将常用检查所需药物、注意事项发到临床科室；记录检查准备存在的问题，反馈至临床科室改进。

五、结果与持续改进

每月定期调取检查系统中的原始数据分析，可以看到四大改善行动落实后，CT 检查轮候时间大于 3 天的住院患者比例由 36% 降至 2.46%～4.35%，目标达成（图 7-96、图 7-97）。

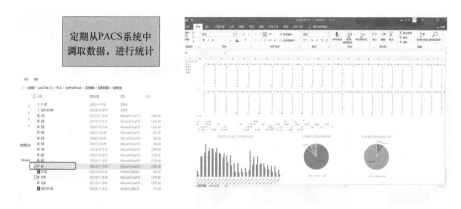

图 7-96　每月定期从检查系统中调取原始数据分析改进情况

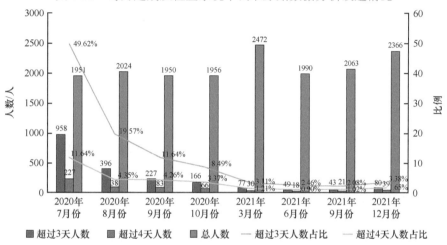

改善目标：将住院患者CT检查轮候时间超过3天的患者比例下降至15%

图 7-97　项目目标达成统计结果

此次精益项目贯穿多个科室，团队协作、相互支持、共同努力，确保了工作质量和工作效率，较出色地完成了任务，虽然中间有过波折和质疑等插曲，但当团队成员面对临床科室的赞许和患者的微笑时，所有的劳累都在这一刻化成微笑和满足。

（东莞市中医院　黄　花　麦春华）

【点评】

该项目中的"轮候时间"，即患者从预约 CT 检查到做上 CT 检查的时间。住院患者 CT 检查轮候时间超过 3 天的比例高达 36%，即 36%的住院患者在预约后 3 天内做不上 CT 检查，这一方面影响患者的及时治疗，影响患者就医的"获得感"，另一方面影响医院的床位周转，医疗资源未得到更高效的利用。

影响患者轮候时间的因素主要有两个方面：一是 CT 设备的服务能力，二是预约流程。项目团队从这两个方面进行了深入的分析。对于 CT 设备服务能力无法满足患者需求的问题，一般考虑是否增加一台 CT 设备，然而从精益医疗的视角来看，CT 设备只有为患者做检查的时间才是"增值时间"，切换患者等待的时间属于"必要非增值时间"，是可以缩短的，而设备闲置则是"浪费"，减少"浪费"与"必要非增值时间"就能提高 CT 设备的服务能力，即俗称的"挖潜"。对于预约流程的优化，其主要思路是打通影像科室与预约部门之间的沟通渠道，减少信息差。

项目团队通过跨科室的合作，基于数据与事实，在 CT 检查总人数和检查量未明显降低的情况下，将住院患者CT检查轮候时间超过3天的比例从36%降低至4%以内，成效显著。

如果项目团队能够进一步量化计算影像科服务能力与患者需求之间的关系，即明确患者检查的需求量是多少，通过提升多少效率即可满足当前患者的需求，并随着患者量及检查量的增加，进一步明确后续的改善思路，则项目除了解决当前问题，还能为未来发展打好理论研究基础。

——罗伟，《精益医疗》作者，精益企业中国（LEC）执行董事

第八章 运营效率提升

案例一 提高患者出院清单符合率

一、项 目 背 景

新乡医学院第二附属医院深入贯彻执行《"三合理一规范"管理规范及规章制度》，坚持以患者为中心，切实纠正医疗服务领域存在的过度检查、过度用药、过度治疗、乱收费等损害群众利益的突出问题，真正做到合理检查、合理治疗、合理用药、规范收费，为群众提供安全、高效、便捷、价廉的医疗服务，维护人民群众的健康权益。

"三合理一规范"是医疗机构提供医疗服务的核心内容，主要包含以下几个方面。①"合理检查"：落实检查互认制度，避免重复检查，在病历中要有检查目的及结果分析和记录，以确保检查合理；②"合理治疗"：根据患者的临床诊断和病情制定合理的治疗方案，并在病历中记录分析；③"合理用药"：坚持"对症用药"原则，对医嘱用药进行点评，严格规定抗生素使用权限，进一步规范临床用药；④"规范收费"：严格执行国家医保、物价政策，实行费用清单制，主动接受患者和社会的监督。

在患者诊疗过程中，患者享有知情权，医院免费向出院患者及家属提供费用清单，可以提高患者及家属的综合满意度和收费透明度，满足患者明明白白消费的需求，同时可以有效避免遗漏、重复及不合理收费，减少纠纷；同时三单（医嘱单、收费单和报告单）符合显得尤为重要。

出院患者费用清单符合的必要性：①加强对医保、农村合作医疗费用的审核和有效控制，有利于保障合作医疗基金安全、取信于民；②有利于促进定点医疗机构的健康发展，确保参保患者的切身利益；③不断提高医院工作效率，也增进了医患感情，患者满意度明显提高，提高了科室及医院的社会效益。

精益管理体现了精益求精的理念，能够有效降低成本，提高质量，加快流程速度，实现价值的最大化，因此近年来被逐渐应用到医院管理中。随着经济和社会的快速发展，面对医疗组织改革与体制多元化的新趋势，医院原有的管理和服务模式已不能满足患者的需求，医疗机构的精益转型迫在眉睫。

目前部分归档病历存在三单不一致现象，在医保、农村合作医疗抽查过程中多次被扣罚。费用清单不符会造成很大的负面影响：①患者层面，如个人经济损失、对医院满意度降低；②科室层面，如违反相关政策规定、降低工作效率、造成患者对科室工作不信任、影响复诊率；③医院层面，如社会声誉降低、影响社会效益。因此需要运用精益管理方法提高患者出院清单符合率。

2021年7月，由质控办牵头，联合医务科、信息科、医保科、护理部、财务科以及临床科室组成精益改善项目组。

负责人：赵　峥

导　师：孙　帅

成　员：

潘　飞：负责信息汇总。

袁永刚：负责信息化。

职彦敏：负责护理工作的部署安排。

潘伟盟：负责在院病历的督查，发现问题及时整改。

岳凌峰：负责出院病历医疗部分审核工作。

刘　娜：负责对前期出院病历的筛查工作。

李会敏：负责现出院患者的费用审核工作。

二、现状与目标

目前部分归档病历存在三单不一致现象，在随机抽查的 175 份病历中，有 161 份病历三单一致，三单符合率为 92%；有 14 份病历三单不一致，三单不符合率为 8%。医嘱单、收费单和报告单不一致的类型及柏拉图分析详见图 8-1。三单不符合具体问题，应对方法及问题分析见表 8-1。目标设定如下：找到有效、便捷的审核途径，使三单符合率达 100%。

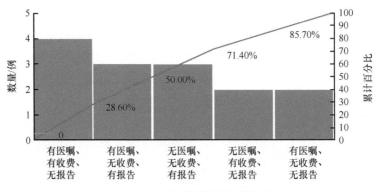

图 8-1　三单不符合情况柏拉图

表 8-1　三单不符合具体问题、原因分析及应对方法

不符合项	具体问题	原因分析	应对方法
有医嘱单、有收费单、无报告单	心电图有收费，有医嘱，无结果	心电图核对即收费，出院当天开具的心电图未查，应及时退费	退费，取消医嘱
有医嘱单、无收费单、有报告单	脑电图有医嘱，无收费，有检查报告	患者出院前医嘱已经开具，已完善检查，有检查报告单，出院时应当核对检查及收费情况，已做检查督促对应科室及时收费	及时通知相关科室收费
无医嘱单、无收费单、有报告单	沙盘治疗的医嘱、收费均为 2 次，治疗记录单为 3 次	心理咨询中心在患者沙盘治疗结束后统一记录，导致多记录 1 次	修改治疗记录单，告知心理咨询中心认真核对心理治疗次数，边治疗边记录

续表

不符合项	具体问题	原因分析	应对方法
无医嘱单、有收费单、无报告单	心电图无医嘱，有收费，无记录	心电图核对即收费，患者出院时心电图已核对未检查，医生取消医嘱，但未及时退费	及时退费
有医嘱单、无收费单、无报告单	心理评估量表有医嘱，无检查报告，无收费	患者出院前医嘱已经开具，检查未完善，无相应收费，出院时应当核对检查及收费情况，未做检查及时取消医嘱	取消医嘱
	心电图有医嘱，无收费，无检查报告单	患者出院前医嘱已经开具，检查未完善，无相应收费，出院时应当核对检查及收费情况，未做检查及时取消医嘱	取消医嘱

三、原 因 分 析

为了了解实际流程中存在的具体问题，项目组成员根据三单不符合类型，针对收费单或报告单与医嘱单不符合的三种重要且易有成效的情况，进行了全流程的现场观察和数据统计，梳理流程，找出三单不符的原因，并加以分析（图 8-2）。

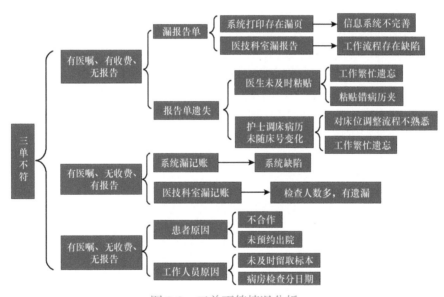

图 8-2 三单不符情况分析

1. 情况一：有医嘱、有收费、无报告

（1）漏报告单：病历中一些需要临床科室自己打印的报告单，如心电图报告单、CT 及核磁报告单、血常规及生化检查单等，由于信息系统不完善，系统打印时可能存在漏页及漏打印的情况。对于医技科室出具的报告单，如彩超、脑电图、心理测试等，由于工作流程存在缺陷，未能及时将报告单送到临床科室，造成出院时有医嘱、有收费、无报告。

（2）报告单遗失：医师方面由于遗忘及粘贴错病历夹等原因导致医师未及时将报告单放入病历中；护士方面由于有些护士，尤其是新到岗护士对床位调整流程不熟悉，或是有些护士因工作繁忙遗忘，导致护士调床病历未随床号变化，引起报告单遗失，造成出院时有医嘱、有收费、无报告。

2. 情况二：有医嘱、无收费、有报告

（1）由于系统缺陷，偶尔会有系统漏记账情况，尤其是系统自动收费的一些项目，如住院诊察、心理治疗、抗精神病药物监测等，工作人员不注意检查便容易造成出院时有医嘱、无收费、有报告的情况出现。

（2）由于检查人数多，医技科室可能检查当时未记账，事后容易出现漏记账；患者刚做过检查紧急出院时，也容易导致医技科室漏记账的情况出现。

3. 情况三：有医嘱、无收费、无报告

（1）患者方面：检查医嘱已开，但由于患者不配合，不去做检查，或者患者紧急出院未预约，就会出现有医嘱、无收费、无报告的情况。

（2）工作人员方面：由于一些检查需要预约或病房检查分日期，如韦氏智力测验、动态心电监测、核磁等，或是一些检查未及时留取标本，如便常规、尿常规及脑脊液等，导致患者还未做检查就出院了，就会出现有医嘱、无收费、无报告的情况。

四、改善行动

小组成员围绕根本原因展开头脑风暴，拟定改善方案，并明确责任人和完成时限，逐步落实改善行动。

1. 改善行动一：成立专门的出院病历审核小组，专人专项，有效控制。

由科室负责人牵头，成立专门的出院病历审核小组，专人专项，指定专门人员对使用三单情况核查表（表8-2）对每一份病历的医嘱单、收费单、报告单中的检查和治疗项目次数逐项进行审核，严格对照三单情况，对于三单不符者，立即指出，马上整改，直到合格为止。

表8-2　三单情况核查表

姓名：

项目	次数	项目	次数	项目	次数	项目	次数
冲动行为干预		汉密顿抑郁 汉密顿焦虑		精神科 A（NOSTE） B 类量表（BPRS）		血常规	
药物副作用 TESS		杨氏躁狂量表		攻击、自杀评估表		心脏彩色多普勒	
心理治疗		社会功能 SDSS		行为和治疗、诊查		彩色多普勒超声	
抗精神药物监测		艾森克 EPQ		日常能力		心电图	
阳、阴性评定表		自我接纳 SAQ		场效应治疗		脑电图	
认知能力评定		90、BAI、BDI		应对方式			

2. 改善行动二：增强医师、护士责任心，建立奖惩制度，优化流程。

建立奖惩制度，一旦发现问题，追究责任到具体责任人，按照奖惩制度兑现奖励，增强医师、护士责任心；梳理工作流程，对出院及病历归档流程进行优化（图8-3），提高工作效率，减少失误。

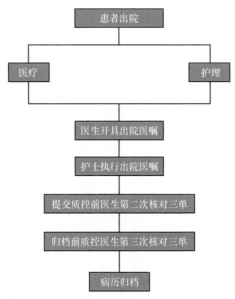

图 8-3 优化后的出院及病历归档流程

3. 改善行动三：信息联络员加强与信息科的沟通，及时解决系统存在的问题，减少漏记账或者多记账现象（表 8-3）。

表 8-3 整改措施

原因分析	整改措施	执行人	完成日期
信息系统不完善	及时将问题反馈给信息科	袁永刚	2021 年 12 月 1 日
工作制度流程不合理	发现漏账及时通知医技科室记账	李志红	2021 年 12 月 1 日
	医生加强责任心，随时粘贴检查报告	赵峥	2021 年 12 月 1 日
	护士熟悉工作流程，夜间护士及时留取标本	职彦敏	2021 年 12 月 1 日
	制定出院流程，出院前核对三单	赵峥	2021 年 12 月 1 日
患方原因	积极控制精神症状，增强治疗配合度	赵峥	2021 年 12 月 1 日
	与家属做好沟通，预约出院	赵峥	2021 年 12 月 1 日

五、结果与持续改进

改善行动落实后，出院患者三单总符合率由 92%提升至 100%，目标达成，达标率为 100%。

通过精益管理的学习，将精益管理精神应用到实际的临床项目管理中，完善了工作流程，使工作得到有效的改进，减少了人力、物力、财力的浪费，提高了患者满意度。追求精益求精，持续改善质量，我们永远在路上（图 8-4）。

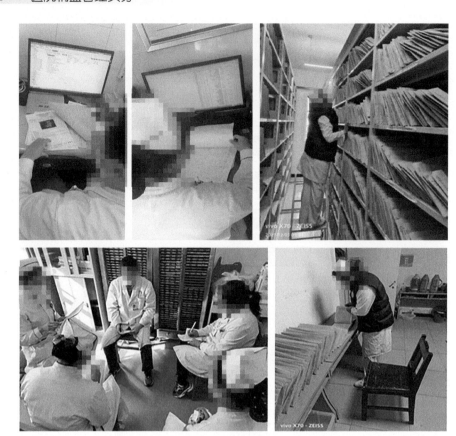

图 8-4 出院病历审核小组改善行动现场

（新乡医学院第二附属医院 赵 峥 孙 帅 潘 飞 袁永刚 职彦敏
潘伟盟 岳凌峰 刘 娜 李会敏）

【点评】

患者办理出院手续时，医嘱、报告单、结算单三单需要一致，否则就会给患者带来损失，或者给医院带来损失，损害医院形象。为了弥补损失而进行的"返工"，去翻找资料、反复核对等工作，实际上就是典型的"不合格"浪费，即因为工作没有一次性做对，出现"不合格"，从而带来额外的工作。这些"浪费"极大地影响了医务人员的工作效率，更是影响了患者的体验与获得感。

报告单、结算单都是由医嘱发起后产生的，项目团队调查了 175 份抽查病历中三单不一致的具体情况，并对"有医嘱"后出现三单不一致的三种具体情况，即"有收费、无记录""无收费、有记录""无收费、无记录"，分别进行了深入分析，并从信息系统流程方面进行堵漏，从源头上减少三单不一致情况的发生，并结合审核小组、奖惩制度，从机制上予以长效保障，取得了明晰的改善效果。

项目团队如果基于"开医嘱—执行医嘱—发送报告—收费"的价值流，深入分析，找到流程的漏洞，从根本上消除"不合格"的浪费，改善对策与效果，将更加具有可推广性。

——罗伟，《精益医疗》作者，精益企业中国（LEC）执行董事

案例二 缩短患者平均住院日

一、项 目 背 景

平均住院日是指在一定时期内一家医院的患者的平均住院时间，它是一项评价医院效率和效益、医疗质量和技术水平、医疗服务和管理水平的重要指标，等于"出院者占用总床日数"与"出院人数"之比，即平均住院日=出院患者占用总床日数/同期出院人数。在欧美国家，平均住院日一般是指患者在急诊室或医疗中心停留的时间。这些国家有完善的双向转诊制度，重病或需要手术的患者在社区做好相关检查，到医疗中心就诊或手术后，会很快被转到各类康复医疗机构进行后续治疗，在康复医疗机构中停留的时间不被计算在平均住院日中。在中国和日本，患者一般是痊愈后才出院，这导致我国的平均住院日高于欧美国家，但是平均住院日仍然是反映医疗资源利用情况和医院总体医疗服务质量的综合指标，是集中表现医院管理水平、医院效率和效益较重要的指标。缩短平均住院日，充分利用现有卫生资源，提高医院整体运行效率，是医院发展大势所趋，是医院管理者必须充分重视和着力解决的问题之一。

目前，三级综合医院普遍在进行降低平均住院日的改革，而三级精神专科医院也普遍存在平均住院日较长的现象，如何在确保医疗质量和医疗安全的前提下尽量缩短平均住院日，是三级精神专科医院必须解决的问题。由于病床紧张，患者住院难，有可能延误病情及错过最佳治疗时期，医院则减少了收治患者的容量，使有限的医疗资源得不到有效的利用。如果为了追求病床使用率，选择压床，代价则是医务人员满负荷工作，医疗质量难以保证，并且以提高每出院人次费用和增加患者住院天数为代价。就平均住院日这个概念而言，其不仅能够全面地反映出医院的实际管理水平，而且能够有效地体现出医院的医疗水平、技术水平以及护理水平。有效地缩短平均住院日，能够提高医疗资源的利用率，降低公民的医疗成本，促进医院医疗资源和技术水平的提高，提高医院效率和效益，缩短患者住院周期，提高患者住院期间的依从性，具有重要意义。

新乡医学院第二附属医院要求患者的平均住院日不长于40天，这一时间是综合医院实际情况及相关文件得出的权威数据，充分考虑了医院及患者的现实情况，而精神九科平均住院日严重超过医院标准，一直居高不下，增加了医院的资源成本及患者的直接和间接费用，影响了医院综合效益的最大化，损害了医院、患者和医务人员多方利益，影响了医疗卫生事业的和谐发展，所以降低科室住院患者的平均住院日具有重大意义，探索出一套行之有效的方案，对于医院、科室、患者都有重要意义，是一个重大挑战。

二、现状与目标

确定研究方向后，精神九科即刻成立研究小组，研究小组成员包括科主任张玉娟、科护士长马红英、临床医师王秀娟及张绪、信息科黄艳青以及项目指导老师孙帅。新乡医学院第二附属医院要求的平均住院日为不长于40天，目前医院整体平均住院日为小于等于44天，而精神九科2021年6～8月份的平均住院日分别为55.5天、58.5天、66.1天（表8-4），较医院提出的40天还有很大的差距。因此降低精神九科住院患者的平均住院日势在必行。

表8-4 平均住院日比较

项目	医院	精神九科		
		6月份	7月份	8月份
平均住院日/天	≤44	55.5	58.5	66.1

　　针对精神九科平均住院日较长的问题，我们收集了以下数据。首先从病种来看，我们分析了2021年6～8月份精神九科收治患者的病种情况，精神九科为精神科封闭病房，主要收治重症精神疾病，分别为精神分裂症、双相情感障碍、抑郁障碍、躁狂发作四类病种。6月份，精神九科共收治患者45人，其中精神分裂症患者33人、双相情感障碍患者9人、抑郁障碍2人、躁狂发作1人；7月份共收治患者37人，其中精神分裂症患者29人、双相情感障碍患者6人、抑郁障碍患者1人、躁狂发作患者1人；8月份共收住患者38人，其中精神分裂症患者28人、双相情感障碍患者5人、抑郁障碍患者3人、躁狂发作患者2人。三个月精神九科共收治患者120人，其中精神分裂症患者90人、双相情感障碍患者20人、抑郁障碍患者6人、躁狂发作患者4人（图8-5）。那么从这三个月精神九科收治患者统计来看，精神分裂症所占比重为75%，双相情感障碍患者所占比重为17%，抑郁障碍患者所占比重为5%，躁狂发作患者所占比重为3%。从这三个月收治病种的数据来看，精神九科收治的主要病种为精神分裂症。

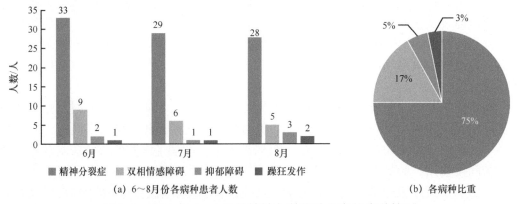

(a) 6～8月份各病种患者人数　　(b) 各病种比重

图8-5 2021年6～8月份精神九科收治患者的病种情况

　　另外从精神九科收治病种的住院时间来看，精神分裂症患者的住院时间相对较为平稳，最长平均住院日为67.7天，最短是60.7天；双相情感障碍患者的最长平均住院日是70.0天，最短是47.1天；抑郁障碍患者的最长平均住院日是102.0天，最短是33.7天；躁狂发作患者的最长平均住院日是85.0天，最短是23.0天（图8-6）。从数据来看，精神分裂症患者的住院时间较为稳定，变化性相对较小，其他病种的住院时间波动性较大。

从以上两点分析，精神分裂症为精神九科收治的主要病种，而且住院时间较为稳定，其他病种收治的较少，而且住院时间波动较大，所以本案例将集中探讨如何降低精神九科精神分裂症患者的平均住院日。

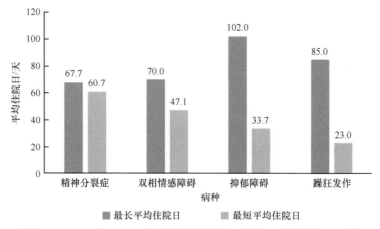

图 8-6　2021 年 6～8 月不同病种最长及最短平均住院日比较

同时我们也收集了精神九科每位临床医师接诊患者的平均住院日。2021 年 6～8 月精神九科有管床医师 4 人，分别为 A、B、C、D 医师。A 医师接诊患者的平均住院日为 63.8 天，B 医师为 54.7 天，C 医师为 66.8 天，D 医师为 57.0 天。B 医师接诊患者的平均住院日最短，C 医师接诊患者的平均住院日最长。另外我们整理了 2021 年 6～8 月 4 位医师平均接诊患者数，A 医师平均接诊患者数为 5.3 人，B 医师为 6 人，C 医师为 9.7 人，D 医师为 7 人。其中 C 医师的平均接诊患者数最多，A 医师最少（图 8-7）。

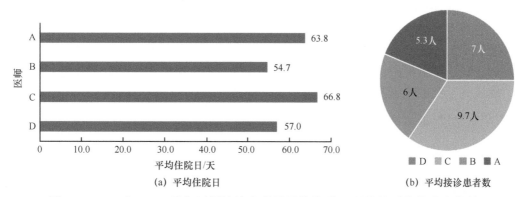

(a)　平均住院日　　　　　　(b)　平均接诊患者数

图 8-7　2021 年 6～8 月各医师接诊患者的平均住院日现状及平均接诊患者数

综合以上调研情况，项目组将精神九科精神分裂症患者的平均住院日降低至 55 天作为该项目的目标。

三、原因分析

根据以上的调查数据，我们分析了精神九科精神分裂症患者平均住院日长的原因。经过分析，我们认为影响患者平均住院时间的原因主要有以下四方面：医师层面、疾病症状、家属层面和治疗方案。我们将分别给予讨论。

（一）医师层面

从上面我们获得的数据也不难看出，每位管床医师接诊患者的平均住院日存在一定的差异。经分别与每位管床医师进行沟通，发现平均住院日短的管床医师在与患者家属进行首次沟通时会告知家属患者的平均住院日大约为两个月，从一开始就给了家属一个大约的时间，家属也会依据此时间在了解患者病情的情况下提出出院申请，医师会在患者病情允许的情况下为其办理出院手续。平均住院日较长的管床医师出于保守考虑，各家属沟通时将时间定为3个月左右，在家属的心中就会形成初始的印象，在患者病情好转允许出院的情况下家属可能会依据之前沟通的时间认为患者的病情不够稳定，并未达到医师起初沟通的3个月时间，而有意延长住院时间，以达到自己认可的病情稳定状态。这两种沟通方式也造成了患者平均住院日的不一致。另外精神九科相对来说收治患者数较少，一方面相对来说医师的精力较为充沛，患者住院时间长相对来说症状恢复更为理想，可能会延长患者的住院时间；另一方面也不排除压床情况的存在。

（二）疾病症状

通过统计分析及临床经验发现，主要有以下几个方面的情况影响精神九科收治患者的疾病治疗及恢复：①患者存在顽固性的言语性幻听、非血统妄想，临床治疗发现这两种症状治疗时间较长，且治疗效果欠佳，会延长患者的平均住院日。②新乡医学院第二附属医院为三级甲等医院，收治的患者多数为复发患者，病期较长，复发次数较多，患者常年服用抗精神病药物，本身具有的躯体疾病或是常年服用抗精神病药物导致的并发症如代谢综合征等，都会对患者的治疗造成一定的影响，医师在选择药物的同时需要兼顾患者的躯体状况，甚至对药物的剂量有所限制，这无疑也会延长患者的住院时间。③新乡医学院第二附属医院收治的患者中部分是在基层医院进行治疗无效的患者，为难治性精神分裂症患者，这部分患者治疗难度大，药物起效慢，甚至无效，家属到上级医院就诊抱有很大的希望，也会造成平均住院时间较长。

（三）家属层面

部分家属对患者疾病过度重视，同时欠缺精神疾病知识，总是认为住院时间越长越好；部分家属也因患者出院后不能坚持服药出现病情反复而苦恼，认为住院时间长了就能够增强患者的服药依从性，甚至认为可以在医院住到停药为止。也有部分患者病情反复后存在暴力倾向，在家里针对家人甚至外人存在打砸行为，家属非常惧怕患者，会要求尽可能长期地住院治疗。还有患者由于疾病原因造成生活不能自理，长期的疾病折磨让家属耐心耗尽，认为患者长期住院是最好的选择。以上这些家属认识的误区都在一定程度上延长了患者的平均住院日。

（四）治疗方案

以上分析中曾提到我们面临的患者多数为多次复发及难治性患者，药物治疗效果欠佳，同时新乡医学院第二附属医院处于豫北地区，收治的患者多数为周边城镇患者，家庭条件一般，再加上多年受疾病影响，经济上多数家庭较为贫困，因此从患者的经济条件出发，临床医师在选择治疗方案时多数仍是首选抗精神病口服药物，经治疗后疗效欠佳的情况下才选择 MECT。MECT 相对费用较高，且后续治疗仍需药物维持，另外家属对 MECT 的误解也会造成对该治疗的抵触，影响医师对治疗方案的调整。这也会造成患者平均住院时间的延长（图 8-8）。

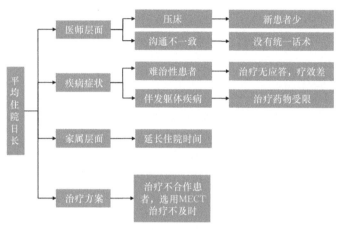

图 8-8 平均住院日长原因分析

四、改善行动

小组人员经过努力，全面分析了精神九科患者平均住院日较长的原因，做出了以下的调整，将调整方案贯穿于日常工作中，主要包括以下几个方面。

（一）从临床医师层面出发，我们借鉴了平均住院日较短的主管医师与家属的沟通方法

在与家属首次沟通时，我们将住院时间限定在 60 天左右，给家属留下一个初始的心理印象，降低家属对住院时间的预期，这样家属也会依据此时间在了解患者病情的情况下按时提出出院申请，医师在评估患者病情允许的情况下办理出院手续；对于病情复杂的患者，可以和家属详细沟通，根据患者的发病次数、性别、发病年龄、社会支持等因素评估患者的预后，对于不同患者区别对待。这也是最容易做到的，从整改起该科室的管床医师都做到了这一点。

（二）针对疾病症状的影响

在采集完患者病史，对患者进行精神检查后，评估患者的精神症状严重程度、既往治疗的难易程度，在患者被评估为顽固性症状后及时进行科内及院内专家会诊，制定更有效的治疗方案，如果治疗效果仍欠佳，应及时要求患者尽快转诊到上一级单位治疗，尽量降低患者的平均住院日。针对存在伴发躯体疾病的患者，应及时申请相关科室进行会诊，指导治疗意见，具有严重躯体疾病者应及时转诊到相应科室进行治疗。凭借以上措施尽量减少患者治疗时间及患者等待时间。

（三）针对家属

针对家属加强精神疾病相关知识的宣教，使家属对精神疾病有一定的基本认识。告知家属医院治疗的目的是解决疾病的急性期症状，疾病的康复还需要在家庭生活、工作中逐步实现，以获得患者较好的预后，让家属树立待患者症状得到控制后及时出院回家康复的理念。针对服药依从性差、反复停药造成疾病反复的患者，可建议家属给予长效制剂类药物治疗，以尽可能减少患者因停药造成的疾病反复，减少住院治疗次数。针对生活不能自理的患者，待其急性期症状得到控制后建议家属带其至医养类机构进行治疗。

（四）针对治疗方案选择

患者入院后经过管床医师评估，针对症状顽固、行为紊乱、冲动的患者及时给予MECT。尽管 MECT 费用偏高些，但是能够尽快控制患者病情，从而缩短住院治疗时间，也从另外一方面减轻了患者家属的负担。对于对 MECT 存在误解的患者家属，要加强宣教，使患者家属能够对 MECT 有一个正确的认识，从而不延误患者的治疗，尽可能缩短患者的平均住院日（表 8-5）。

表 8-5 改进措施及状态

根本原因	改进措施	主体	状态
新入院患者少，周转慢	增加病源，加强科室宣传	医护人员	已完成人员动员及培训
与家属沟通住院时间不一致	统一沟通住院时间	医师	已完成，持续进行
症状顽固，疗效差	及时申请疑难病例讨论	医师	已完成，持续进行
伴发躯体疾病	及时会诊及转诊	医师	已完成，持续进行
家属过度重视	加强宣教	医护人员	已完成，持续进行
患者治疗不合作	及时选用 MECT 治疗	医师	已完成，持续进行

五、结果与持续改进

经过研究小组的努力，我们的项目也取得了一定的成效。首先从具体的平均住院日来看，2021 年 8 月份的患者平均住院日为 66.1 天，9 月份为 65.8 天，10 月份为 64.4 天，11 月份为 58.2 天，12 月份为 62.2 天，2022 年 1 月份为 51.4 天，2 月份为 66.5 天，3 月份为 52.4 天，4 月份为 45.0 天，5 月份为 58.6 天。单纯从数据上来看，从 2021 年 8 月份开始，精神九科患者的平均住院日呈现逐渐下降的趋势，并且 2022 年以来 1 月份、3 月份和 4 月份的平均住院日都达到了我们本次项目设定的目标，分别为 51.4 天、52.4 天和 45.0 天。2 月份和 5 月份出现了反弹，平均住院日上升至 66.5 天和 58.6 天，需要解释的是当时存在一个特殊的情况，即 2022 年 2 月份和 5 月份安阳市新冠疫情出现了区域内蔓延，安阳市处于封控状态，当时持续了一个月之久，且周边的个别县市也出现零星患者，部分地区也处于封控状态，交通不便。新乡医学院第二附属医院地处豫北地区，收住的多数患者为周边居民，由于当时的特殊原因，患者滞留在院，无法办理出院手续，造成当月平均住院日的升高。另外从医院内部排名来看，精神九科患者平均住院日已经由排名第一降至排名第六，也反映了我们在该项目中取得的进步（图 8-9）。

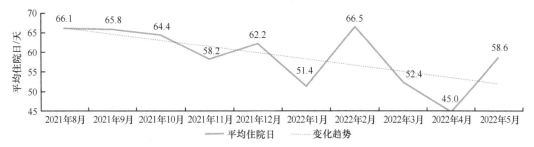

图 8-9　精神九科 2021 年 8 月～2022 年 5 月平均住院日

千里之行，始于足下。平均住院日的降低给我们带来了胜利的曙光，这些降低的数字不仅体现了患者家属对治疗时间的认同及医护人员与患者家属沟通的成功，也证明了我们医务人员对患者病情评估、治疗流程优化（及时的三级查房制度、全员会诊制度及 MECT 等物理治疗方法的及时应用）的正确性及有效性，对于我们下一步的治疗及降低平均住院日的工作开展具有重要意义。

回顾整个研究过程，我们接到该项目研究题目后即刻成立了研究小组，明确了分工，大家积极完成各自的任务，并且遇到困难时及时进行组内讨论，相互鼓励，并积极向项目导师求教，确实取得了一定的进步。从该项目中我们得到的经验就是只要大家团结一致，相互协助，相信团队的力量，遇到困难时不要退缩，要想尽办法去解决，要发挥每个人的能动力量，要有为集体服务的觉悟，就能不断朝着成功迈进。我们也尽可能将项目细化，但是在每个环节中仍存在一些不足。分析整体较为全面，但是不够细致，每个大的方面能够细化出来更多的层次与细节，我们可能没有捕捉到这些细节，造成了一些遗漏。

对出现的遗漏除了要进行反思外，还需要判断遗漏的原因。如果是沟通的问题，则需要加强沟通。例如，加强培训，提高医务人员降低平均住院日的意识，引起上级管理层的重视等。如果是治疗的问题，则优化治疗流程。

虽然降低平均住院日一开始不容易被人们接受，但事物本身的发展必须遵循由低到高的基本过程。治疗改进是在过程制度完备的基础上实施的。对于一个还没有建立完备治疗流程的组织，直接强调结果和改进往往会导致过程混乱。通信设备制造商华为公司在推行企业正规化建设的初期也出现过类似的情形。一开始在实施企业研发过程化建设的时候，那些平常自由惯了的脑力劳动工作者对过程有相当的抵触情绪，而此时的华为公司总裁任正非提出了一个非常著名的过程建设的口号："先僵化，后优化，再固化。"这成了中国企业进行现代企业运行机制建设的一个有特色的标志。

这与医疗卫生事业改革具有相似性，降低平均住院日并不是一个随意的活动，虽然医疗行业改革的机会很多，但如果考虑到改革活动是需要消耗资源的，就必须寻找那些能够带来最大回报的机会。所以当我们找到"平均住院日"这个关键性的问题，就要对这个核心问题进行"根源分析"，通过寻求"全过程的改进"来降低平均住院日。

在该项目中我们确实取得了一些进步，基本实现了该项目设定的目标，但是距离医院的要求还有一定的差距，还需要继续努力。那么努力就需要方向，接下来我们就是要将之前分析的原因进一步细化，更加全面地针对每种具体情况形成一系列标准的操作过程。希望我们的项目持续改进，在保证患者治疗效果的同时，逐渐实现医院对患者平均住院日的要求。

（新乡医学院第二附属医院　张玉娟　王秀娟　张　绪　马红英　黄艳青　孙　帅）

【点评】

在精神病专科医院，缩短平均住院日具有特殊意义，不仅仅是政府、医院的管理要求，更对患者及其家庭意义重大。精神病患者有其特殊性，其家庭成员深度介入其治疗过程，缩短平均住院日能够降低患者在院的紧张感，也能减轻家属的担心及家庭经济负担，同时能提升省级医疗中心的资源利用效率，为更多患者提供及时治疗。

该项目中，患者平均住院日主要受两方面的影响：一是患者病情的治疗情况，二是患者家属的期待。项目团队深入现场，调查沟通，分析数据与事实，从以上两个方面进一步深入分析，发现患者病情的治疗情况受疾病症状、治疗方案的影响，患者家属的期待又受与医生的沟通、自身对疾病治疗认知的影响，从而找到根本原因，采取针对性的对策，取得了显著性改善。

该项目稍显不足的是在原因分析部分，如果逻辑性更强一些，从现状的改善机会出发，按因果关系分析，就会更加完整。

——罗伟，《精益医疗》作者，精益企业中国（LEC）执行董事

案例三　降低医保拒付比例

一、项 目 背 景

医保基金是老百姓的治病钱、救命钱，守护好、利用好医保基金是医疗机构的职责所在。2021年5月1日实施的《医疗保障基金使用监督管理条例》也为促进医保基金合理有效使用提供了法律基础。然而医保主管部门定期对新乡医学院第二附属医院病历进行抽检时，都会或多或少地发现有关合理治疗、合理检查、合理用药以及规范收费等方面的问题；医院"三合一规"联合检查组每月对各临床科室进行检查，但有些问题仍然不能够彻底解决；医院医保科每月的例行检查还发现了物理治疗单记录不规范、自费告知书签署不及时等常见问题，从而造成医保基金拒付。

考虑到医保基金涉及范围广，精益管理项目组成员的精力和经验尚有不足，为方便统计数据，项目组决定从病历审核系统中选取拒付比例最高的两个科室开展质量改善，再将成果进行全院推广。

二、现 状 与 目 标

2022年7月，由新乡医学院第二附属医院医保科牵头，联合医务科、药学部、财

务科以及 2 个临床科室（心境二科、某科室）组成精益改善项目组。项目组调取信息系统中 2020 年 1 月 1 日至 6 月 30 日由于病历审核造成医保基金拒付的实际数据和比例。其中，职工医保占比为 0.47%，城乡居民医保占比为 0.05%，医保基金总拒付比例为 0.14%，见图 8-10、图 8-11；因不符合合理治疗、合理检查、合理用药、规范收费造成医保基金拒付的问题占比，见图 8-12、图 8-13。

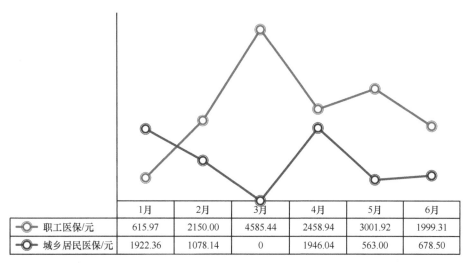

	1月	2月	3月	4月	5月	6月
职工医保/元	615.97	2150.00	4585.44	2458.94	3001.92	1999.31
城乡居民医保/元	1922.36	1078.14	0	1946.04	563.00	678.50

图 8-10　职工医保、城乡居民医保扣款金额

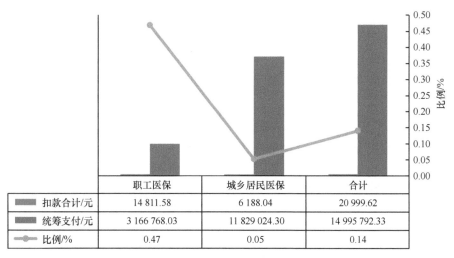

	职工医保	城乡居民医保	合计
扣款合计/元	14 811.58	6 188.04	20 999.62
统筹支付/元	3 166 768.03	11 829 024.30	14 995 792.33
比例/%	0.47	0.05	0.14

图 8-11　医保基金拒付比例统计

依据柏拉图二八原则分析，过度诊疗、放大比例拒付成了职工医保拒付的主要原因；重复收费、过度诊疗、提供依据是城乡居民医保拒付的主要原因，综合来说，过度诊疗项目所占比重最大，因此将影响职工医保和城乡居民医保拒付的过度诊疗项目作为本次重点改进内容。

根据医保拒付所涉及的扣款项目制定医院的检查标准，对 2 个试点科室 2021 年 10 月的出院病历进行了医保违规内容分析探讨，每个医师抽查 5 份，每个科室抽查 30 份，得出以下结论。

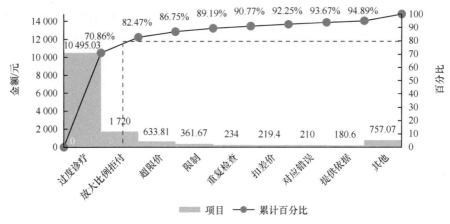

图 8-12　职工医保各项目扣款柏拉图分析

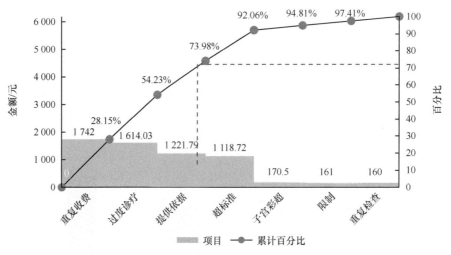

图 8-13　城乡居民医保各项目扣款柏拉图分析

首先，性激素打包收费，过度使用攻击自杀量表是主要原因。其次，化验超标，彩超过度使用，心电图超量使用。不同科室之间存在的问题也有差异。例如，心境二科在化验超标、性激素打包收费、彩超过度使用方面存在问题比较严重；某科室在攻击自杀量表使用、性激素打包收费方面存在问题较多，见图 8-14。根据科室能力和目标值差距的大小，精益管理项目小组将目标设定如下：半年内，医保基金拒付比例较现在下降 30%。

三、原　因　分　析

为找出导致医保拒付的根本原因，精益小组成员展开了多次讨论，利用精益工具"五个为什么"，针对导致医保拒付的主要问题找到了以下五个根本原因，见图 8-15。

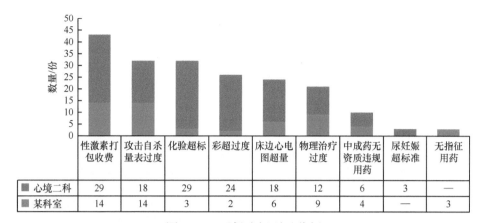

图 8-14 医保违规项目分析

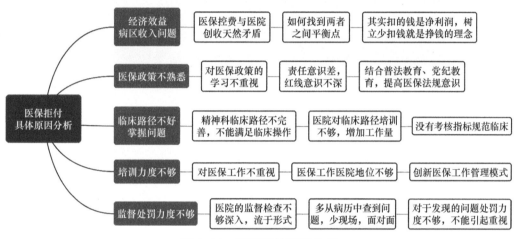

图 8-15 医保拒付原因分析

四、改善行动

根据实地考察和头脑风暴得出的根本原因分析，我们制定了相对应的整改措施，分为检验前、中、后三大方面，明确责任人和完成时限，循序渐进，逐步落实改善行动，见表 8-6 及图 8-16 至图 8-18。

表 8-6 整改措施及任务分配

序号	责任科室	整改措施	责任人	完成时限
一	医保科	加强对医保政策，特别是医保基金使用监督管理条例的培训考核	李中杰	2021 年底
二	医务科	对临床医师进行临床路径和医疗规范的持续培训考核	余晓静	2021 年底
三	医院质控联合检查组	1. 医院"三合一规"检查组要加强督导检查，并细化检查细则，加大奖罚力度； 2. 职能部门定期对医务人员进行集中政策培训； 3. 定期举办医疗规范、医保政策、"三合一规"竞赛，进一步提升医务人员的业务水平和政策红线意识	李中杰 汤光美	持续改进

序号	责任科室	整改措施	责任人	完成时限
四	药学部	定期进行合理用药的规范培训和考核	潘艳娟	2021年底
五	临床科室主任	要持续加强业务学习，注重医师个人业务能力的提高，同时提升政策红线意识	孙付根 马敬	每月进行

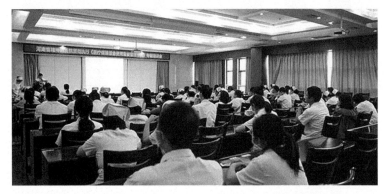

图 8-16　医保政策、"三合一规"培训

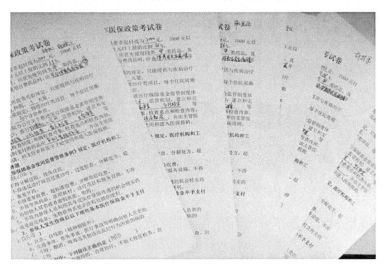

图 8-17　医保政策考核

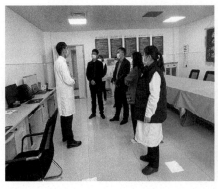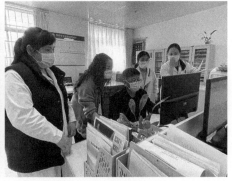

图 8-18　"三合一规"现场督导检查

五、结果与持续改进

通过对医保基金使用管理方面的背景调查、现状分析、数据整理、存在的问题及原因分析，多部门齐抓共管及整改落实，经再次抽检病历，两个试点科室的不合理诊疗行为各项目发生例数较整改前明显下降，见图 8-19、图 8-20；改善前医保基金拒付比例为 0.14%，改善后医保基金拒付比例为 0.075%，较改善前下降 0.065 个百分点，见图 8-21。

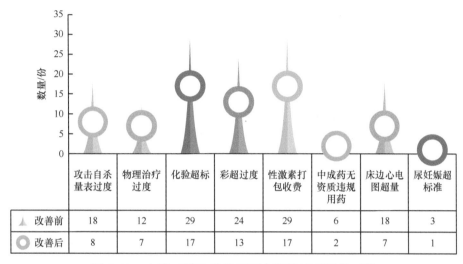

	攻击自杀量表过度	物理治疗过度	化验超标	彩超过度	性激素打包收费	中成药无资质违规用药	床边心电图超量	尿妊娠超标准
▲ 改善前	18	12	29	24	29	6	18	3
◎ 改善后	8	7	17	13	17	2	7	1

图 8-19　心境二科改善前后不合理诊疗项目数对比

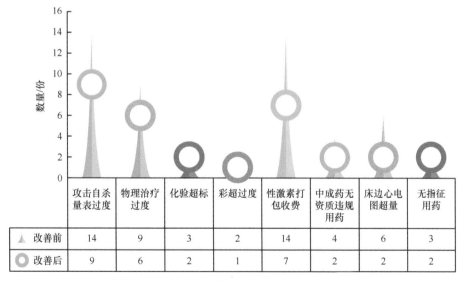

	攻击自杀量表过度	物理治疗过度	化验超标	彩超过度	性激素打包收费	中成药无资质违规用药	床边心电图超量	无指征用药
▲ 改善前	14	9	3	2	14	4	6	3
◎ 改善后	9	6	2	1	7	2	2	2

图 8-20　某科室改善前后不合理诊疗项目数对比

试点科室通过不断地加强医保管理和践行整改措施，提出改进策略并标准化，进而使得管理效率更加高效，有效地提高了服务质量、科室及患者满意度。精益管理进一步促进了医保基金的合理有效使用，也是医保管理工作持续追求的目标。

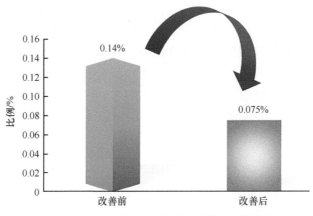

图 8-21　改善前后医保基金拒付比例分析

（新乡医学院第二附属医院　李中杰　秦　城　王晶花　程　哲　宁　夔

石永香　李转清　辛　迪　王领军　汤光美　潘　苗　孙富根）

【点评】

　　医院为患者提供医疗服务，从患者与医保基金处获得费用，其中医保基金是主要来源。一方面，降低医保拒付比例，能维持医院的财务健康，实现可持续发展，更好地为患者提供医疗服务；另一方面，医保基金拒付的情况是不符合规范要求所导致，降低医保拒付比例更重要的是能规范医疗行为。

　　项目团队来自不同的科室，没有试图"煮沸整个海洋"，而是先选取两个重点科室作为改善试点。团队基于数据，根据柏拉图二八原则，找到过度诊疗、放大比例拒付是职工医保拒付的主要原因，而重复收费、过度诊疗、提供依据是城乡居民医保拒付的主要原因，并进一步通过抽查出院病历，找到性激素打包收费、攻击自杀量表过度使用、化验超标、彩超过度、心电图超量使用等具体的问题类型。团队采用了"五个为什么"工具，分析根本原因，再针对性地改善，取得了良好效果，既减少了医院损失，又规范了医疗行为。

　　该项目中，在根本原因分析阶段，如果能够针对具体的问题类型进一步分析，如"为什么超量使用心电图"，改善对策将更加具体。此外，项目团队还要考虑改善效果的可持续性，需要建立相应的机制维持改善成效，避免反弹。

——罗伟，《精益医疗》作者，精益企业中国（LEC）执行董事

案例四　降低病案首页错误率

一、项目背景

　　为落实《国务院办公厅关于加强三级公立医院绩效考核工作的意见》，全面推进三级公立医院绩效考核工作，确保考核数据客观真实可比，2019 年 4 月 19 日国家卫生健康委下发了《关于启动 2019 年全国三级公立医院绩效考核有关工作的通知》，要求

全国三级公立医院认真完成住院病案首页数据填报及上传工作。

住院病案首页是每份病历的精华，反映了每个病例的诊断治疗过程中最核心、最全面的部分，是医院统计工作的主要信息来源。病案首页填写质量直接影响着医疗信息的真实可靠性，也客观地反映出医院医疗质量的高低。规范填写病案首页，降低错误率，是有效应对三级公立医院绩效考核的有力措施。

结合新乡医学院第二附属医院病案首页质控实际工作情况，我们决定从病案首页填报错误例数最多的科室开展质量改善，再将成果进行全院推广。通过制作病案首页填报错误类型检查表，项目组选定 3 个试点科室，并确定本次改善主题为降低病案首页错误率。

二、现状与目标

2021 年 9 月 8 日，由病案管理科牵头，联合医务科、信息科组成精益改善项目组，对 2021 年 1～8 月出院病案首页数据进行分析，明确评价指标（病案首页错误率），确定试点科室。

$$病案首页错误率 = \frac{某时段内病案首页错误例数}{某时段内出院患者数} \times 100\%$$

在统计病案首页错误例数时，以错误问题为导向。若一份病案首页出现两处错误，则定义该份病案首页错误例数为 2（图 8-22）。

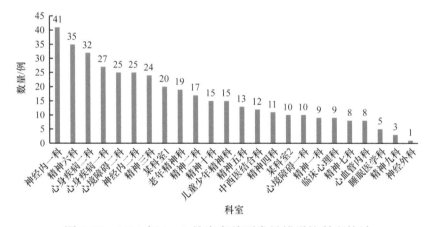

图 8-22　2021 年 1～8 月病案首页常见错误按科室统计

2021 年 1～8 月新乡医学院第二附属医院出院患者数为 8810 例，病案首页错误例数共计 394 例，错误率为 4.5%。通过对病案首页常见错误类型及科室数据进行分析（图 8-23），发现神经内一科、精神六科、心身疾病二科问题较突出，故选定为试点科室（图 8-24 至图 8-26）。

通过对全院及试点科室医师常见错误问题的分析，发现主要问题在缺项和填错两方面，集中表现在临床路径未填、药物过敏史未填、其他诊断编码填错、门诊诊断编码填错、手术操作填写不完整五个部分，累计百分比达 83.5%。

目标设定如下：试点科室错误占比在原有 27.4% 的基础上减少一半，下降至 13.7%。

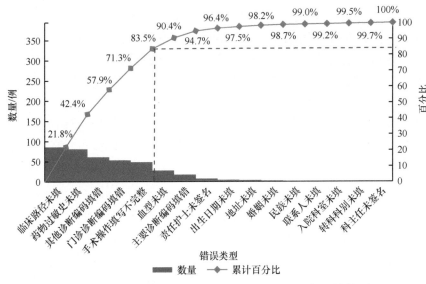

图 8-23　2021 年 1~8 月病案首页常见错误类型柏拉图

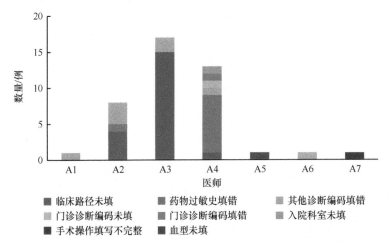

图 8-24　2021 年 1~8 月神经内一科各医师病案首页常见错误

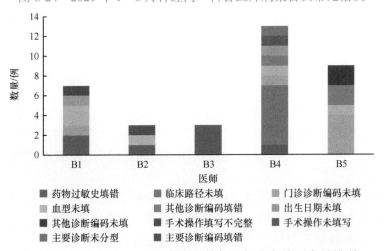

图 8-25　2021 年 1~8 月精神六科各医师病案首页常见错误

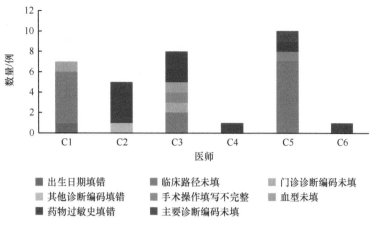

图 8-26　2021 年 1～8 月心身疾病二科各医师病案首页常见错误

三、原　因　分　析

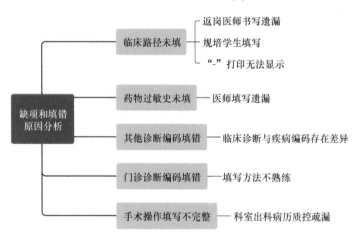

图 8-27　病案首页缺项和填错原因分析

1. 原因一：临床路径未填　进修、下乡医师返岗前未熟悉病案首页填报流程，规培学生填写及"-"打印无法显示是导致临床路径未填的主要原因（图 8-27）。

2. 原因二：药物过敏史未填　病案首页与入院记录中药物过敏史未保持一致，医师填写遗漏，导致药物过敏史未填。

3. 原因三：其他诊断编码填错　临床诊断与疾病编码存在差异，容易出现其他诊断编码填错的情况，常见情况有：①编码名称有特定含义；②同一个诊断名称需要分开编码；③需要合成为一条的编码；④同一个名称表示不同的情况；⑤无合适编码的诊断；⑥违反编码规则；⑦与临床名称差别很大。

4. 原因四：门诊诊断编码填错　对填写方法不熟练，是产生该项错误的常见原因。

5. 原因五：手术操作填写不完整　科室出科病历质控疏漏，手术操作部分信息不完整，科室质控未达到预期效果。

四、改 善 行 动

小组成员围绕根本原因展开头脑风暴，拟定改善方案，明确责任人及完成时间，逐步落实改善行动。

1. 改善行动一：加强病案首页填报培训工作 联合医务科，对进修或下乡医师进行返岗工作前培训，避免病案首页填报过程中出现缺项、错填现象；对新进职工及规培生开展培训工作，使其掌握病案首页填写方法；开展三级公立医院绩效考核病案首页部分及 DIP 内容知识培训。

2. 改善行动二：改进电子病历系统，完善校验项目 针对临床路径中"-"打印无法显示问题，对接信息科，落实"-"显示工作，完善基本校验项目。

3. 改善行动三：深入试点科室，开展病案首页填写方法宣讲 针对医师填写遗漏问题，病案管理科组织精益改善项目组成员深入试点科室，听取医师现场反馈，并进行病案首页填写方法宣讲工作，专科专项培训；同时定期对科室病案首页填写错误内容进行及时反馈，反馈至医师。

4. 改善行动四：对病案首页核心内容加大督察力度，发挥绩效作用 由医务科牵头，加强对病案首页填写质量的监督检查，将病案首页填写准确率纳入科室绩效考核指标以及科室年度评优评先的指标。

5. 改善行动五：创建微信群，及时沟通，提高诊断编码准确率 通过微信群与临床医师加强沟通，及时反馈问题，对临床诊断与疾病编码存在差异的现象举一反三，提高诊断编码准确率。

6. 改善行动六：加强科室质控 设立科室出科病历质控员，负责对本科出院病历的病案首页进行出科前质控，加大出科病历质控力度。

五、结果与持续改进

项目实施后，试点科室病案首页错误例数较项目实施前明显下降（图 8-28 至图 8-33 ）。

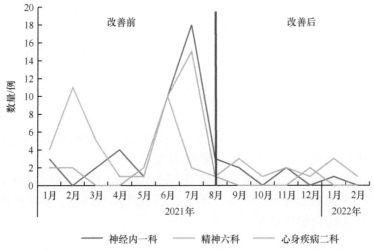

图 8-28　项目实施前后试点科室病案首页常见错误例数统计

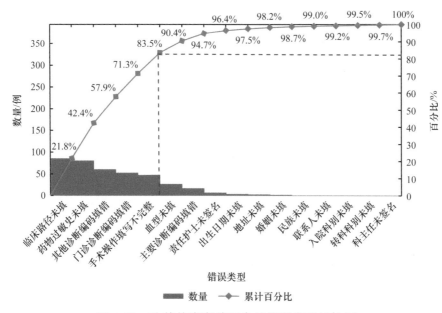

图 8-29　改善前病案首页常见错误类型柏拉图

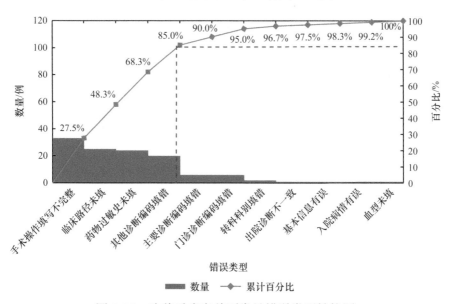

图 8-30　改善后病案首页常见错误类型柏拉图

（一）改善成果

在试点科室的积极配合下，项目实施后，神经内一科、精神六科、心身疾病二科错误合计占比 13.3%，实现了预期目标。

通过对试点科室病案首页规范化填写答疑解惑，突出重点，制定标准，巩固成果，并在全院推广后，全院病案首页常见错误率从 4.5% 下降到了 2%。

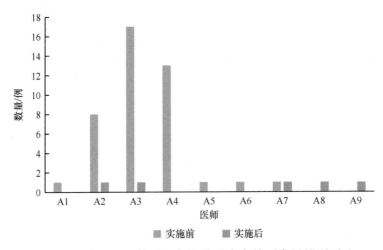

图 8-31　神经内一科项目实施前后病案首页常见错误对比

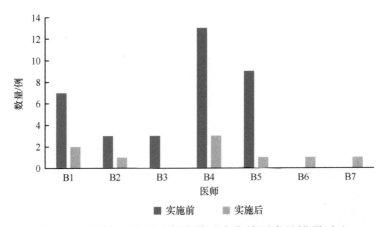

图 8-32　精神六科项目实施前后病案首页常见错误对比

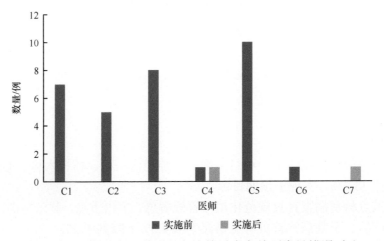

图 8-33　心身疾病二科项目实施前后病案首页常见错误对比

（二）持续改进

通过对项目实施效果进行柏拉图分析，发现缺项和填错问题累计百分比达90%，主要问题虽有明显改善，突出问题依然存在，需要持续改进。后续应采取有效改进措施，将病案首页错误率降至1%以下。

为了更好地应对三级公立医院绩效考核及医保支付改革，在巩固现有成果基础上，自2022年3月开始，针对出院诊断、手术及操作、入院病情三部分内容，对病案首页开展质控和检查，进一步提高病案首页质量。

（新乡医学院第二附属医院　娄　涛　娄　芳　赵　晶　葛玉杰　张　瑾　娄　娜　银友武　常麦会　杨艳敏　薛忠然）

【点评】

病案首页是住院病历的精华，是医院统计信息的主要源头，病案首页内容错误会直接影响国家公立医院绩效考核的结果，也会直接影响医保支付结果，更是医院质量文化的负面体现。当发现错误之后，各科室要花费更多精力进行补救式"返工修改"，在精益医疗理念中，这属于典型的"不合格"浪费，可见降低病案首页不合格率具有重要意义。

跨科室的团队对改善前的出院病历进行了回顾性分析，找到错误最多的三个科室作为试点科室，然后按照柏拉图二八原则，统计分析占比最高的错误类型，以及不同医师之间出现的错误类型的差异，进而对占比达到83.5%的前五种高频错误逐一进行根因分析，采取对策，在取得良好效果后推广至全院，取得了明显改善。

整个项目数据翔实，逻辑清晰，改善对策有针对性，改善效果有持续性和可复制性。

——罗伟，《精益医疗》作者，精益企业中国（LEC）执行董事

案例五　降低住院患者MRI检查失约率

一、项目背景

深圳市宝安中医院（集团）始建于1988年，现为一家综合性三级甲等中医医院，目前拥有1个总院、2个分院（针灸医院、燕罗医养融合医院）、17家社区健康服务中心。影像科是集普放、CT、MRI、介入为一体，种类齐全的全数字化、现代化科室，为医院重点发展科室。影像科目前仅拥有原装进口西门子MRI机一台，设备放置在总院。

随着医学影像学技术的不断发展，MRI检查因其分辨率高、图像清晰、对病灶定位准确性高、辐射小而成为临床诊断的重要手段。及时进行MRI检查有助于患者尽早确诊病情。但是由于该设备购置成本高，医院配置数量有限，MRI检查时间较长，患者对MRI检查的需求增加，导致患者等待时间过长，甚至会延误患者的检查时机。检查时间的不确定性和患者的失约易导致设备出现空闲，极大降低了设备利用率，不仅浪费人力资源，还会影响医疗质量。因此，降低住院患者MRI检查失约率，缩短医生

加班时间和设备的空闲时间是十分必要的。

二、现状与目标

MRI 检查具有以下特点：耗时长；各部位检查不同，需要提前做好准备工作；特殊部位特殊序列需要专人检查；检查不同部位使用不同圈线。因此，深圳市宝安中医院影像科牵头，与医务科、护理部、精益办及脑病科、肿瘤科等临床科室，成立了跨部门合作的精益改善项目组。

（一）项目现状

项目组在 2019 年 11～12 月采用自行制定的《MRI 预约检查执行准时率现状调查表》调查住院病区的 919 名患者的预约检查执行准时率情况，其中失约人次为 148 人，检查失约率为 16.1%，导致每天机器闲置时间约 40 分钟，不仅浪费了检查资源及人力资源，而且不能及时执行临床医嘱，影响医疗质量。住院患者 MRI 检查流程如图 8-34 所示。

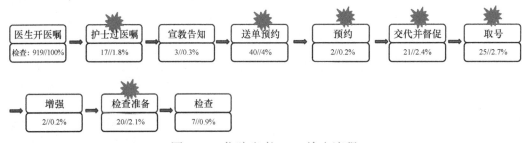

图 8-34　住院患者 MRI 检查流程

（二）结合临床诊疗需求，设定改善目标

将住院患者 MRI 检查失约率降低至 5% 以下。

三、原因分析

根据 2019 年 11～12 月我院收集的住院患者 MRI 检查预约的情况信息，通过"五个为什么"和树式分析法，结合访谈结果和现场观察，对医生、护士、患者、MRI 室进行分析，发现住院患者 MRI 检查失约主要原因有以下几点（详见图 8-35）。

1. 预约规则不明确　临床科室未规定送单预约具体时间；临床科室无规范的检查告知指引。

2. 检查流程不清晰　临床医生不熟悉 MRI 检查手册；临床护士不清楚各种检查是否冲突；医生开单预约前未告知患者检查费用；患者不遵守检查时间。

3. 岗位职责未落实　影像科登记时未针对患者病情的轻重缓急合理分配预约时间；技术员未明确岗位职责。

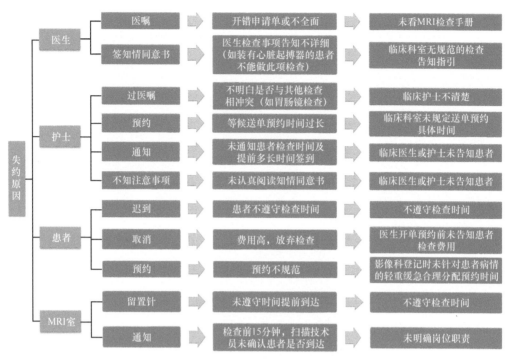

图 8-35　住院患者 MRI 检查失约原因分析

四、改善行动

（一）健全 MRI 检查预约制度

多部门联合制定《检查预约管理规范》，临床科室根据自身特色建立简便、适宜的《住院患者 MRI 检查预约记录单》，将责任细化并落实到人，设定各流程的完成时间。各科室根据不同情况，将类似及相同检查项目和部位安排在固定时间段内，减少检查人员准备时间，增加检查患者人数，对部分特殊检查的患者提前做好准备工作，分时段对住院患者进行 MRI 检查安排，优先检查急诊患者（图 8-36 至图 8-40）。

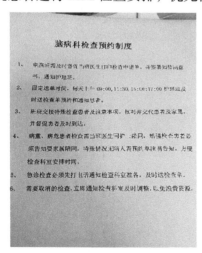

图 8-36　脑病科检查预约制度

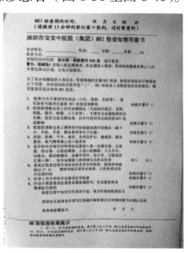

图 8-37　检查知情同意书

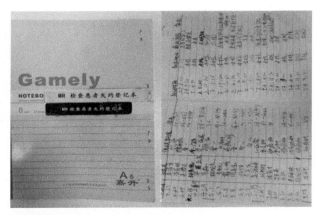

图 8-38　预约时间规定　　　　　图 8-39　MRI 检查患者失约登记本

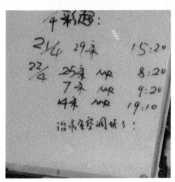

图 8-40　临床科室预约可视化墙

（二）梳理 MRI 检查流程

医务科、护理部、精益办等多部门根据分析结果，进行流程梳理及再造，实施后进行 PDCA 循环改进，最终固化 MRI 检查执行流程，并将执行措施编入管理规范，制定《磁共振检查手册》《检查预约管理规范》《MRI 检查医嘱下达规范》《MRI 检查健康教育及观察标准手册》《陪检人员工作流程》等标准作业程序，进行全院培训推广执行（图 8-41 至图 8-43）。

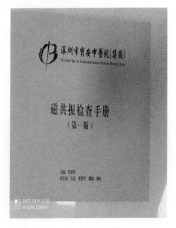

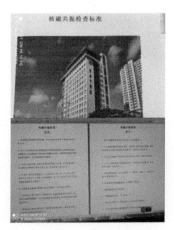

图 8-41　磁共振检查手册　　　　　图 8-42　MRI 检查标准

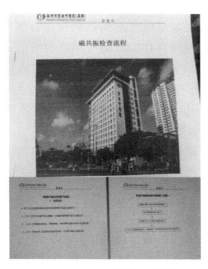

图 8-43　磁共振检查流程

（三）制定 MRI 检查岗位职责

由临床主任、护士长、影像科主任、影像科护士统一组织学习 MRI 检查流程，进行模拟训练，根据检查流程中的医护人员到位情况及岗位落实情况，制定岗位职责；技师、护士在检查当前患者时，确认下一个患者是否可以准点检查；加强医生与住院患者之间的沟通和交流，提高住院患者对 MRI 检查前宣教和检查后护理的满意度，在一定程度上降低医患纠纷发生的可能性。

五、结果与持续改进

（一）住院患者 MRI 检查失约率显著降低

2020 年 2～3 月住院患者 MRI 检查失约率由 16.1%降低至 2%，并且经过持续观察 2022 年 3～11 月均保持在 1.5%～3%。

（二）经济效益可观

2020 年 4～10 月影像科平均每天比原来多做 8.6 项检查，总收入比原来多 170 万元，全年预计可达 200 万元以上，经济效益可观。

（三）社会效益明显提升

2020 年第二季度影像科满意度 88.06 分比 2019 年同期满意度 85.56 分提高 2.5 分，社会效益明显提升。

六、心 得 体 会

随着医疗技术的不断进步，MRI 在临床上发挥着越来越重要的作用，使得疾病的检出率得以提升，为疾病的治疗提供了科学的依据。对于患者而言，在预约时间段就诊，可以合理安排自身时间，从而减少在医院内的折返和等待时间，提高就诊效率；

对于医院运营管理而言，大型医疗设备的高效利用是管理的目标之一，患者准时到检可以有效控制患者就诊分布时间，在检查高峰期进行有效疏导，优化候诊环境，提高患者满意度；对于科室而言，可以根据预约情况合理安排 MRI 检查时间，减轻医务人员疲劳，提高医务人员的工作积极性和工作效率。综上所述，住院患者 MRI 检查准时到检，可有效节省患者预约用时和检查等待时间，提高患者 MRI 检查过程满意率，减轻相关医护人员的工作压力，提高检查效率。

回顾此精益改善项目，项目组从患者需求出发，进行流程优化、对策创新，取得了一系列的成就。不同科室紧密合作，规范检查标准，梳理岗位职责，减少人员成本，优化工作流程，提高工作效率，合理分配医疗资源，一方面缩短住院患者 MRI 检查预约用时和候检时间，改善患者的就医体验，提高患者满意度；另一方面减轻医护人员的工作压力，调节医护人员负面情绪，提升医院服务品质，得到患者和医护的认可。在确保维持改善效果的同时，我们将 MRI 精益改善项目拓展到 CT、乳腺及 DR 拍片中，带动了全科效益的提升，尤其是在疫情防控、干部体检中起到了巨大作用。

（深圳市宝安中医院　郝琳慧　肖新华　张美娜　孙东平　张书亚　冯汝键）

【点评】

很多医院的重要设备，如 CT、MRI、B 超都经常影响患者的就医体验、临床科室的运转，这些设备的投入都较大，如何更高效地发挥这些设备的价值，精益管理确实能够从不同的视角发挥作用，该案例就是很好的说明。对于 MRI，只有真正为患者开机检查的时间才是"增值时间"，其他时间都是"非增值时间"，这些非增值时间中有些是必要的，有些是不必要的，即浪费。找到这些浪费，并予以消除，就能够在确保医疗质量的情况下，从根本上提高效率。

项目团队通过数据分析发现住院患者检查失约率高达 16.1%，这些失约导致每天机器闲置约 40 分钟时间，一方面患者排队等机器，另一方面机器又闲置等患者，这是典型的"等待"浪费。

浪费只是表象，背后有深层次的原因。项目团队到达现场走访流程，从医生开具医嘱到患者做检查，发现了流程中的诸多问题，然后进行原因分析，再予以针对性的改善。MRI 的预约检查有其原本的流程，但是一方面由于长年累月的工作积累，大家慢慢放松了流程执行标准，另一方面患者的需求情况也在变化，之前制定的流程也出现了无法满足当前临床需要的情况，这些都导致了最后浪费的产生。这些流程方面的原因，归根到底属于"标准化工作"的范畴，虽然有标准，但是执行不到位，或者以前的标准已经不再满足当前需求，这时候就需要及时地更新完善标准，从而减少浪费，提高效率。

该案例属于典型案例，通过精益医疗的理念，即消除浪费，来真正提升大型设备的运行效率，更好地创造价值。如果该项目在原因分析阶段能够从流程图中发现的爆炸点展开，而不是从不同的角色展开，逻辑性会更强，将能更好地启发更多的精益实践者。

——罗伟，《精益医疗》作者，精益企业中国（LEC）执行董事

案例六　提高首台择期手术准点开台率

一、项目背景

手术室的工作效率直接影响外科手术的周转率和医院的经济利益，作为手术室工作效率指标之一的首台手术准点开台率发挥着至关重要的作用，也反映出医院的整体协作能力、管理能力。

经过查阅文献，综合现状，笔者将首台手术准点开台定义为：每日每个手术间安排的第一台择期手术期间，主刀医生在规定的时间节点前划刀，视为准点开台。

首台手术开台晚，导致接台时间延迟，浪费人力和物力，影响后续手术的及时开展，以及手术间的周转；增加工作人员的工作量，手术室加班现象严重，护理队伍不稳定；手术室工作效率降低，直接影响患者的治疗及预后，禁饮禁食时间拖长存在安全隐患，也增加了患者的经济负担，给医疗质量带来隐患，甚至影响医患关系。

广东省中山市广济医院为二级甲等综合医院，月手术量为 300 台左右，对择期手术常规开放手术间 4 间。项目组从医院手术麻醉系统中调取 2020 年上半年的数据，结果显示：9 点之前开台的手术占比仅为 11.1%，9:00～9:30 开台的占 38.4%，9:30～10:00 开台的占 45.3%，超过 10:00 开台的占 5.2%。这意味着每天医院员工正常上班一个半小时后，主刀医生能开始手术的占比才一半左右，患者在手术间躺着等候超过半小时的数不胜数，最长等候时间为 94 分钟。对手术流程安排非常满意的患者不多，准点开台率持续低于周边同级别医院。

问题无处不在，浪费无处不在，哪里有浪费，哪里就存在质量安全隐患，影响患者的就医体验。提高医院首台择期手术准时开台率是医院手术室管理急需解决的重要问题。首台手术的准时开台是一个系统性问题，受多种因素影响，为了有效提高手术室的使用效率，保障医疗安全，医院运用精益项目，通过多部门协作管理进行综合干预，取得了较好的效果。

二、现状与目标

2020 年 7 月，由手术室牵头，联合医务科、质控科、护理部、各手术科室组成精益改善小组，应用精益管理中解决问题的思路和 A3 报告来展开工作。

经现场走访调查发现，对于所有择期手术，手术室术前一日已将手术排程排好，而每日安排的第一台择期手术，开台时间参差不齐。每天首台手术由巡回护士到手术科室接手术患者，患者入手术间后，手术室护士几乎需要不停地打电话催促手术医生尽快到手术间。

小组成员查阅文献，综合现状，将首台手术准点开台时间定在 9 点之前，又根据不同手术类型对开台时间进行了个性化的定义：开放类手术指主刀医生开始划皮；腔镜类手术指无菌台上开始连接设备；需要特殊体位（侧卧位、俯卧位、奔马位）的手术指开始摆放体位。

回顾 2020 年上半年项目组成立之前，首台手术月准点开台率仅为 11.1%。小组讨论制定了每日择期首台手术开台时间记录表，内容包括手术患者、手术医生、手术护士、麻醉医生多方各时间节点，由每天首台手术的巡回护士和麻醉医生相互监督完成数据的收集，数据员进行每日数据的汇总。为了更详细地了解现状，知道时间都浪费到何处，项目组成员在首台手术开台前（7:30~10:00）现场走动观察了 6 台手术，依据医护患多方的平均数据绘制了现状价值流程图（图 8-44）。从 2020 年 7 月 1~31 日每日择期首台手术开台时间记录表收集的数据来看，首台择期手术共 98 台，准点开台12 台，准点开台率为 12.2%。首台手术开台时间大多数在 9:00~10:00，未准点开台手术平均延迟时间为 34.4 分钟。

项目组通过现场调查和数据统计，画出了首台择期手术开台现状价值流程图，在流动和拉动原则的指导下，暴露了浪费与问题，即找到了影响手术准点开台的三个爆炸点：①患者进入手术间时间晚；②手术医护会合时间晚；③麻醉医生完成麻醉操作时间长（图 8-44）。

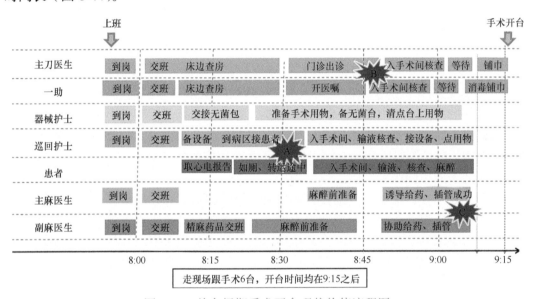

图 8-44 首台择期手术开台现状价值流程图

1. 爆炸点一：患者进入手术间时间晚 首台手术患者进入手术间的时间比较晚，不仅包括手术巡回护士离开手术室准备去接患者的时间比较晚，还包括巡回护士从出手术室到把患者接至手术间的时间较晚。

2. 爆炸点二：手术医护会合时间晚 患者入室后，手术医生、麻醉医生、巡回护士到齐后，三方进行麻醉开始前安全核查，三方核查完成才能进行麻醉操作。三方到齐的时间晚，患者在手术间躺着等候的时间不等，最长等候时间长达 94 分钟。

3. 爆炸点三：麻醉医生完成麻醉操作时间长 手术医生、麻醉医生、巡回护士完成麻醉前的三方核查后，麻醉医生开始麻醉操作至麻醉结束的时间长。

根据现状，小组成员梳理了手术准点开台前的理想工作流程，包括 4 个重要环节：患者术前准备工作、术前患者的交接转运、手术医护三方会合前的工作内容、麻醉操作。其中的影响因素有十几项（图 8-45），小组讨论改善空间，确定各关键时间节点的目标时间（图 8-46），并设定目标如下：2020 年 12 月底首台手术准点开台率达到 80%，增幅达到 68.9%。

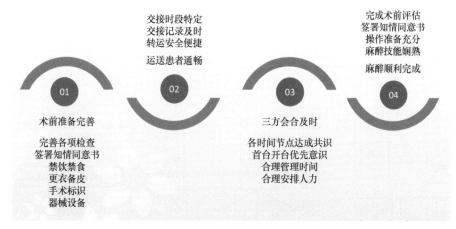

图 8-45 手术准点开台前理想工作流程

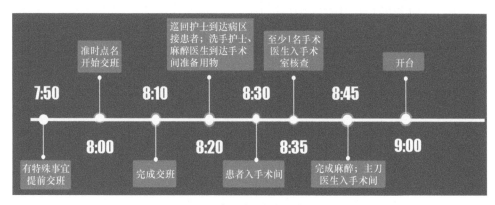

图 8-46 各关键节点目标时间

三、原 因 分 析

小组从现状价值流程图入手，结合为期 1 个月的现状数据，运用"五个为什么"法分析三大爆炸点，最终找出根本原因及相关影响因素。

（一）为什么患者进入手术室时间晚呢？

第一，手术室护士去接得晚，早晨交班时间长，准备用物花的时间长；转运工具不够用，需要等；巡回护士还有其他的工作安排，比如贵重耗材的清点、急救物品的交接班等（图 8-47）。

第二，到病区交接时间长，部分手术病区术前准备不完善，交接不主动、分工不明确，手术室护士到病区需要现找病历，病例中可能还缺少心电图等资料，再等护士现打术前针，再等医生画手术标识，还要等患者去上厕所等等，花的时间比较长。据统计，平均交接时间需要 8.7 分钟，最长的达 21 分钟。

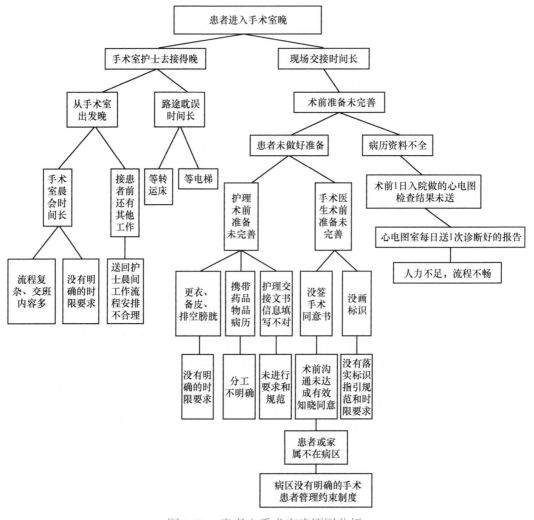

图 8-47　患者入手术室晚原因分析

（二）为什么手术医护三方会合时间晚呢？

首台手术的医生到手术间晚，在准备到手术室之前，病区的工作任务繁重，包括补充完成当日手术的术前准备、集体交班后床边查房、开医嘱、办出入院、换药、会诊、新收急诊患者等等，导致医生迟迟不能离开病房；当台的麻醉医生临时需要去协助其他手术间，人力不够；手术医生、手术护士、麻醉医生三方在手术间会合时间晚，手术患者躺在手术床上等待时间长（图 8-48）。

（三）为什么完成麻醉时间长呢？

手术医生夜间才递交择期手术通知单，麻醉医生没能及时完成术前评估和麻醉同意书的签署；没有麻醉访视的预约制度，麻醉医生到病区术前访视但患者因为去做检查或其他原因不在床边；与无家属患者沟通不畅，不能达成麻醉同意书的签署等，导致晨间手术麻醉医生的工作量大，没时间提前准备麻醉所需用物及麻醉设备的性能检测，加之部分麻醉操作难度大，麻醉占用的时间长，手术医生、手术护士等待的时间长（图8-49）。

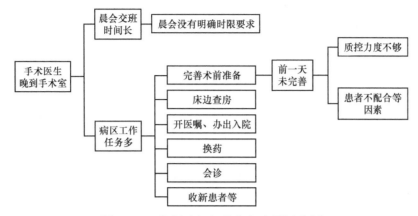

图 8-48 手术医生入手术室晚原因分析

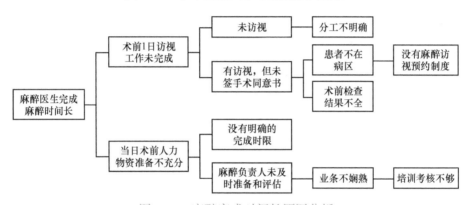

图 8-49 麻醉完成时间长原因分析

四、改善行动

找到了影响手术准点开台的根本原因，小组参照手术准点开台前的理想工作流程，对症下药。

小组成员共在四大关键环节拟出18项改善方案，同时明确责任人和完成时限，循序渐进，逐步落实改善行动，改善方案汇总如表8-7所示。

运用多学科协作管理模式，将手术相关科室组织在一起，运用行政能力，制定管理制度，明确各科室负责人的工作职责，量化管理目标，制定科学、合理的改进措施，优化工作流程，加强各科室间的良性沟通，达成共识，跟踪落实，不断反馈，树立标杆，逐步改进，形成外科全员参与的改善文化。

1. 制定管理制度 医务科、质控科、护理部持续跟进项目进展，医务科制定《加强首台手术准点开台和手术安全核查的管理制度》，准时开台率纳入科主任、护士长及手术当台人员的目标考核中，每位医生每月首台手术累计迟开台达到3例，就取消首台资格。质控科专人负责，多次现场跟进此项目的落实情况，每月将汇总数据在院务会上反馈（图8-50）。

表 8-7 首台手术准点开台改善行动

存在问题	影响因素	措施拟定	完成时间	地点	负责人
术前准备不足	心电图检查报告送单不及时	"患者自行带回交给医生"，夜班护士准备手术病历时再次检查资料是否齐全	2020.7.31 开始	各手术科室	许艳
	手术知情同意书未签署	术前访视发现，立即反馈至病区医生；统计数据上报医务科，纳入奖罚机制	2020.7.19 开始	各手术科室	唐丽、余承皓
	未按要求禁食禁饮	落实术前访视，加强病区患者管理	2020.8.20	各手术科室	唐丽、许艳
	更衣备皮不及时	规定 8:00 前完成，做数据统计和反馈至护理部	2020.7.15 开始	手术室	王雪芹
	手术标识未画	规定 8:00 前完成，做数据统计和反馈至医务科	2020.7.15 开始	各手术科室	王雪芹
	器械、设备准备不及时、不齐全	夜间值班护士提前准备好仪器设备、器械	2020.7.15 开始	手术室	唐丽、罗红
	转运患者工具不够	申购 2 张轮椅	2020.7.20	手术室	唐丽
转运交接不畅	手术室自行找患者病历、携带药物等	病区护士提前准备在护士站指定位置	2020.8.20	各手术科室	许艳
	交接时需要四处找病区护士	规定专门的班次在特定的时间段进行交接班工作			
	术前交接记录不及时完善	提前填写术前内容，交接现场 PDA 扫码确认			
三方会合晚	手术室晨交班时间长	晨交班 8:10 前完成，设置闹钟；有特殊事宜提前 10 分钟交班	2020.7.15	手术室	唐丽
	护士接患者前还有其他工作	重新分配工作职责和流程，合理管理晨交班完成后立即准备手术工作	2020.7.20	手术室	唐丽、罗红
	手术前医生工作安排多，查房，开医嘱，换药，办理出院，出门诊等	强调"首台优先"意识，合理管理时间和安排人力：要达标的各关键时间节点，手术室温馨提示	2020.7.13-8.15	手术室	唐丽、外科主任
	麻醉医生未及时到手术间	麻醉医生 8:20 前准备好用物在手术间等候患者的到来	2020.7.20	手术室	郑必松

续表

存在问题	影响因素	措施拟定	完成时间	地点	负责人
麻醉完成时间长	术前 1 日未完成访视工作	麻醉术前访视责任到人、分工明确	2020.7.15 开始	手术麻醉科	郑必松
	有术前访视但未签署麻醉知情同意书	进行麻醉访视的预约管理.如术前 1 日未签署成功,术日晨间交班前及时补充完成	2020.8.15	手术麻醉科	
	麻醉前操作准备不充分	副麻医生准备、主麻医生进行现场检查指导	2020.7.15	手术麻醉科	
	麻醉操作时间长	充分做好术前评估、合理安排人力,高年资麻醉医生安排到位,确保能立即进行协助	2020.7.15	手术麻醉科	

中山市广济医院
ZHONGSHAN GUANGJI HOSPITAL

加强首台手术准时开台和手术安全核查的管理制度

根据我院手术管理制度的要求，为进一步加强手术安全核查的管理，规范手术秩序，提升手术台次使用效率，在我院精益项目广泛调研的基础上，经研究，对全院的首台手术准时开台及手术安全核查制度落实做出如下规定：

一、首台手术准时开台的时间要求

首台手术准时开台，指手术间每日上午第一台手术 9 点开台（刀碰皮），首台手术9点准时开台率作为本年度质量管理的核心指标，争取通过一段时间的建设准时开台率能够达到 90%以上。

二、首台手术准时开台标准工作流程和责任人

1、患者于上午 8:20 前手术室巡回护士去到病区接患者，8：30之前接患者到手术间。

2、麻醉医生和器械护士8：20前到手术间准备；巡回护士在；8：35有一名有资质的医生到手术间参与三方核查，主刀8：40到手术间；按照手术安全核查的要求与麻醉医师、手术护士共同完成三方麻醉前手术安全核查，未经三方核查的麻醉医师不准实施麻醉。

3、麻醉前手术安全核查结束后，即刻开始麻醉。

4、麻醉、消毒铺单完成，进行手术前三方安全核查，执行"time　out"，开始"刀碰皮"，时间不超过 9：00。不执行手术前三方核查的，手术护士不准向手术医师提供手术器械。

5、其他连台手术、急诊手术等参照上述手术安全核查制度规定严格执行。

三、首台手术准时开台的奖惩

1、按照手术团队进行绩效奖惩，即手术医师、麻醉医师、手术护士。

2、奖励和处罚的标准：

（1）每位手术医生每月首台手术累计迟开台达3例，取消次月首台手术资格，对于一月内准时开台的医生给予下月手术优先安排的奖励。

（2）患者入手术室半小时手术医生未到者，一次扣除奖金500元。

（3）手术护士未准时接患者、麻醉医生未准时准备麻醉者，每次扣当事人50元，科主任/护士长100元，情节严重者加倍。

四、其他要求

1、请相关职能部门和各临床科室务必将此项制度通知到相关人员和各主诊医师组，并安排好相关工作，确保首台手术的准时开台。

2、医院将组织对手术安全核查和首次开台时间进行进一步检查，并按月公示不执行手术安全核查制度的责任人和 9 点后开台的主刀医生名单，相关人员需按照要求准确记录好麻醉开始时间、手术开台时间等关键时间点，如有弄虚作假不如实记录的发现一次扣罚款300元。

3、如果认为确实存在客观理由致使开台手术晚于 9：00 时，可以在手术完成后一周内以书面形式向医务科提出申诉，经讨论后确定意见。

中山市广济医院
医务科
2020年 8 月 10 日

图 8-50　加强首台手术准时开台和手术安全核查的管理制度

2. 优化手术护士接患者前的工作流程　①手术室必须在 8:08 分之前完成晨交班，我们专门放置了闹钟，到点提醒，晨会内容多时，提前一日通知科室人员次日提前 10～15 分钟开始交班。②对手术护理准备工作进行调整。将之前要求的当日晨会交班后洗手巡回护士准备用物的时间提前。术前一日收到手术通知单，下午 2～6 班核对准备特殊器械，仪器处于备用状态，负责第二日手术器械的统筹安排，如有需求，及时与消毒供应室沟通，避免因手术器械供应不及时导致首台手术延时开台。2～6 班与夜班人员交班时现场再次确认第二日首台择期手术用物处于备用状态。手术当日 8 点前，夜班护士负责将无菌物品准备在器械车上，放置在无菌间，仪器设备推至手术间。晨交班后，巡回护士直接到病区接患者；洗手护士核对无菌物品、仪器设备准备情况。通过上述优化措施，使人力安排更合理，提高工作满意度。

3. 缩短麻醉术前准备及麻醉操作时间　①缩短交班时间，业务学习提前到 7:30，时间控制在半小时内；②增加一个兼职的麻醉护士岗位，负责麻醉药品的管理，减少麻醉医生的事务工作，争取多一些麻醉术前准备时间；③术前 1 日及时访视签署麻醉同意书，未签署者在手术日晨间 8 点前补充完成；④术前做好评估，对于穿刺困难患者，安排行政班资深麻醉师进行辅助穿刺，同时运用超声引导辅助穿刺，提高穿刺成功率，缩短穿刺时间。

4. 确定各时间节点　在项目组成员开碰头会时，讨论定下相关的时间节点和要求，通过培训和会议与整个外科团队达成共识；医务科下发相关的制度，要求手术室巡回护士 8:20 前必须到达病区进行交接，8:30 患者入手术间，8:35 手术医生入手术室进行三方核查，8:45 主刀医生要到，9:00 准点开台。

5. 完善所有的术前准备　护理部召集各外科护士长对术前准备工作进行细化；优化病区护理工作流程；各手术科室护士长负责调整夜班护士的工作流程，病房夜班护士在手术日 7:30 前完成术前准备相关工作；护理部将未按时完成的病区护理计入三级护理质控缺陷，并在护士长例会及院周会上公开批评通报。

医务科牵头，优化术前心电图报告的拿取流程。改善前，心电图报告经常因上级医生不能及时完成审核而延误发放。改善后，病房护士可在心电图检查单上标注"需要手术，报告患者自行带回交给手术医生"，管床上级医生会认真阅读，心电图室再多打印一份报告交上级医生审核，次日下发这份诊断报告，替换病历中的临时报告。

6. **术前加强沟通，干预措施前置**　每天下午手术室护士通过内线电话再次提醒病区护士第二天有一台手术安排在首台，7:30之前需要做好相关的术前准备。手术室护士会把沟通的内容及接听电话的人员进行相关的登记。还有个别医生来的比较晚的，手术室护士也会再次进行电话提醒，以提醒病区更充分地完善术前准备，养成这种首台开台的意识。手术室护士长每天用微信跟手术主刀医生、一助进行一对一的提醒（图8-51、图8-52）。

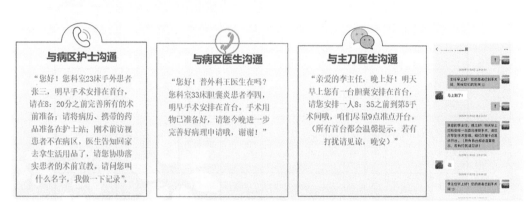

图 8-51　术前一日手术室与手术科室医护沟通

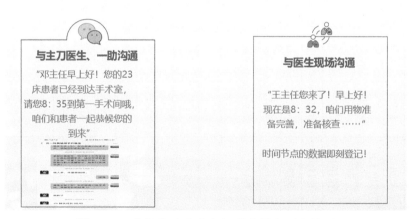

图 8-52　手术当日手术室与手术科室医生沟通

7. **汇总、通报，不断提升**　术前有了明确的时间节点要求，术后就需要不断总结提升，以及详细的追踪反馈。小组制定了详细的各环节关键时间节点的统计表（表8-8），全程无缝隙收集汇总数据。比如每位护士去接患者的时候，要在手术通知单反面打印好的表格上登记一下离开手术室的时间及到病区的时间，以及交接时间是多久，以发现没有达标的时间节点都浪费在哪里，现场做好反馈，定期汇总分析（表8-9）。

表 8-8 择期首台手术各时间节点数据收集表

目标时间节点				8:20	8:20	8:20	8:30	8:35	8:45	9:00		
手术日期	患者科别	住院号	是否准点开台	巡回护士出手术室接患者时间	器械护士入室	麻醉医生入室	患者入室	手术一助入室	手术主刀入室	手术开台	延迟时间	主要现状备注
12.1	普外	99799	否	8:11	8:20	8:15	8:25	8:55	9:05	9:08	8分钟	手术医生入手术室晚
12.1	骨科	117552	是	8:15	/	/	8:25	8:27	8:35	8:52		
12.2	产科	116178	是	8:12	8:15	8:25	8:25	8:28	8:28	9:00		
12.2	普外	54092	是	8:17	8:13	8:20	8:35	8:57	8:35	8:50		到病区接患者时术前备皮未完成、患者未更衣；助手迟到；3名医生同时入手术室
12.2	手外	117604	否	8:11	/	8:15	8:25	8:47	8:37	9:10	10分钟	麻醉困难，完成麻醉8:53；又导尿上止血仪
12.2	泌尿	117614	是	8:13	/	8:20	8:25	8:35	8:40	8:55		
12.2	五官	117615	是	8:17	/	8:20	8:25	8:35	8:35	9:00		
12.3	普外	117654	是	8:12	/	8:15	8:25	8:50	8:55	8:58		
12.3	泌尿	117638	否	8:13	8:15	8:13	8:28	8:29	8:40	8:55		
12.3	产科	117653	是	8:15	8:16	8:15	8:20	8:32	8:42	8:53		
12.4	骨科	117639	否	8:13	8:20	8:18	8:28	8:30	8:45	9:05	5分钟	8:45完成麻醉，8:51完成导尿，8:53上完止血仪，8:59消毒完毕，9:03铺完单，9:05切皮

表 8-9 择期首台手术实名制统计表

手术日期	患者科别	住院号	是否准点开台	巡回护士出手术室接患者时间 8:20	器械护士入室 8:20	麻醉医生入室 8:20	患者入室 8:30	手术一助入室 8:35	手术主刀入室 8:45	手术开台 9:00	延迟时间	主要原因备注
12.1	普外	99799	否	唐丽	杨春梅	赵思宁	8:25	邓栩颖	李永浩	9:08	8分钟	手术医生入手术室晚
12.1	骨科	117552	是	马富森	杨春梅	/	8:25	冯睿	邓丰承	8:52		
12.2	产科	116178	是	吴欣仪		郑必松	8:25	李妮妮	王成清	9:00		
12.2	普外	54092	是	唐丽	郑鑫茹	邝志聪	8:35	董伟杰	李永浩	8:50		到病区接患者时术前备皮未完成，患者未更衣；助手迟到；3名医生同时入手术室
12.2	手外	117604	否	马富森	/	方苑未	8:25	马熠培	黄福周	9:10	10分钟	麻醉困难，完成麻醉8:53；又导尿上止血仪
12.2	泌尿	117614	是	张舒婷	/	赵思宁	8:25	何钊胜	罗嘉卓	8:55		
12.2	五官	117615	是	邵秋好	/	刘德爱	8:25	/	杨明	9:00		

对于各时间节点的数据，每日反馈，每周总结（图 8-53），每月汇总、排名，并进行逐月趋势对比。当台手术巡回护士登记数据表，数据员每日汇总，用颜色管理来区分多方的达标情况，并进行反馈。在进入手术间必经的缓冲走廊上设置看板（图 8-54），准点的贴个点赞标志，不准点的贴个哭脸标志，促进医护三方更积极地改进。

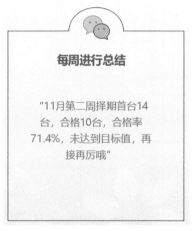

图 8-53　每周总结

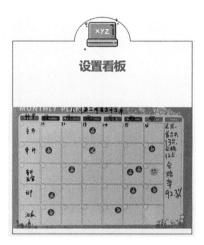

图 8-54　看板

每月进行个人准点率实名汇总，按科室排名；生成报表，在外科微信群中公示，并反馈至质控科。质控科将未按时开台科室上报至院领导，在院周会上进行全院通报批评，个人排后三名者发红牌。至 2020 年 11 月份还未达标的科室，院长约谈科主任。每月项目组组织开一次碰头会，邀请涉及的所有科室负责人及骨干参加，汇报项目进展，树立标杆，优秀的科室分享其好的改进方法，相互借鉴（图 8-55）。

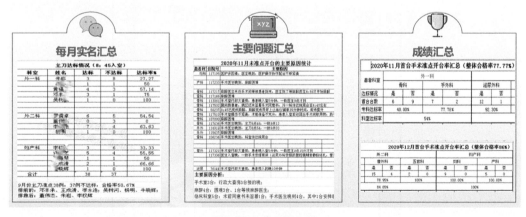

图 8-55　每月汇总

五、结果与持续改进

自项目组成立至 2020 年 12 月份，6 个月时间内首台手术准点开台率从 11.1% 上升至 86%，目标达成（图 8-56、图 8-57）。8：30 手术患者入手术间的达标率从 10.6% 上升至 97%，平均缩短术前交接时间 4.1 分钟。手术医生 8:35 入手术间的达标率从 8.3% 上升至 81.2%，三方会合时间平均缩短 5.3 分钟（图 8-58）。未准点开台手术的延迟时间逐渐缩短，从 34.4 分钟降至 12.5 分钟（图 8-59）。首台手术的准时开台使接台手术顺利进行，降低了手术室工作人员的加班频率，手术室人员的离职率明显降低。同时通过项目活动，各手术相关科室紧密联系，沟通渠道更通畅，工作中遇到的问题能更快得到圆满的解决，提升了医疗服务品质、护理质量和工作满意度。

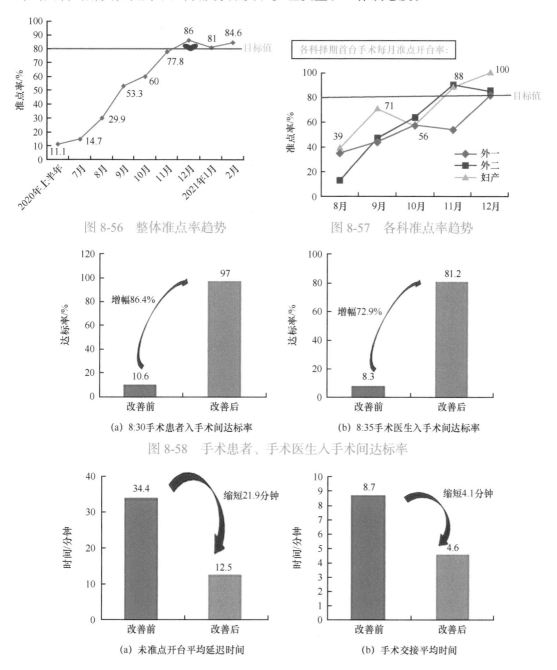

图 8-56　整体准点率趋势　　　　图 8-57　各科准点率趋势

图 8-58　手术患者、手术医生入手术间达标率

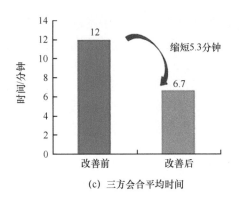

(c) 三方会合平均时间

图 8-59 平均延迟时间、手术交接平均时间、三方会合平均时间

2021年1月至2022年9月，唯有2021年9月低于目标值，维持效果良好（图8-60）。首台手术准点开台涉及的影响因素很多，日后更需要利用信息化手段来优化数据的收集、分析、反馈过程。从现阶段统计的数据来看，影响首台手术开台率最主要的因素还是手术医生不能准点到手术室，手术科室也在努力改进，不断优化工作流程。

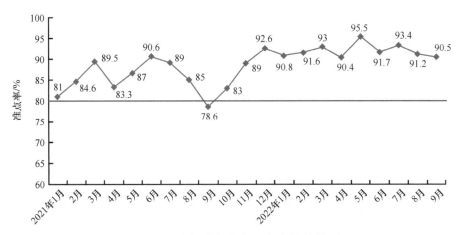

图 8-60 首台手术准点开台率维持情况

在本次改善项目中发现，手术时间的管理，除了首台手术准点开台外，接台时间、手术标准时间都很重要，可以列入下期精益改善活动计划，以进一步消除手术流程中的浪费，提升手术工作的效率和质量。

最后总结几点这次精益项目的心得：①问题无处不在，同一件事反复去研究总有改善空间。②如何解决跨科室的难题？如何解决不同部门间的协同合作问题？如何解决我们遇到的沟通不畅问题？学会用精益的思想作指导，走现场，找到最根本的原因，对症下药，消除流程中的浪费，少管多理，让流程流动起来。③加强沟通，团队内部对流程达成共识很重要，齐心协作。④精益改善要经得起数据的改善，真实的数据统计很重要，所有的精打细算都是为长远打算！

（中山市广济医院　唐　丽）

【点评】

　　手术室是医院的核心平台科室，手术室的安全质量与效率对于医院更好地为患者提供医疗服务以及自身的高质量发展至关重要。在不牺牲安全质量的前提下，如何提高效率？从精益医疗的角度来看，手术时间对于患者是增值的，但是首台手术开台前的等待时间与接台时间是非增值的，包含部分必要非增值和部分浪费。

　　首台手术准点开台受到诸多因素的影响，要解决这一问题的关键是多方达成共识。然而，实际情况是临床科室与手术室在多年的磨合中，已经形成了一套自己的规则来完成每日手术，即使首台手术准点开台率较低，但也已经形成习惯，大多数人都不愿意改变，当该问题被提出讨论时，各科室站在自己的角度非常容易产生争执。为了解决这一问题，项目组就需要用数据和事实说话。项目团队由跨科室的人员组成，通过现场观察，绘制价值流程图，寻找其中的浪费，然后用"五个为什么"方法分析根本原因，再有针对性地予以改善，成效显著，首台手术准点开台率从 11.1% 提升至 86%，并经过持续观察稳定在 80% 以上。

　　该项目很好地应用精益管理工具，实践了"全员参与"的原则，达成共识，从而群策群力去解决问题。

——罗伟，《精益医疗》作者，精益企业中国（LEC）执行董事

案例七　库存精益管理，降本增效

一、项目背景

　　中共中央办公厅、国务院办公厅批转的《国务院深化医药卫生体制改革领导小组关于进一步推广深化医药卫生体制改革经验的若干意见》的第十四条强调指出，在深化医改过程中，要加强公立医院精细化管理。在卫生体制不断改革的大背景下，医院物资精细化管理是医院高质量发展的基础保障。

　　暨南大学附属顺德医院自搬迁至新院区后，医院的规模增大，床位数、患者数增多，业务量骤增，医院的运营成本增加。自新冠疫情后，医院业务量下降，但用于疫情防护的成本增大，医院发展进入瓶颈阶段。2020 年医院仓库共有物资编码 21 215 个，库存品种 2245 个，库存金额约 259 万元，库存周转率仅 177%。中心库物资占用空间大，积压物资占用医院大量资金，而且临床科室耗材供货不及时，二级库管理费时费力，临床科室每月需花费约 54 小时进行二级库的管理。仓库每季度盘点需 4 人，共用 96 小时完成。

　　因此，医院迫切需要通过精细化管理对仓库进行全流程管理，从而达到降本增效的战略目的。

二、现状与目标

　　医院仓库物资主要包括医用耗材和后勤物资两大类。医用耗材分为高值耗材、低

值耗材和检验试剂；后勤物资则包括易耗品、被服类、办公用品、印刷品、五金类、宣传材料及其他材料等（图 8-61）。

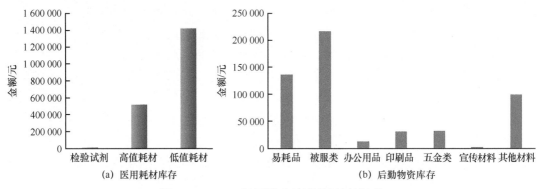

(a) 医用耗材库存　　　　　　　　　(b) 后勤物资库存

图 8-61　2020 年医院仓库物资库存组成

　　仓库物资种类繁多，品种复杂，管理难度高。一直以来，积压物品较多，实际库存与账目不相符。2020 年医院仓库平均库存金额约 259 万元/月，库存周转率为 177%。由于缺乏效期管理，大量库存物品过期，截至 2020 年年底医院共报废物资种类 261种，金额 161 099.80 元。

　　仓库管理模式半自动化，需要人工制订计划、整理货物、汇总录入申领单，管理占用大量人力，每季度盘点需要花费约 96 个小时，而且人工管理容易出错。临床科室申领、运送、管理物资也占用了大量医务人员的时间，因此临床科室对仓库管理服务满意度低。

　　鉴于以上情况，为了降低仓库库存及医院资金压力，达到降本增效的目的，由医院后勤办牵头，在财务科、信息科、临床科室的配合下，成立精益管理小组，对医院仓库库存进行精益管理，并设定了目标，即在 2021 年 12 月底之前将仓库库存金额下降 15%，库存周转率从 177% 提升到 300%（图 8-62）。

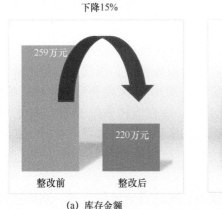

(a) 库存金额　　　　　　　　　(b) 库存周转率

图 8-62　现状-目标图

三、原 因 分 析

　　小组成员运用"五个为什么"法分析仓库库存金额大、周转率低的原因（图 8-63、

图 8-64）。

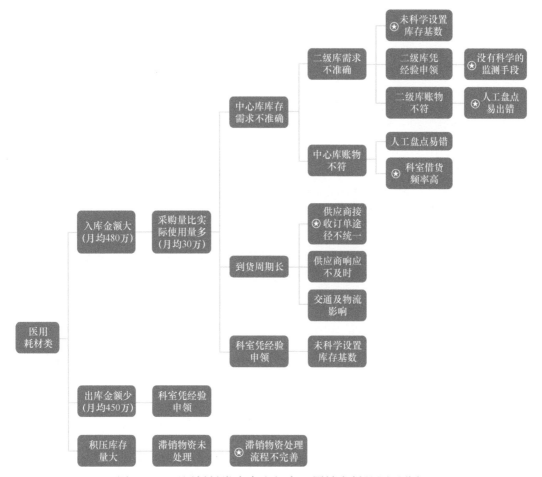

图 8-63 医用耗材类库存金额高、周转率低的原因分析

小组成员最终归纳出六个根本原因。

1. 根本原因一 未科学设置库存基数，导致二级库需求不明确。
2. 根本原因二 没有科学的监测手段，导致二级库凭经验申领。
3. 根本原因三 人工盘点易出错，导致中心库账物不符。
4. 根本原因四 科室借货频率高，导致中心库账物不符。
5. 根本原因五 供应商接收订单途径不统一，导致物资到货周期长。
6. 根本原因六 滞销物资处理流程不完善，导致积压库存量大。

四、改善行动

根据找到的问题原因，小组成员通过对原因的客观分析，制定出针对六大原因本质的 9 项改善行动，同时明确责任人和计划完成时间，全面推进，相互配合，确保改善方案稳步落实（表 8-10）。

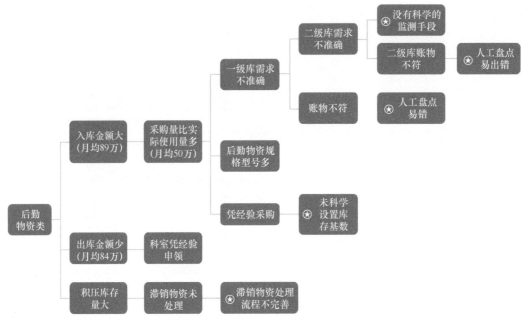

图 8-64 后勤物资类库存金额高、周转率低的原因分析

表 8-10 医院库存管理改善行动表

序号	原因	措施	负责人	计划完成时间
1	未科学设置库存基数	1. ABC 分类法进行品种区分； 2. 设置库存基数； 3. 用科学的库存基数计算方式设置库存基数	陈立均	2021 年 1 月
2	没有科学的监测手段	4. 进行二级库统一管理及消耗管理	蔡文晖、科室护士长、胡杨	2021 年 8 月
3	人工盘点易出错	5. 对库存进行货位管理 6. 引入智能柜管理高值耗材	陈立均	2022 年 5 月
4	科室借货频率高	7. 制定合理的领用出库流程与制度	卢健勋	2021 年 1 月
5	供应商接收订单途径不统一	8. 采购订单分阶段管理及统一采购订单平台	吴王坤	2021 年 1 月
6	滞销物资处理流程不完善	9. 设立滞销品种区及对滞销品种进行院内统一管理	吴秀卿	2021 年 6 月

1. 改善行动一：通过 ABC 分类法进行品种区分（表 8-11）

（1）A 类（重点品种，消耗金额高的品种）：按照 7 天的消耗量进行备货，供应商约 1 周配送一次，降低中心库备库量。

（2）B 类（一般品种，消耗金额较高的品种）：根据出库频次进行不同管理，出库频次大于 1 个月 1 次的品种，不备货；出库频次小于 1 个月 1 次的品种，按照 15 天的消耗量进行备货，供应商约 2 周配送一次。

（3）C 类（低成本品种，消耗金额低的品种）：原则上不备货，由科室主动发起采购申请进行采购。

表 8-11　医院库存品种 ABC 分类表

分类	消耗金额/元	消耗金额占消耗总金额比例/%	品种数/个	品种数占总品种数比例/%
A	25 100 931.82	70.10	135	9.41
B	7 102 783.06	19.84	212	14.77
C	3 601 850.91	10.06	1088	75.82
合计	35 805 565.79	100	1435	100

2. 改善行动二：设置库存基数

（1）根据医院历史使用量及供应商的送货周期设置库存上限和安全库存，当数量到达安全库存时，会触发预警，提醒仓库管理人员做采购计划；

（2）根据库存上限及库存量计算采购数量，保证临床科室足够维持运作的同时减少中心库的备货量。

3. 改善行动三：用科学的库存基数计算方式设置库存基数

（1）安全库存计算公式：安全库存=日平均消耗量×（到货周期+3 天缓冲期）。

（2）库存上限计算公式：库存上限=安全库存+日平均消耗量×备货周期。

（3）根据不同品种的使用情况，采取不同的补货流程，例如，常用品种采取双仓法，分为一使用仓和一备用仓，及时更换，进行可视化管理，取用和补货一目了然，缺货前可及时发现，降低缺货概率。非常用品种采取物理补货线，当库存消耗到达补货线时，对仓库管理员进行强提醒，进行可视化管理，对库存进行物理预警，避免单纯依靠系统导致补货不及时。

4. 改善行动四：进行二级库统一管理及消耗管理

（1）对临床科室的医用耗材进行统一管理，在所有临床科室中统一选取指定空间建立耗材二级库。

（2）对二级库进行符合耗材管理要求的改造，以符合医用耗材的存放要求。

（3）对临床科室人员进行二级库培训，内容主要是二级库管理的理念、思维及流程。

（4）配置相应的扫码消耗硬件设备，做好耗材消耗的实时记录和监管，及时补货，减少备货。

（5）二级库实施扫码消耗后才计入科室成本。

（6）定期召开沟通会，讨论改善仓库运行情况。

（7）为了加强医院仓库的管理，医院成立医用耗材管理小组，印发医用耗材、试剂二级库管理制度。

5. 改善行动五：对库存进行货位管理

（1）按照仓库不同的功能，合理规划功能区：合格区、验收区、不合格区、退货区、待验区。

（2）验收合格的耗材全部存放在合格区内，并按照耗材的功能分类，划分成不同的货位区。

（3）根据合格区内货架和地垫的实际摆放位置，设置不同的货位，实现系统货位与实物货位的一致性。

6. 改善行动六：引入智能柜管理高值耗材

（1）针对手术室及介入室使用的手术高值耗材，进行集中管理，由手术室及介入室负责管理所有的手术高值耗材的申领、保管、收费等工作。

（2）为手术室及介入室引入耗材智能柜，为手术室及介入室的耗材管理人员提供辅助管理。

（3）耗材智能柜可以实现自动盘点、效期管理、绑定患者、自动收费等，可实现高值耗材全流程追踪管理。

7. 改善行动七：制定合理的领用出库流程与制度

（1）明确耗材出库流程，并严格要求所有科室按照出库流程进行耗材出库。耗材出库流程如下：科室申领—科室审批—仓库出库—仓库下送。

（2）合理制订耗材出库计划：根据科室消耗量的不同，安排不同的出库下送频次，消耗量特别大的科室一周出库 2～3 次，消耗量普通的科室一周出库 1～2 次，消耗量特别少的科室不安排固定的出库日期。

8. 改善行动八：采购订单分阶段管理及统一采购订单平台

（1）统一采购平台：改变原本复杂的采购订单发送渠道，如微信、QQ、短信、电话等，通过统一的供应商 B2B 平台发送采购订单，确保供应商在第一时间接收到仓库的采购订单，提高供应商的订单接收准确率及响应效率。

（2）采购订单分阶段管理：根据采购订单发出的时间长短，进行针对性的管理，实现对采购订单的全面掌握和及时反馈，特别是对异常状态的采购订单可以实时掌握情况，及时跟踪，重点处理解决（表 8-12）。

表 8-12　采购订单分阶段管理时间表

采购订单发出后时间	采取措施
3 天内	确认供应商是否收到采购订单
3～5 天	与供应商沟通确认送货日期
5～7 天	确定供应商在采购订单发出 7 天内送货
7 天以上	将未到货情况及时向设备科汇报，并协商解决办法

9. 改善行动九：设立滞销品种区及对滞销品种进行院内统一管理

（1）对仓库的库存耗材进行库龄管理，针对库龄大于 6 个月的库存进行使用情况分析，并对相关的科室进行现场走访等，对临床消耗情况进行跟踪了解。对科室已不适用的品种进行及时退货处理；对科室阶段性消耗量不稳定的情况继续进行观察和掌握；对科室仍然适用但消耗量已大幅度下降的品种进行部分退库处理，并修改库存设置。

（2）设立滞销品种区，将仓库内所有的滞销品种进行集中管理，定期跟进滞销耗材的处理进度，避免出现因产品滞销而产生的过期行为。

五、结果与持续改进

经过以上改善行动，在 2021 年医院医疗收入较 2020 年上升的情况下，医院仓库平均库存金额从 259 万元下降到 216 万元，降低 17%。库存周转率从 177% 上升至 317%，均达到改善前设定的目标线（图 8-65、图 8-66）。

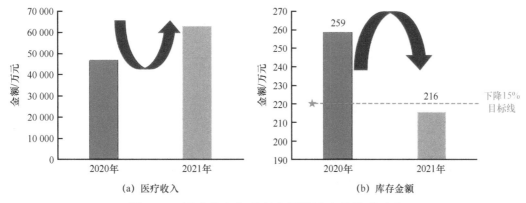

(a) 医疗收入　　　　　　　　　　　(b) 库存金额

图 8-65　医疗收入与库存金额指标改善前后对比

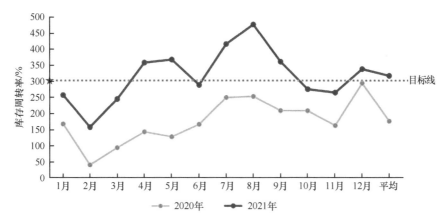

图 8-66　中心库库存周转率指标改善前后对比

本次改善行动后，临床各科室物资领用金额相对稳定，在科室医疗收入增加的情况下，物资领用金额呈下降或略增趋势。例如，产科 2021 年医疗收入增加 67 万元，物资领用金额减少 15 万元；儿科 2021 年医疗收入增加 235 万元，物资领用金额仅增加 0.1 万元（图 8-67、图 8-68）。此外以上改善措施还降低了断货的发生率，从改善前平均每月断货 3 次降低到 1 次，保障了临床科室物资供应的及时性，而且节省了人力成本，改善前临床科室每月需要 1～2 名人员共花费 54 小时管理物资，改善后每月只需 1 名人员花 8 小时进行管理，让医务人员回归临床工作，提高了医疗服务效率和质量。仓库管理人员也从入库、盘点、物流等环节中解放出来。

此项精益管理显著降低了医院管理成本，提升了医院整体运营效率。解放医护人员，让其回归一线本职工作，更好地满足了科室对物资种类与数量的需求，减少断货情况，实现了对医疗成本的有效控制。

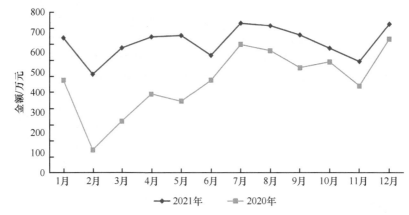

图 8-67　临床科室物资领用金额指标改善前后对比

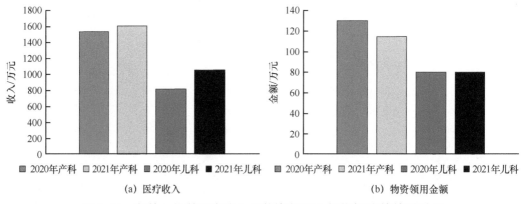

(a) 医疗收入

(b) 物资领用金额

图 8-68　产科、儿科医疗收入及物资领用金额指标改善前后对比

　　精益项目的管理是一个持续的过程,需要不断优化流程,加强与临床科室的沟通,以满足临床需求为宗旨,最终达到降本增效的目的。

(暨南大学附属顺德医院　蔡文晖)

【点评】

　　仓库管理的首要目标是保障临床使用,不影响患者就医。然而医院仓库物资繁多,如果不进行精细化管理,一方面会导致物资占用大量仓库空间,另一方面仓库管理人员需耗费大量精力,更严重的是由于管理不到位,可能造成物资超过有效期、短缺等现象,从而影响患者的救治。

　　对于中心库(医院一级仓库)的管理可以从中心参控股和上下游两个方面进行。中心库本身的管理可以分为三个要素:仓库、物资,以及物资与仓库的相互作用(入库、出库)。中心库上下游的管理也是不容忽视的,如果将仓库比作水库,则其上游供应厂商如同进水通道,而下游二级仓库如同出水通道,只有二者同样得到有效管理,中心库的管理才是完整的。

　　项目团队首先将中心库中的物资分为医用耗材与后勤物资,根据其使用逻辑的不同,分别进行根本原因分析,探索库存周转率低的原因,然后针对根本原因进行改善,核心对策是针对中心库的物资使用量根据柏拉图二八原则划分为 A、B、C 类，为不同类别的物资设置不同的最大及最小库存量以及订购周期，对仓库本身则实施库位管理，对上下游也采取了有效的改进对策。经过改善，平均库存金额下降 17%，库存周转率从 177% 提升至 317%，断货发生次数从平均每月 3 次下降至 1 次，临床科室物资管理时间从每月 1～2 人共花费 54 小时降低至 1 人共花费 8 小时，显著提升了工作效率。

——罗伟，《精益医疗》作者，精益企业中国（LEC）执行董事

案例八　降低医院用电能耗

一、项 目 背 景

南方医科大学深圳医院是深圳市医疗卫生"三名工程"（名医、名院、名诊所）的重大项目，是深圳市政府按照三级甲等医院标准投资新建的市属公立医院，按照"管办分离"的模式委托南方医科大学管理，成为大学的第六所直属附属医院。

开业初期，医院的水电气获得全额补助，能耗控制在一开始并未引起大家的重视，采取粗放型发展方式。

为加强公共机构节能管理，规范公共机构能源审计工作，提高公共机构能源利用效率，节约财政支出，国家发展和改革委员会根据《中华人民共和国节约能源法》《党政机关厉行节约反对浪费条例》《公共机构节能条例》等法律法规制定了《公共机构能源审计管理暂行办法》，于 2016 年 3 月 1 日起施行。

2019 年 1 月 30 日，国务院办公厅发布了《关于加强三级公立医院绩效考核工作的意见》，其中"万元收入能耗支出""满意度"等考核结果"作为选拔任用公立医院党组织书记、院长和领导班子成员的重要参考"，同时也纳入了三级甲等医院评审必审条款。

中共中央总书记习近平在 2021 年 3 月 15 日下午主持召开中央财经委员会第九次会议，研究促进平台经济健康发展问题，以及实现碳达峰、碳中和的基本思路和主要举措。

按照近十年的医疗行业发展趋势，节能降耗是首要问题。南方医科大学深圳医院通过能源审计识别高耗能设备和分析主要用能系统现状，并建立精确完整的能源消耗统计分析系统，提高用能效率管理制度，全面推动节能减排、降本减耗工作。

二、现状与目标

（一）近三年能源消耗情况

自医院开业以来，各项业务稳步发展，门急诊量年平均增长 63.99%（图 8-69），出院患者年平均增长 77.13%，在用能人数不断增加的情况下，医院能源消耗也在急剧上升，其中用电平均每年增长 20%，因此，我们计划首先聚焦影响大的电力能源（表 8-13）。

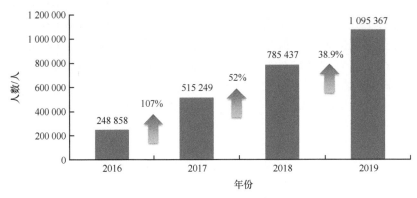

图 8-69　门急诊量增长情况

表 8-13　医院主要能耗金额及占比

种类	2017 年		2018 年			2019 年		
	金额/元	占比/%	金额/元	占比/%	环比/%	金额/元	占比/%	环比/%
电力	11 571 957	81.80	13 960 465	83.43	20.64	19 901 392.27	86.54	42.56
天然气	1 564 519.1	11.06	1 569 014.6	9.38	0.29	1 611 768.1	7.01	2.72
水	1 009 805	7.14	1 203 471	7.19	19.18	1 482 438.93	6.45	23.18

（二）用电区域分布

根据电力能耗的区域分布,可以发现占比较高的是公共区域和医技科室(图 8-70)。在医技科室内,排名前三的科室为手术室、影像中心和 ICU,其中影像中心和 ICU 用电设备多为医疗支持设备,手术室主要用电设备为净化空调等(图 8-71)。在公共区域,电力能耗占比较高是中央空调、电梯、扶梯、公共照明等用电设备。

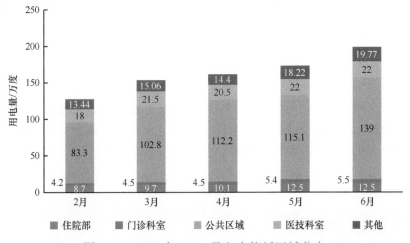

图 8-70　2020 年 2～6 月电力能耗区域分布

根据设备功率和运行时长,项目组聚焦高耗能设备及系统(耗电占比达 86% 以上的用能设备),实施用能降耗举措;现场走访观察,查找用能浪费点,消除浪费,落实

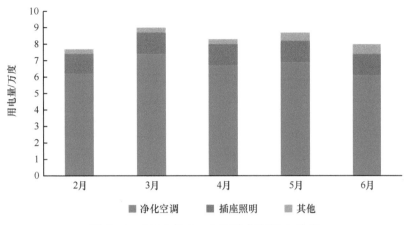

图 8-71 2020 年 2～6 月手术室用电分布

节能管理举措。

根据医院实际管理及用能需求，精益小组将目标设置为：重点用能设备中央空调系统年化节能量约 40 万度电，手术室区域年化节能量约 7 万度电。

三、原 因 分 析

精益小组经过现场观察，并结合设备和管理两个方面，发现如下问题（图 8-72）。

（一）设备问题

1. **变频器** 循环水泵变频器全功率运转，未起到变频节能作用，存在电力浪费。
2. **水泵** 三相异步电机均是三级能效，部分电机未安装变频器，存在电力浪费。
3. **地库照明** 前期设计均为常亮设计，存在电力浪费。

（二）管理问题

1. 人走后办公室灯常亮，空调常开，电脑等电器未关机；公共区域照明、空调未及时关闭，存在电力浪费。
2. 中央空调主机持续运行，出水温度为 7℃，造成主机持续运行；空调机组未根据负载情况改变运行机组；冷却塔冷却效果较差，7 台冷却塔全部开启，存在电力浪费。
3. 办公室空调温度设置过低，空调运行时门窗敞开，存在电力浪费。
4. 户外照明无法根据实际亮度开关，开关时间随意设置，存在电力浪费。

四、改 善 行 动

项目组通过现代精益管理办法，依靠科学完善的计量网络系统，完成了对能源消耗过程的连续和累计数据的统计及分析，针对能源消耗定额的制定和管理，制定了可参考和量化的指标及制度。

为了把能耗管理从粗放型向精细型转变，医院建立并完善了各部门、各科室能耗考核管理体系，实施分级考核，持续探索不同能源使用途径及设备考核定额指标的合

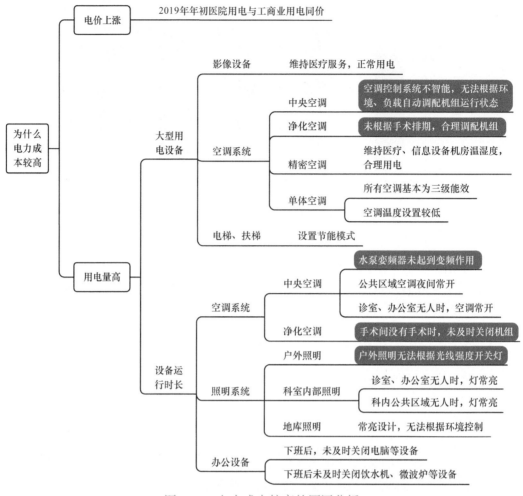

图 8-72 电力成本较高的原因分析

理性，严格"节奖超罚"，长期推动医院在能源管理、消耗途径、设备运行、过程控制等方面的节能潜力，达到节能降耗和降低成本的根本目的。

1. 改善行动一：改进设备

（1）更换中央空调水泵，将三级能耗水泵更换为一级能耗水泵，能效提升功率下降，共更换 13 台中央空调系统水泵，共降低功率 74 千瓦，根据使用量，全年节能 40 余万度电（图 8-73）。

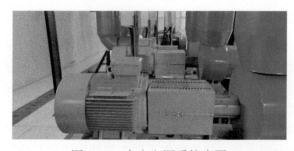

图 8-73 中央空调系统水泵

（2）调节优化水泵变频器，降低功率。

2. 改善行动二：提升管理

（1）落实责任分工，明确能源管理责任分工；形成运转顺畅、执行有力、监管有效的节能减排组织管理体制和工作运行机制，成立专项节能小组，定期能源巡检，跟踪节能效果（图 8-74、图 8-75）。

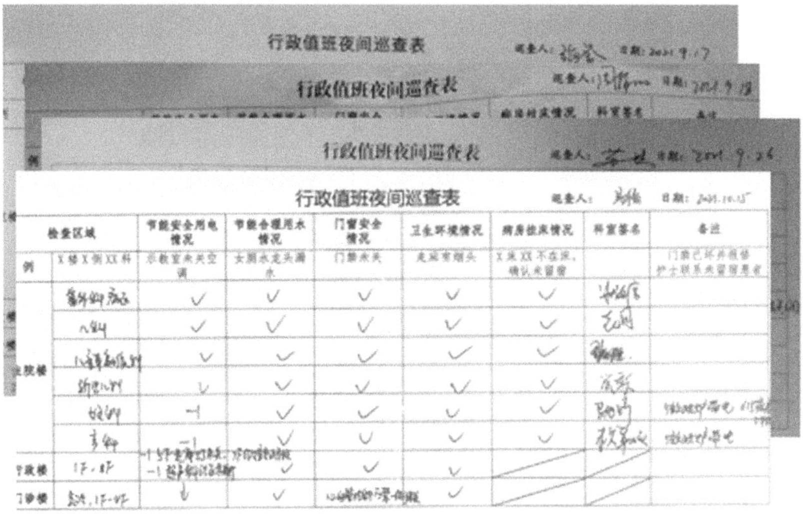

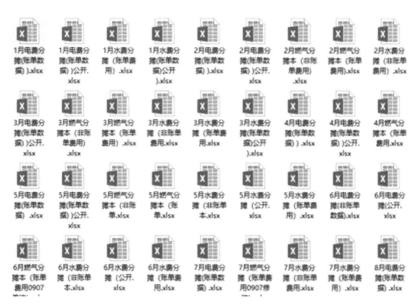

图 8-74　行政值班检查节能情况

图 8-75　提高科室节约意识

（2）落实制度执行，落实节能管理措施、用能系统和设备管理措施，定期开展节能考核、节能汇报工作。

（3）加大节能宣传，积极营造节能减排浓厚氛围，提高全体职工节能减排意识，切实杜绝用能浪费陋习（图 8-76、图 8-77）。

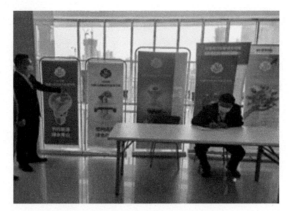

图 8-76　节能宣传周宣传节能相关知识

图 8-77　每年下发节能减排倡议书

（4）优化中央空调系统运行，2020 年年中，医院在积极参与防疫的同时，节能从细节出发。受疫情影响，医院的就诊量等指标下降，重点能耗设备的使用非在经济区间，浪费量增多，导致能耗设备整体使用效率降低。为应对因疫情而出现的能源利用的不利状况，医院开展多项举措降低能耗，切实将疫情对能耗的影响降到最低。

精益小组制定了一系列节能措施，如根据医院不同区域及不同时段的用冷情况优化供冷方式，制定"中央空调主机及水泵水塔优化运行方法"，根据不同季节气候温度的差异制定"新风系统优化运行方法"等，并且将措施细化，实施全过程记录，以"中央空调主机及水泵水塔优化运行方法"和"手术室节能管理"为例，具体措施如下。

3. 例一：中央空调主机及水泵水塔优化运行方法

1）冷水机组的开启：白班在 19:00 前后将大机组（如 5#机）转换为小机组（如 3#机），将净化机组（如 2#机）转换为小机组（如 1#机）；晚班在早上 7:00 将小机组（如 3#机）转换为大机组（如 5#机），将净化机组（如 1#机）转换为大机组（如 2#机）。如气候温度低于28℃，则全天开启小机组。

2）二次泵的开启：白班门诊、住院、行政各开一台水泵；晚班门诊、住院各开一台水泵，行政楼在 20:00 关闭水泵，早上 7:00 开启。

3）冷却塔的开启：保持冷却水回水温度在 28℃，视冷却塔出水温度开 1～2 台冷却塔，超过31℃增开冷却塔，冷却塔出水温度低于25℃时，关闭所有冷却塔（图 8-78）。

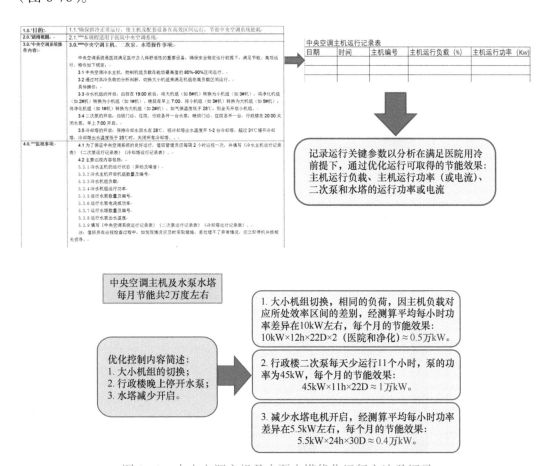

图 8-78　中央空调主机及水泵水塔优化运行方法及记录

4. 例二：手术室节能管理

1）落实节能责任，培训节能知识，定期能源巡检。

2）优化手术室净化空调使用方式，手术室进行手术排期时，对相应的手术室对应上优先使用独立机组手术间，集中安排同一机组下的手术间，术后设置机组待机、关闭照明等。

五、结果与持续改进

通过精益能耗管理节能项目的实施，即使在疫情期间，为降低交叉感染风险，从而使得空调新风系统能耗增大的情况下，医院的人均能耗等指标也实现了环比下降。在 2020 年下半年，精益小组共计节能约 43 万度电，为未来实现碳排放相关目标奠定了坚实的基础。

2016 年的用能人数为 2018 人，2017 年的用能人数为 4147 人，2018 年的用能人数为 4867 人，2019 年的用能人数为 6243 人，在实行能耗精益管理后，即使在疫情阶段，医院都齐力全开对抗疫情，2020 年的用能人数为 6072 人，2021 年的用能人数为 8428 人，也是逐步攀升，在用能人数不断增加的情况下，我们实行的能源精益管理项目持续成果明显，请看 2016～2021 年用能人数与用电量对比情况，人均用电量逐年下降，如图 8-79 和图 8-80 所示。

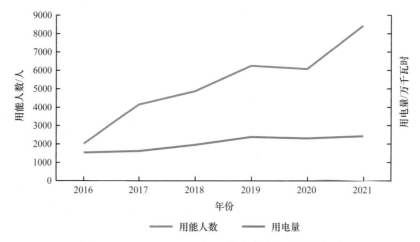

图 8-79　2016～2021 年用能人数与用电量情况

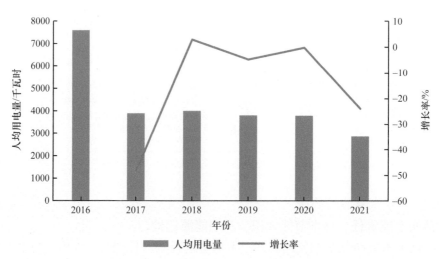

图 8-80　2016～2021 年人均用电量情况

持续改善应永远在路上，通过此次能源精益管理项目，小组全面了解了医院能耗情况，并根据医院实际情况，制定未来的节能改造目标（表8-14），进一步开展能源管理。

表8-14　节能项目改造

项目名称	改造内容	节能量/(tce/a)(当量值)
中央空调智能控制系统优化	在现有的中央空调集控系统基础上，实现系统节能自动化控制	22.9
中央空调在线清洗系统	加装中央空调在线清洗系统	6.9
中央空调末端智能温度控制器	更换目前损坏及控制不灵敏的机械式温控器为智能温控器	13.8
水泵变频控制优化	在现有变频控制基础上优化运行控制	4.2
地下车库照明控制改造	将地下车库照明进行声控或光控改造	19.8
地下车库照明整体改造	更换高效灯具及控制改造	41.6
手术室照明灯具改造	将手术室的照明灯具置换为高效照明灯具	16.2
电梯能量回馈装置	可考虑改造增加电梯能量回馈单元，能够将再生能源回馈到电网中，不需要把这部分能量用能耗单元消耗掉	

随着国内外近几年能源持续紧张，世界范围内对节能减排的重视度持续升级，医院积极筹划能源精益管理和开展节能技术改造，并准备申报"节能型公共机构"和"节水型示范单位"。此外，医院将以全面推进公共机构节能降耗工作，以医院建筑大数据行业管理、民生服务为重点着力打造深圳市"名院"、"碳中和"智慧医院建设示范项目。

通过此次能源精益管理项目，医院积极总结节能管理经验，形成相应的技术文件，目前已收获明显的节能降耗效果，并取得了一定的经济效益和社会效益，为全社会节能减排工作做出示范贡献。

（南方医科大学深圳医院　杨木秀　杨　森）

【点评】

"万元收入能耗支出"是三级公立医院绩效考核指标之一，在高质量发展的背景下，降低能耗、提高效率是重点。能源消耗是为了保障临床使用，所以降低能耗不能简单粗暴地控制能源的使用，而是需要"该用的必须用，不该用的不用"，也就是精益医疗理念中的"消除浪费"。

消除能耗浪费，需要用数据和事实说话。项目团队首先根据数据，找到各个区域、各种设备的用电量，才能有的放矢，否则就是一笔糊涂账。

其次，需要根据柏拉图二八原则，找到能耗"大户"，抓住主要矛盾，有针对性地消除，才能尽最大可能地降低能耗。项目团队据此找到用电主要区域是公共区域和医技科室。公共区域用电占比高的主要是中央空调、电梯、扶梯、公共照明等用电设备；医技科室内耗能排名前三的科室为手术室、影像中心和ICU，其中影像中心和ICU用电设备多为医疗支持设备，手术室用电设备主要为净化空调等。

再次，项目团队应用了"五个为什么"分析法，从设备与管理两方面分别展开，深入分析背后的根本原因。

最后，项目团队根据分析结果，从设备改进与管理改善两方面实施对策，取得了很好的改善效果。

该项目数据翔实、逻辑清晰，具有很好的示范效应，说明精益改善不仅仅可以应用在临床与行政管理流程上，在医院的后勤管理方面也具有良好的效果。如果项目团队能够基于"能耗=功率×时长"的逻辑展开分析，逻辑将更加严谨，成果更加具有可推广性。

——罗伟，《精益医疗》作者，精益企业中国（LEC）执行董事

第九章　患者体验改善

一、项 目 背 景

保护性约束，又称身体约束，是指为控制或制止患者危害行为的发生或升级而实施的一种保护性措施，是精神科常用的一项治疗技术，但因违背精神障碍患者本人意愿，常须强制执行，若使用不当可能对患者及医护人员造成生理和心理的伤害，甚至引发医疗纠纷。因此，新乡医学院第二附属医院主张最低程度和最短时间的约束，避免随意使用或滥用。

国家卫生健康委医院管理研究所发布的《护理敏感质量指标监测基本数据集实施指南（2018版）》及《护理专业医疗质量控制指标（2020年版）》，均将住院患者身体约束率纳入护理质量评价指标中，标准是逐渐降低。新乡医学院第二附属医院从2019年开始对住院患者身体约束使用率进行监测，拟定了院内身体约束率的控制线为不超过3%。通过年度指标统计分析，发现有7个病区身体约束使用率经常超过控制线，临床上也曾出现因身体约束导致的不良事件。因此，项目组将降低住院患者身体约束率作为本次精益管理质量改进的项目。

考虑到项目组对项目管理的能力和经验尚有不足，因此通过对身体约束率高的科室数据进行分析，发现三个男病区（精神十科、精神二科和某科室）在2021年6～10月平均身体约束使用率为4.47%，因此决定把这三个男病区作为重点改善科室，再逐步将成果在全院推广。

二、现状与目标

2021年8月，由新乡医学院第二附属医院护理部牵头，联合医务科、保卫科以及三个试点病区人员组成精益改善项目组。项目组召开会议，对项目内容及实施步骤进行讨论，达成共识，决定从约束前、约束中、约束后三个重要环节进行现状调查，发现问题，明确需要改善的重点。

约束前：梳理患者入院后所经历的治疗护理环节，明确可能导致患者发生攻击行为的失效模式。通过现场走动式观察和访谈医护人员，梳理出患者入科、安全检查、更衣护士评估、治疗/服药、康复活动、探视/打电话、就餐等八个环节，分析每个环节可能引发攻击行为的失效模式，主要有强制入病房、未查出危险物品、强迫患者更衣、治疗/服药不配合、探视/打电话时情绪波动、排队就餐时发生冲突等。

约束中：通过医院监控查看身体约束实施过程的规范性。为了解整个约束过程，项目小组成员二人一组，选择2021年9月13日～30日约束的61例患者为查检对象，制定约束重点环节查检表，从监控中查看每个患者约束的全过程，包括约束指征的掌握、约束前的评估是否属于紧急状态、是否使用缓和激化技术、约束过程的规范性等，对收集的数据资料进行分析，见表9-1。

表 9-1 约束重点环节查检表

关键点	查检点	计数/个	百分比/%
风险评估（是否紧急状态）	否	29	47.54
	是	32	52.46
替代性措施使用	使用	41	67.21
	未使用	20	32.79
约束原因	扰乱医疗秩序	41	67.21
	伤人、毁物	16	26.23
	自杀/自伤	4	6.56
约束指征执行	不符合	5	8.20
	符合	56	91.80
医生评估、开具医嘱	评估	46	75.41
	未评估	15	24.59
实施约束行为	单人执行	3	4.92
	团队协作	58	95.08

通过对身体约束过程的查检发现，非紧急状态下约束多、未使用替代性措施、约束前医师未进行评估为主要问题，作为改善重点，见图9-1。

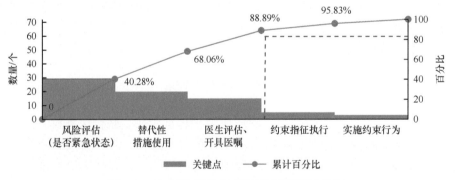

图 9-1 约束重点环节查检存在问题柏拉图

约束后：采用查看监控的方式了解身体约束后各项护理措施的落实情况，发现均存在不同程度的缺陷，如未对患者进行心理疏导、约束后部分护理措施未落实、医师未评估是否持续约束等，见表9-2。

表 9-2 身体约束后各项措施落实情况

项目	精神十科		精神二科		某科室		合计（N=61）		不符合占比
	符合	不符合	符合	不符合	符合	不符合	符合	不符合	
心理疏导	10	11	10	10	20	0	40	21	34%

续表

| 项目 | 精神十科 | | 精神二科 | | 某科室 | | 合计（N=61） | | 不符合占比 |
	符合	不符合	符合	不符合	符合	不符合	符合	不符合	
护理措施落实（全部、部分）	16	5	15	5	7	13	38	23	38%
医师持续约束的评估	3	2	3	1	3	2	9	5	45%

目标设定：根据相关标准、科室能力和目标值差距的大小，设定阶段性改进目标，即到 2022 年 3 月，身体约束使用率较改善前下降 20% 以上，同时各项缺陷数较改善前减少。指标计算公式：身体约束率=某科室身体约束使用的日数/住院患者占床总日数×100%。

三、原 因 分 析

约束前：小组成员针对患者入院后治疗护理环节中易发生的失效模式逐项讨论分析，从严重度（S）、发生率（O）和不易探测度（D）三方面进行评估，计算 RPN 值，选择分数在 125 分以上的 4 个失效模式为改善重点，分别是患者强制进入病房、未评估或评估记录不准确、拒绝护理操作、患者无人监护等，进一步分析导致约束失效的原因，主要与疾病因素的影响、患者依从性差、护士沟通技巧不足、管理方法简单粗暴、防范措施缺乏针对性等有关，见表 9-3。

约束中及约束后：针对约束中和约束后查检的问题点，小组成员运用"五个为什么"法对 6 个改善重点展开原因分析，并通过现场访谈医护人员达成共识，最终找出6 个根本原因，即未及时回应患者的诉求、医护人员共情能力不足、约束评判标准没有细化、未进行专项缓和激化技巧培训、一级岗位人力未弹性调配、质控标准缺乏针对性，见图 9-2、图 9-3。

四、改 善 行 动

小组成员围绕根本原因展开头脑风暴，拟定改善方案，并明确责任人和完成时限，逐步落实改善行动。

1. 改善行动一：加强与约束相关的技能培训

（1）暴力防范技术专项培训：针对医护人员缺乏专项缓和激化技术培训，医院于2021 年 12 月举办了"精神科暴力防范安全管理培训班"，针对患者攻击行为的风险评估、精神运动性激越处置的专家共识、非暴力沟通技巧等进行培训，特别邀请暴力防范培训专家讲授暴力缓和激化技术四步骤的具体运用。

（2）缓和激化技术演练及考核：设置临床患者发生攻击先兆的情景案例，运用标准化患者进行演练，查看护士使用缓和激化技术处理患者激越情绪及攻击行为的能力；对三个试点病区的护士进行了缓和激化技术的演练及考核。

表 9-3 患者入院后治疗护理环节中易导致约束失效的模式分析

主流程	子流程	潜在失效模式	失效后的影响	严重度评分(S)	潜在失效模式原因	发生率评分(O)	不易探测度评分(D)	RPN	改善措施	负责人	完成日期
患者住院护理流程	患者入科	劝导下进入病房	延长进入病房时间	4	1. 患者无自知力,不知晓自己病情;	9	1	36			
		强制进入病房	患者不合作导致患者攻击行为	7	2. 家属哄骗患者来住院; 3. 护士未使用缓和激化技术或者技术欠缺	10	2	140	对护士进行沟通技巧及缓和激化技术培训	李全荣	2021年12月
	安全检查	未检查出危险物品	患者使用危险物品发生攻击或自伤行为	10	护士未进行安全检查或未正确进行安全检查	5	2	100	1. 对护士进行安全检查培训,提高风险意识; 2. 每周督导检查一次	李全会 邱玉华 刘同魏	2021年12月
	患者更衣	患者劝导下更换病号服	延长更衣时间	3	1. 患者对护理人员抵触; 2. 沟通技巧、缓和激化技术使用不到位	9	2	54	对护士进行沟通技巧及缓和激化技术培训	李全荣	2021年12月
		患者不配合换衣服	增加患者冲动的风险	6		9	2	113			
	护士风险评估	未评估或评估记录不准确	攻击风险评估不准确、未列入重点名单、监护不到位发生攻击行为	10	1. 护士收集资料不全面,沟通方式欠缺; 2. 护士长未严格做好把关; 3. 家属不知晓病史或者故意隐瞒病史	4	7	280	1. 对护士进行风险评估培训; 2. 护士长每日对新入院患者评估内容进行督导; 3. 细化改善风险应对措施并培训	李全会 邱玉华 刘同魏	持续进行

续表

主流程	子流程	潜在失效模式	失效后的影响	严重度评分(S)	潜在失效模式原因	发生率评分(O)	不易探测度评分(D)	RPN	改善措施	负责人	完成日期
患者住院护理流程	治疗/服药	拒绝护理操作	患者冲动扰乱医疗秩序	6	1.患者精神症状所致; 2.护士沟通能力及缓和激化技能欠缺	7	5	200	1.加强医护沟通,尽快控制精神症状; 2.对护士进行沟通技巧及缓和激化技术培训; 3.加强患者疾病知识宣教	李全会 邱玉华 刘同魏	2022年1月
		藏药	患者未有效服用药物,影响病情	4	1.护士未严格按照服药流程进行操作; 2.护士经验缺乏,未有效识别	5	6	114			
	康复活动护理	护士离开,患者无人监护	患者间冲突	7	1.活动空间小,患者多,环境拥挤; 2.患者病情波动出现精神症状; 3.护士没有实时对患者做好监管; 4.患者发生争执后护人员没有及时做好患者间沟通,导致冲突升级	5	6	210	1.丰富患者住院生活,合理安排康复活动; 2.按制度每日对患者进行有效查房,发现问题及时沟通处理及交接班; 3.合理安排人力,保证对患者实时监护	李全会 邱玉华 刘同魏	2022年1月
	探视/打电话	探视/打电话后患者情绪波动	患者出现自伤或者伤人行为	6	1.医护没有对患者做好病情评估; 2.家属缺少与患者沟通的技巧	6	2	70	1.固定探视场地; 2.医护联合评估病情变化; 3.专人监护探视及打电话,做好家属的探视宣教并评价宣教效果	李全会 邱玉华 刘同魏	2022年1月

续表

主流程	子流程	潜在失效模式	失效后的影响	严重度评分（S）	潜在失效模式原因	发生率评分（O）	不易探测度评分（D）	RPN	改善措施	负责人	完成日期
患者住院护理流程	就餐	排队加塞	患者间冲突扰乱医疗秩序	2	1. 护士没有起到监管作用； 2. 患者发生争执后医护人员没有及时做好患者间沟通，导致冲突升级	8	4	64	1. 患者就餐时合理安排人力、有序组织患者； 2. 对护士进行缓和激化和沟通技巧培训	李佳荣 李全会 刘同巍 邱玉华	2022年1月

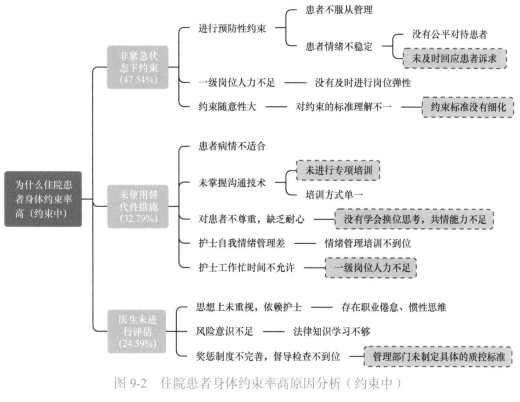

图 9-2　住院患者身体约束率高原因分析（约束中）

图 9-3　住院患者身体约束率高原因分析（约束后）

（3）职业倦怠和共情能力培训：针对医护人员共情能力不足、未及时回应患者诉求等，项目组 2022 年 2 月邀请心理学专家对医护人员进行职业倦怠与共情能力培训，强化医护人员的沟通技巧，应对职业倦怠，提升共情能力，见图 9-4。

　　2. 改善行动二：明确风险环节，制定标准化预防措施　针对防范措施缺乏针对性的原因，我们通过分析约束前患者易发生攻击行为的环节，重点加强入院风险评估，

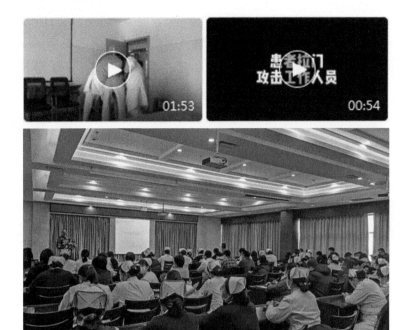

图 9-4　约束相关培训及演练

根据患者风险程度的不同，制定标准化预防措施，包括低风险、中风险、高风险的预防策略，以文件形式发放到科室，为护理人员提供参考，提升医护人员识别风险的能力和防范意识，关口前移，做到事前预防。

3. 改善行动三：统一标准，明确紧急与非紧急约束标准、解除约束的指征　针对约束评判标准没有细化的原因，小组成员与临床科室医护人员一起讨论，结合保护性约束实施专家共识，细化标准，制定紧急和非紧急约束的判定依据及解除约束的判定标准，便于临床护士在执行约束时参考；除紧急状态外，要求医师必须到场评估，尽最大努力使用缓和激化技术，缓和无效时再实施约束，减少约束的使用率和约束的时长，见表 9-4、表 9-5。

表 9-4　精神科医学保护性约束解除评估表

项目	具体表现	分值
情绪情感	易激惹、暴躁或厌世绝望，且干预无效	3
	情绪激动，容易发怒或哭泣，干预部分有效	2
	情绪不稳，易生气或沮丧，可自控	1
	情绪平稳	0
行为	存在言语及肢体攻击行为，或存在自伤行为	3
	仅存在肢体攻击行为，无言语攻击行为，无自伤行为	2
	仅存在言语攻击行为，无肢体攻击行为，无自伤行为	1
	无异常行为	0

续表

项目	具体表现	分值
合作程度	对治疗护理、生活照料激烈抗拒	3
	对治疗护理抗拒，仅接受生活照料	2
	被动接受治疗护理	1
	主动接受治疗护理	0
对约束的认知	歪曲被约束原因，对健康教育不理解或拒绝接受	3
	对约束有部分认识，被动接受健康教育	2
	对约束认同，接受健康教育	1
	主动表达对约束的正确认知	0
意识状况	意识障碍伴有翻越床栏、拉扯导管、行为莽撞、杂乱无章等激越行为	3
	意识障碍伴有情绪激动、胡言乱语、大喊大叫、坐立不安等躁动不安行为	2
	意识模糊，朦胧、嗜睡、安静淡漠、退缩、注意力不集中、反应性降低、活动减少	1
	无以上任何表现	0

注：1. 无意识障碍患者无须评估意识状况条目，其他条目评分为 1 分及以下可解除约束；2. 意识障碍患者仅需评估意识状况条目，1 分及以下可解除约束；3. 每 30 分钟对患者进行一次评估

表 9-5　紧急与非紧急约束判定标准

项目	紧急状态	非紧急状态
主要表现	1. 出现自杀自伤行为如割腕、撞墙、碰头、划破手臂等危及生命的行为； 2. 明确毁物，用身体或持物攻击他人，扔危险物品等； 3. 冲门、外走、伤害他人等危急情况	1. 激惹性增强，如摔门、拍桌子、对他人有强烈敌意、动作粗暴、推搡他人等身体接触； 2. 行为乱、扰乱医疗秩序、治疗不合作、干预无效者； 3. 意识障碍伴有翻阅床栏、拉扯导管、行为莽撞、杂乱无章等激越行为； 4. 有精神症状伴有攻击行为，故意制造事端，劝说无效者
处理方法	可执行口头医嘱，先实施约束，再补开医嘱	1. 先进行缓和激化等替代性措施，干预无效时再实施约束； 2. 医生必须到场评估，开具医嘱，护士准备好约束用具，按程序实施约束

4. 改善行动四：守望相助，多措并举，共同减少约束使用率　为鼓励科室使用缓和激化技术，项目组制定了保护性约束使用管理统计表，记录缓和成功和失败的次数，讨论缓和失败的原因，共同守望无约束使用的天数。项目组一个月汇总一次数据，利用科务会进行讨论，请使用约束最多和最少的人员发言，约束少的人员介绍成功经验，约束多的人员先查找自身原因，大家再给予意见和建议。这一举措调动了护士的主观能动性，自觉采取措施减少约束例数。

5. 改善行动五：加强督导检查，严格落实保护性约束制度 将保护性约束制度的执行情况纳入常规质量检查内容，小组成员定期对各病区约束患者进行检查，查看约束的指征、约束后护理措施的落实，确定能否及时评估和解除约束等，加强医护间的沟通，加快对患者精神症状的控制，降低患者攻击行为的发生率。医务科将医师能否按时评估作为质量检查的内容之一，督导医师在约束实施前及持续约束时及时进行评估。

五、结果与持续改进

（一）改善成果

1. 2022 年 4 月再次采用查阅监控的形式对三个试点病区 60 例约束患者进行抽查，与项目实施前进行数据比较。各项数据均较第一次有不同程度的改善，其中是否使用替代措施（χ^2=6.436，P=0.011）、持续约束医师是否到场评估（χ^2=7.962，P =0.005）两项经卡方检验，具有统计学意义，见图 9-5。

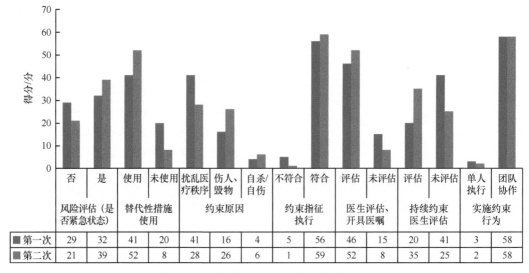

图 9-5　改善前后主要查检点数据比较

2. 改善后三个病区的身体约束率均呈现下降趋势，精神十科、某科室、精神二科的下降幅度分别为 29.85%、28.42%、22.84%，差异具有统计学意义（$P<0.05$），见图 9-6、图 9-7。

附加成果：本项目实施的标准化预防措施、缓和激化技术及守望相助措施在院内进行推广。该项目在 2022 年 7 月首届中原医院精益管理论坛精益项目竞赛中获得一等奖。

（二）持续改进

继续推进降低身体约束率的各项措施，持续监测身体约束率的指标，作为每月质量督导及业务培训的重点，项目结束后三个试点病区身体约束率持续下降，见图 9-8；

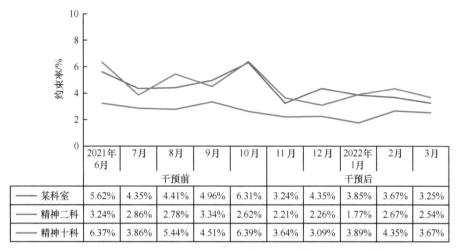

图 9-6　2021 年 6 月～2022 年 3 月改善前后身体约束率下降趋势比较

	2021年6月	7月	8月	9月	10月	11月	12月	2022年1月	2月	3月
		干预前					干预后			
某科室	5.62%	4.35%	4.41%	4.96%	6.31%	3.24%	4.35%	3.85%	3.67%	3.25%
精神二科	3.24%	2.86%	2.78%	3.34%	2.62%	2.21%	2.26%	1.77%	2.67%	2.54%
精神十科	6.37%	3.86%	5.44%	4.51%	6.39%	3.64%	3.09%	3.89%	4.35%	3.67%

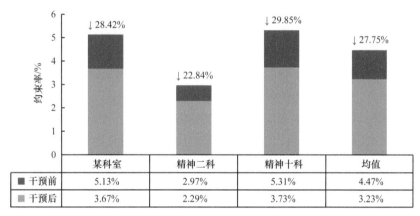

	某科室	精神二科	精神十科	均值
干预前	5.13%	2.97%	5.31%	4.47%
干预后	3.67%	2.29%	3.73%	3.23%

图 9-7　改善前后身体约束率下降幅度比较

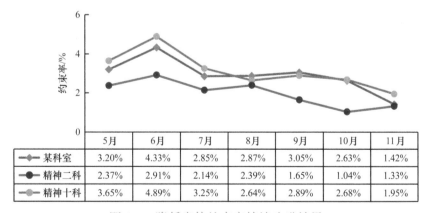

	5月	6月	7月	8月	9月	10月	11月
某科室	3.20%	4.33%	2.85%	2.87%	3.05%	2.63%	1.42%
精神二科	2.37%	2.91%	2.14%	2.39%	1.65%	1.04%	1.33%
精神十科	3.65%	4.89%	3.25%	2.64%	2.89%	2.68%	1.95%

图 9-8　降低身体约束率持续改进效果

扩大试点科室，将身体约束率较高的其他病区列入 2022 年重点改善科室；进一步在全院推广缓和激化技术的应用，组织演练和竞赛，提升医护人员沟通技巧；将规范后的各项措施标准化，在各病区推广实施。

通过实施精益管理项目，医护人员的理念逐渐转变，工作中自觉执行约束规范，主动使用缓和激化技术降低身体约束的使用率。新入院患者当天强制入院情况较多，多为紧急情况，精神症状重，难以沟通，缓和激化技术成功率低，也是今后需要关注的重点。

（新乡医学院第二附属医院　李拴荣　王晶花　邱玉华　李全会　刘同巍
张凌芳　张建宏　方润领　娄　涛　杜云红　娄国义）

【点评】

身体约束作为一种保护性措施，是为了控制或制止患者危害行为的发生或升级，使用不当可能对患者及医护人员造成生理和心理的伤害，甚至引发医疗纠纷。降低身体约束率，不是简单粗暴地"减少约束"而不顾及危害行为的发生或升级，而是通过科学的方法，在控制或制止危害行为发生或升级的同时"减少约束"。

项目团队围绕身体约束，从约束前、约束中、约束后三个环节分别进行分析。约束前，团队采用了医疗失效模式与效应分析（Healthcare Failure Mode and Effect Analysis，HFMEA）工具，分析流程中可能存在的引发攻击行为的风险点，管理好风险点，重在预防。约束中，项目团队设计了查检表，找到主要问题是非紧急状态约束多、未使用替代性措施、约束前医生未进行评估，改善机会在于通过更全面的评估减少不必要的约束，以及通过替代性措施来减少不必要的约束。约束后，对患者的心理疏导、护理措施以及医生评估未落实，导致约束时间延长，改善机会则在于形成标准化工作机制，从而减少约束时长。在改善行动中，项目团队通过暴力防范技术专项培训、缓和激化技术演练考核、共情能力培训，制定标准化风险评估与预防措施、解除约束的标准等，系统性解决身体约束率超警戒线的问题。

项目逻辑清晰，数据翔实，改善效果显著，措施具有可推广性，建议项目团队整理项目过程中的思路与数据，进一步进行学术性研究。

——罗伟，《精益医疗》作者，精益企业中国（LEC）执行董事

案例二　提高门诊非人工缴费率

一、项目背景

《国务院办公厅关于印发 2011 年公立医院改革试点工作安排的通知》要求，普遍开展预约诊疗服务。全国所有三级甲等综合医院实行多种方式预约诊疗。《全国医院信息化建设标准与规范（试行）》中明确指出，三甲医院应至少具备 4 项结算功能（身份识别、费用结算、移动支付、扫码支付、医保结算等）。

随着数字技术不断向纵深发展，医疗行业正迎来数字化发展的"春天"，深圳市宝安中医院（集团）始建于 1988 年，现为一家综合性三级甲等中医医院，之前在诊疗结算功能上相对薄弱，人工缴费占主导地位，未能达到三甲公立医院建设规范，故将移动支付及扫码支付作为医疗新基建的重点改善工作。

二、现状与目标

2017 年 11 月，深圳市宝安中医院门诊正式引进自助机，涵盖门诊预约、取号、缴费等基本功能，经过两年的投入使用，缴费压力有所缓解，但未能大范围取代人工缴费，整体使用情况未能达到预期目标，自助缴费率仅为 44.35%，缴费失败率高，患者就医体验差。对此，门诊部联合信息科、医保科、收费处、精益办等科室，成立跨部门精益项目改善团队，以"提高门诊非人工缴费率"作为改善点。

项目团队通过走动观察和定点观察的方法实施了为期 3 天的现场观察，从不同角色角度汇总问题如下。

1. 患者方面　大部分患者及家属知道结算时可以自助缴费，但不知道怎么使用或在使用的过程中出现困难，导致折返；小部分患者不知道可以自助缴费。

2. 医生方面　大部分没有推广自助缴费，直接告知患者到收费处缴费，甚至有个别医生不知道医院已开通自助缴费功能。

3. 导诊方面　未对人工窗口缴费的患者及家属进行合理分流等。

了解清楚现状后，精益小组有针对性地设定阶段性改善目标，总体分为两个阶段：第一阶段为提升自助缴费率阶段，将自助缴费率提高至 70%；第二阶段为实现线上脱卡缴费阶段，非人工缴费率达到 90%。

三、原　因　分　析

精益项目组根据现场观察到的问题运用"五个为什么"树式分析法（图 9-9）寻找根本原因，共找出 10 余项相关联的因素，具体分析如下。

1. 在患者方面存在两种情况　一是患者知道可以使用自助缴费的方式，但并没有选择该方式去缴费。我们了解到有 5 种原因：

（1）患者不知道怎么使用自助缴费机器，现场没有人教，医院没有设置自助功能区域管理岗。

（2）缴费选择多样化，患者认为自助缴费需要自己操作，人工缴费只需要花费时间排队即可，部分人更愿意选择"不动手"。

（3）不便于特殊群体使用，如抱婴者、残疾人、老年人等，现场没有人协助处理。

（4）功能不完善，缴费失败率高，容易导致患者折返，相关责任部门未跟进好自助机售后服务。

（5）操作界面复杂，未切实以患者操作便捷性作为设计点，相关部门未及时对使用情况进行调研及改进。

二是患者不知道可以自助缴费，医院对于自助缴费功能的宣传力度较小，相关部门未考虑到自助缴费对患者、医院的意义。

2. 医生层面也存在两种情况　一是小部分医生有推广，但效果不佳，现场没有人员指引到自助功能区域进行缴费，以及患者反馈缴费失败，需要到人工缴费处重复缴费，导致推广效果不佳；二是大部分医生没有对自助缴费功能进行推广，原因有三个：

（1）自己没有使用过，不知道其便捷性；

（2）患者对医生的依从性强，医生习惯让患者到人工收费处缴费，医院对自助缴费推广未明确考核要求；

（3）不知道医院已开通自助缴费功能，医院对于自助缴费功能的宣传力度较低，相关部门未考虑到自助缴费对患者、医院的意义。

3. 在导诊方面，未对缴费人群进行合理分流，主要原因是：

（1）人工缴费窗口多，消化速度较快，且医院对收费员有业务考核，分流患者会直接影响收费员考核得分，线上缴费归属部门不明确；

（2）自助缴费范围较小，如生育险、大型检查特检通道、慢性病开药、社康转诊等情况无法使用自助缴费服务，相关部门未对其进行售后升级，日常问题仅靠导诊反馈，解决问题较为缓慢，相关部门未形成售后维保日志。

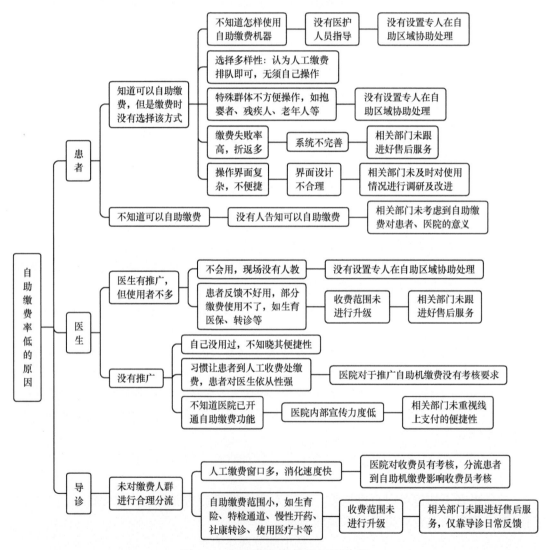

图 9-9　自助缴费率低的原因分析

总体来说，造成自助缴费率低的根本原因有以下 5 项：

（1）医院没有设置自助功能区域管理岗；

（2）相关部门未跟进好自助机售后服务；

（3）推广无考核、无标准，不能有效识别患者缴费类别；

（4）院内、院外宣传力度弱；

（5）非人工缴费业务定位不准确。

四、改善行动

1. 改善行动一：巧用义工，设置专岗　针对医院没有设置自助区域管理岗的问题，利用义工进驻医院的机遇，在每个区域设置自助服务专岗，对义工进行专业自助服务培训，协助患者解决自助服务问题，有效解决了"不会用""没人帮"的问题。

2. 改善行动二：制定责任，落实售后　针对相关部门未落实好自助机售后服务的问题，信息科、客户服务中心、自助机技术支持、HIS 工程师等组建交流群，成立四个分项改善小组——优化界面小组、缴费范围升级小组、异常问题解决小组及日常维保管理小组，利用甘特图推进项目落地情况，定期汇报，形成日志。

3. 改善行动三：加强宣传，普及内外　针对宣传力度低的问题，利用医院官方微信公众号，推出系列"便民服务"微信文章，对自助缴费进行线上宣传，广而告之，使得院内职工及患者了解到自助缴费的好处；在自助区域设置醒目标识以及操作步骤指引，患者缴费时便可以跟着提示一步步操作。两个宣传措施在推广过程中起到关键作用。

4. 改善行动四：制定标准，识别群体　针对医务人员没有主动推广、无法识别缴费类别群体等问题，项目小组针对不同角色，利用好患者对医生依从性强的特性，制定标准推广话术，双管齐下，要求门诊医生、导诊、义工掌握判断患者是否符合自助缴费群体的技能，医生在病情诊断后主动推荐患者到自助缴费区域缴费，导诊、义工判别和分流人工窗口缴费患者。

5. 改善行动五：统一管理，与时俱进　针对非人工缴费归属部门不明确、分流患者会影响收费员考核的问题，院领导班子经过沟通协调，同意将自助缴费功能归到收费处统一管理，与时俱进，完善收费员的考核方式，减少人工窗口开放，保留 1~2 个应急窗口。

五、结果与持续改进

1. 成效一　经过一年多的改善，自助缴费改善得到医、护、患三方大力支持，自助缴费率由改善前的 44.35% 提升到 75.41%（图 9-10），缩短了患者的缴费等待时间。

2. 成效二　有效减少收费窗口的人力支出，收费窗口从 5~7 个减少至 1~2 个，且收费处再也没有出现以往的拥堵现象。

3. 成效三　在信息技术的支持下，医院自行开发的线上缴费小程序于 2021 年 4 月在核酸检测门诊试行，有效满足了核酸检测不进院区的防控要求，让核酸检测平均总流程时间从 32 分钟降低至 5 分钟以内，屡次获得市民点赞。

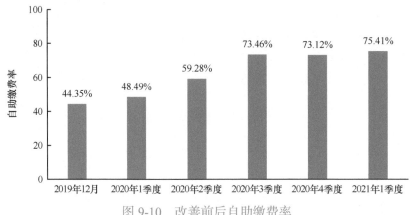

图 9-10　改善前后自助缴费率

　　项目团队进而在整个门行推广以上做法，实现了第二阶段线上缴费的目标——脱卡支付。在医护人员精准推广线上缴费后，医院非人工缴费率达到90%以上，2022年第二季度更是达到95.30%（图9-11）的突破，线上缴费的实现使缴费变得"不再难"、缴费队伍"不再长"，为医院资源高效利用迈上了更高的台阶。

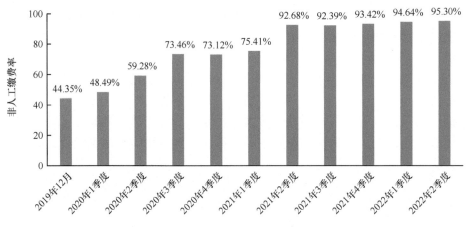

图 9-11　非人工缴费率

六、心得体会

　　随着时代的进步，缴费方式的更新迭代是必然的，为促进现代医院管理制度样板建设，必须在有限的医疗硬件条件下提供更便民的诊疗服务。项目团队通过对自助缴费率的分析，了解到背后是制度的缺失、协作部门的不协调、工作人员的考核冲突、资源的浪费以及患者在诊疗过程中的不便捷，有效暴露了非人工缴费率低背后的问题。

　　经过实践，精益是一种科学的管理方法，通过现状调查对问题达成共识，通过层层挖掘找出根因，通过多部门协作完成改善行动，最终达成目标。在改善项目的过程中，参与改善的员工也受到鼓舞，他们在专业技术范畴外发挥了自身价值，在工作中更有奉献感和获得感。此外，人民群众是项目中最大的得益者，改善紧紧围绕人民群众的就医体验，不但实现了预约挂号自助化，还实现了缴费智能化，将有限的医疗服务资源留给更需要的老、弱、病、残、孕等人群，减少他们在就诊过程中的等候时间。

人工缴费—自助缴费—线上缴费是每个医疗单位缴费服务发展的必经阶段，通过此次改善，部门之间增强了协作性，通力合作，不但提高了非人工缴费率，还降低了人力成本支出以及患者的等候时间，实现医、护、患三方共赢的局面。

（深圳市宝安中医院　郝琳慧　应　彬　韩肖梅　彭凯珊　冯汝健　张书亚）

【点评】

减少患者排队等待时间、提升患者体验一直以来是国家关心的题目，并且出台了一系列相关文件。随着社会的发展，患者对于健康的关注度越来越高，医院门诊量也持续上涨，与此同时，随着生活水平的提高，患者对于就医体验的期望也越来越高。这些都会使得门诊服务的工作量增加，然而医院的人员无法按比例地持续增长，如何更好地满足患者的需求，一方面技术的发展给医院提供了支持，如信息系统、自动化设备的引入等，能够在一定程度上缓解工作量增加带来的持续增长的压力；另一方面，自动化设备也不是一劳永逸的，在该案例中，医院虽然引入了自动化挂号缴费系统，但是患者的就医习惯并没有发生转变，依然是到人工窗口排队。这就需要从管理工作方面来发力。医院的患者大部分是多次来过医院的，这也为医院对患者的行为引导工作奠定了基础。

项目团队通过现场走访调研，采用"五个为什么"分析方法从患者、医生、导诊三个角度深入分析了根本原因。患者不愿意使用自助设备进行缴费的原因，可从三个层面展开分析，首先是"是否知道"，然后是"是否相信"，最后是操作过程中"是否便捷可行"。各个层面都牵涉到宣传推广、流程系统的优化等，需要多个科室合作才能取得良好的改善效果，最终自助缴费率从44.35%提升至75.41%。

同时，团队对于该环节的改善还进行了迭代升级，从人工缴费到自助缴费，再到脱卡支付，进一步提升了患者体验。

——罗伟，《精益医疗》作者，精益企业中国（LEC）执行董事

案例三　消除ICU护士走动浪费，提高患者与护士满意度

一、项目背景

护士每个班有多少时间真正用来照护患者？有多少时间在重复的走动中浪费掉？"把时间还给护士，把护士还给患者"不是一句空话，通过精益管理，可以消除护士的走动浪费，提高患者、护士以及科室的多方满意度。在本案例中，精益医疗团队通过培训、现场辅导，帮助医院培养医务人员解决问题的能力，从而更好地为患者创造价值，每年惠及门诊患者超过2000万人次。

二、现状与目标

　　"走动"在精益思想中被认为是医疗"八大浪费"之一，ICU护士在工作中因为需要沟通、寻找器材设备、寻求技术支持，客观上需要进行必要和不必要的走动。通过观察发现，一位护士在50分钟内行走了4000米，这样算来，该护士每天白班大约要走15 000米。在被观察期间，该护士35%的工作时间用在走路上，而只有30%的时间用来进行增值活动——宽泛地定义为与患者直接接触的任何活动，25%的时间用在找寻物资上。通过用精益的方法进行分析，我们的第一反应就是：为什么护士需要走这么多路？由于常去区域的位置如取物、药物配置引起，这些区域的位置是否合适值得我们沉思。病房中配有四辆供应车，车内装有标准的物资供应。但是，大部分供应车并没有达到标准，这也意味着，当车内物品缺乏时，护士不得不走到主供应室去取。另外，车内的一些物品不能及时得到补充，造成抽屉或狭槽空着，迫使护士行走至其他供应车或储物室去取用所需物品。当我们亲眼看到护士从一辆供应车走到另一辆处费劲地搜索物品时，亟待解决的问题也就不言而喻了。在实施精益管理之前，护士们可能将来回行走和不断搜寻看成正常工作的一部分，而并不是一些可以改进的非增值活动。还有其他一些无谓的行走暴露一个问题，那就是护士应该做什么工作，以及助理和护工应该做什么工作的流程问题。或许不应该是护士亲自来回去取所需物品或药物，这样会干扰他们进行增值活动的时间，真正的增值活动是护士们经专门训练后的工作。

　　确认浪费之后，精益工作的一部分就是要推进标准化和改善组织机构，以减少浪费，最大限度利用护士的宝贵时间，让护士真正用他们所学的医疗技能去照顾患者。

　　通过调查4月份ICU白班护士（责任班4人、辅助班1人）的走动现状，发现白班护士的走动时间是指上班时段为8:00~17:00的责任班与辅助班护士的人均走动时间。起点为白班护士上班进入病区，终点为白班护士下班离开病区。精益小组通过走动现场，记录行走轨迹，绘制面条图，呈现各环节走动（图9-12）。

责任班护士（4人）走动时间汇总			
事件	走动用时（秒）	百分比	累计百分比
配药	4 991	27.43%	27.43%
鼻饲/服药	2 235	12.28%	39.71%
擦浴	1 358	7.46%	47.18%
记录	1 013	5.57%	52.75%
取物	777	4.27%	57.02%
翻身	652	3.58%	60.60%
基础护理	628	3.45%	64.05%
协助医生纤支镜	610	3.35%	67.40%
接待家属	567	3.12%	70.52%
准备备用床	480	2.64%	73.16%
订餐	465	2.56%	75.71%
协助患者下床活动	388	2.13%	77.85%
转科	347	1.91%	79.75%
收治标本	300	1.65%	81.40%
气压泵治疗	260	1.43%	82.83%
收治输液空瓶子	260	1.43%	84.26%
巡视	235	1.29%	85.55%
抽血	230	1.26%	86.82%
处理新开医嘱	209	1.15%	87.97%
交班	190	1.04%	89.01%
捕置管	165	0.91%	89.91%
处理仪器报警	161	0.88%	90.80%
协助治疗	158	0.87%	91.67%
除颤物品治疗	155	0.85%	92.52%
护对检验单	135	0.74%	93.26%
处理多名患者	125	0.69%	93.95%
处理病人发热	112	0.62%	94.56%
核对午干用药	100	0.55%	95.11%
指导下级护士	100	0.55%	95.66%
灌肠	95	0.52%	96.19%
吸痰	73	0.40%	97.54%
医护查房	70	0.38%	97.92%
PICC换药	68	0.37%	98.30%
镇痛治疗	60	0.33%	98.63%
新收交接	47	0.26%	98.88%
拍片	40	0.20%	99.09%
消青呼吸机用物	38	0.21%	99.31%
测血糖	30	0.18%	99.48%
宣教	25	0.14%	99.62%
准备微创	20	0.11%	99.73%
护理	20	0.11%	99.84%
血气机	15	0.08%	99.92%
看护班/报告	15	0.08%	100.00%
合计	18 195	1	100.00%

辅助班护士（1人）走动时间汇总			
事件	走动用时（秒）	百分比	累计百分比
补充物品	3 665	18.72%	18.72%
配药	3 477	17.76%	36.48%
接待家属物品	2 248	11.48%	47.96%
准备备用床	2 190	11.19%	59.15%
核对次日医嘱	1 577	8.06%	67.21%
过医嘱	970	4.95%	72.16%
检查物品有效期	918	4.69%	76.85%
借/还物品	605	3.09%	79.94%
清点被服	600	3.06%	83.01%
找护工	515	2.63%	85.64%
检测除颤仪及血气机并登记	340	1.74%	87.37%
登记仪器使用情况	300	1.53%	88.91%
准备参观物品（参观衣及鞋）	300	1.53%	90.44%
检查通道门窗（下大雨）	250	1.28%	91.71%
仪器维修跟踪	240	1.23%	92.94%
放一次性无菌物品	233	1.19%	94.13%
配TPN	185	0.94%	95.08%
修改登记表	177	0.90%	95.98%
辅助25床转科过床	120	0.61%	96.59%
整理环境	120	0.61%	97.21%
检查纤支镜车及气管插管套	110	0.56%	97.77%
血氧探头检测及维修登记	100	0.51%	98.28%
接听门铃	90	0.46%	98.74%
检测血糖仪	60	0.31%	99.04%
登记表格	60	0.31%	99.35%
QA仪器报修	35	0.18%	99.53%
给26床CVC冲封管及转科前准	32	0.16%	99.69%
查看处置室	30	0.15%	99.85%
检查无创呼吸机	20	0.10%	99.95%
血气机归位	10	0.05%	100.00%
合计	19 577	1	100%

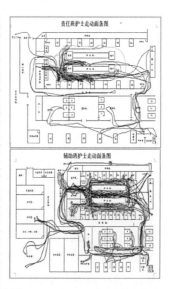

图9-12　护士走动时间汇总及走动面条图

5 名护士合计走动时间约 10.5 小时，人均 2.1 小时。其中，发现有 11 项（如取物、基础护理、药物配置）是直接影响走动的关键环节，这些环节的时间堆积，导致护士走动时间增多，而且班次间有重复工作，存在浪费。哪里有浪费，哪里就影响质量安全，就影响患者的就医体验。结合 ICU 的实际情况，项目团队提出将走动时间下降 50% 作为我们的改善目标。利用柏拉图二八原则，进行头脑风暴，绘制原因树，对走动多的原因进行讨论分析（图 9-13）。

三、改善行动

当厘清这些主要环节后，便可以清晰地实施有针对性的优化措施，主要从优化科室布局设计、人力资源优化整合、做好库存管理、改良治疗用车、优化一站式护理单元、减少延伸服务走动等方面采取改善行动。

1. 闭环化共识看板监管，优化科室布局设计，有序安排库房存放物品，建立库房管理标准，制作看板，并标准化工作流程，改良静脉输液车、一体化擦浴车、一体化护理车、移动仓库，车内装有标准的物资供应，明确物品补充指引与职责，减少护士来回取物（图 9-14）。

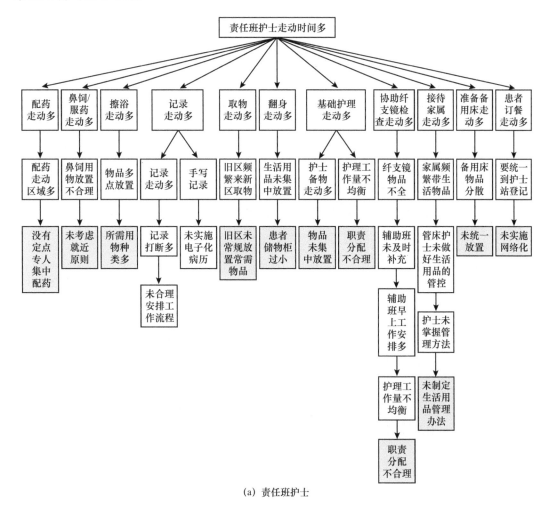

(a) 责任班护士

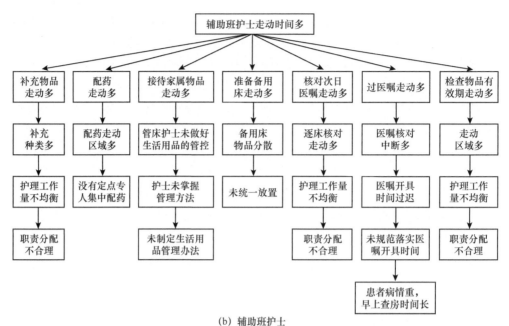

（b）辅助班护士

图 9-13　护士走动多的原因分析

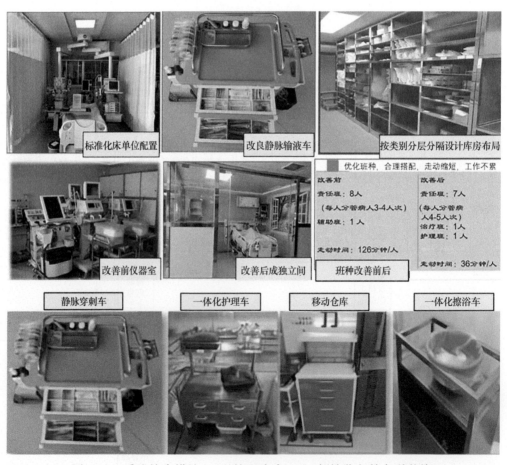

图 9-14　采取综合措施，"以护理为中心"，便捷化归管各种物资

2. 标准化流程的革新再造，对原有流程进行合并调整，取消环节浪费。护士人力资源再组合，健全科室"静脉输液配置站"，辅助班分为治疗班与护理班，治疗班负责静脉输液配置并发放床边，护理班负责协助责任班完成护理，明确各班职责。常态化工作采用就近原则，缩短工作半径；修订入院须知，制作购买清单图谱，明确购买周期，优化储物空间，减少不必要接待，缩短走动。

3. 创新化改良库存管理，根据按 ABC 分类的物资申领周期，制定物品申领数目标准，设定每次订购量，每季度更新一次，减少缺货问题引起走动增多。同时，对 A 类耗材实施双仓储存法，保证供应。取消柜门，规范物品标签，要求标上物品名称和数量。实行看板式管理，物品基数小于 3 件时用小标签温馨提示，以及时补充物品。

4. 开发线上订餐程序，使用一键接龙订餐小程序，优化订餐流程，减少走动。

四、结果与持续改进

经过 6 个多月的精益改善，项目组收集了许多信息，也设计了新的程序，同时换位思考每一步该怎么做才能有利于患者，有利于护士的工作，并进行深入思考。项目组推翻科室旧有的模式，使得所有医务人员都能直接面对患者，以精益原则为指导，重新设计了一个更加关注护士及患者的模式，效果明显（图 9-15）。

1. 缩短护士走动时间，达到节省人力成本目的：护士人均走动时间由 126 分钟/天缩短至 36 分钟/天，下降 71%，达成目标，减少了护士体能消耗。

2. 优化科室布局，实现利用最大化：病房面积节省 8 平方米，库存体积节省 5.9 立方米，库存金额由原来 8.1 万元下降至 4.82 万元。

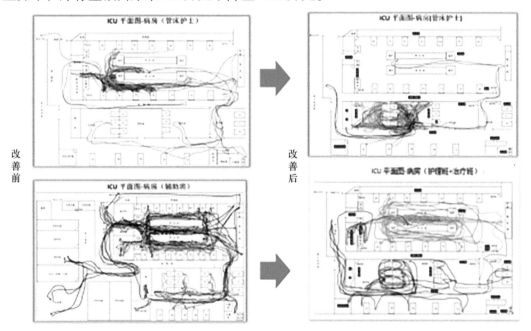

图 9-15　改善前后护士走动面条图

3. 提高患者满意度，提升护理服务品质：缩短护士走动时间，将节约时间用于患者康复等，患者住院时间从 7.1 天降到 5.8 天，满意度达 100%。

护理折返是一种动作浪费。本项目着眼于不会产生直接效益的领域，通过优化病房布局设计、人力组合、护理用车、工作流程等减少了护士走动，降低了有限护理效能的无效耗时和耗力，直接增加了床边护理和康复治疗时数，间接地为医院和患者创造了无形价值，真正践行了"把时间还给护士，把护士还给患者"的价值理念。

本精益项目以"消除 ICU 护士走动浪费，提高患者与护士满意度"为题，最初深受质疑，因为大家都认为精益管理最关注的是提高工作效率，而此项目要缩短 ICU 护士走动时间，更好地保障患者安全，同时减轻护士的工作强度，提高护士的工作满意度，看似与提高效率关系不大，但是，在立项和实施的过程中，本项目还是得到了医院领导的高度重视和积极推动，医院领导安排了组员参加理论学习，接受阶段性指导等，对小组每一次提出的改进措施都大力支持，强化了小组成员坚持精益改善的信心。医护人员日渐认识到精益改善活动是医院领导大力支持临床工作的一种手段，对改进工作流程、打造安全环境、推动专科进步有重要的意义。精益改善的理念日益深入人心，医院形成了持续改善的工作氛围。

（东莞市洪梅医院　宋秀婵）

【点评】

在医院高质量发展的背景下，如何在有限的资源条件下为患者提供更好的医疗服务是一个难题。随着业务量的增加与管理要求的提高，医院经常出现人手不足的情况，随即就会出现增加人手或者提高工作效率的需求。在增加人手困难的情况下，往往就会出现医护人员长时间加班甚至辞职的现象。"提高效率"通常的做法是加快工作的速度，然而这容易带来医疗安全质量风险，不可取。精益医疗管理的理念是重新看待原来的工作，这些工作可以分为增值工作、必要非增值工作，以及浪费。消除浪费，不能以牺牲医疗安全质量和服务水平为代价，也能不以医务人员长时间加班为条件，而应从根本上提高效率。

浪费一定存在于现场，即工作发生的地方。项目团队到现场观察护士的工作，在观察期间，发现护士 35% 的时间用在走路上，而只有 30% 的时间用来进行增值活动。这一观察到的事实很好地体现了浪费对于工作效率的影响，试想如果浪费没有被识别出来并被消除掉，即使增加再多人员，这些人员的工作中依然存在着大量的浪费。项目团队进一步对观察到的浪费进行根本原因分析，并一一予以解决，改善效果显著，提高了 ICU 的工作效率，也提高了医务人员、患者及家属的满意度。

该项目是典型的应用精益管理理念来提高效率、提升满意度的案例，非常具有借鉴意义。

——罗伟，《精益医疗》作者，精益企业中国（LEC）执行董事